Sabine Pauli | Dorothe Romer

Neue Spiele zur Förderung der Handgeschicklichkeit und Grafomotorik

für Therapie und Pädagogik

Sabine Pauli | Dorothe Romer

Neue Spiele zur Förderung der Handgeschicklichkeit und Grafomotorik

für Therapie und Pädagogik

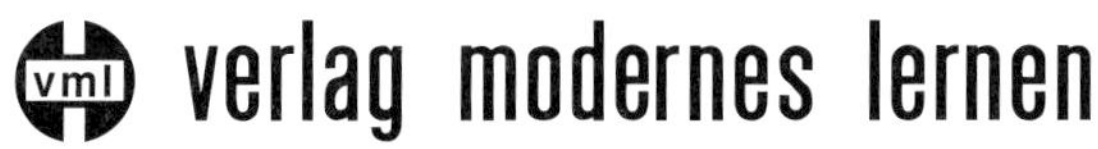

Unser Buch-Shop im Internet
www.verlag-modernes-lernen.de

Externe Links

Der Verlag weist ausdrücklich darauf hin, dass eventuell im Text enthaltene externe Links vom Verlag nur bis zum Zeitpunkt der Buchveröffentlichung eingesehen werden konnten. Auf spätere Veränderungen hat der Verlag keinerlei Einfluss. Eine Haftung des Verlages ist daher ausgeschlossen

Online-Material zu diesem Buch

So einfach geht´s

- Materialseite verlag-modernes-lernen.de/buecher/online-material aufrufen
- Buchcode eingeben und Download starten

Ihr Buchcode: L7sW9ccV

Konzept / Text: Sabine Pauli

Illustrationen: Dorothe Romer / Sabine Pauli

Fotos: Ernst Fesseler / Titelbild Foto Joos

Gesamtherstellung in Deutschland: Löer Druck GmbH, Dortmund

Bestell-Nr. 1625 ISBN 978-3-8080-0925-3

Inhalt

Vorwort

Um Kinder in Therapie und Pädagogik zielgerichtet zu fördern, ist ein vielfältiges, spielerisches Angebot erforderlich, das mit Freude und Spaß zum Üben anregt.

Vor allem Kinder mit Einschränkungen im Bereich der Handgeschicklichkeit und Grafomotorik brauchen eine Vielzahl von Betätigungsangeboten, um ihre Fähigkeiten zu entwickeln und sich in unterschiedlichen Fertigkeiten zu üben.

Dieses Buch eignet sich für ErgotherapeutInnen und weitere therapeutische und pädagogische Berufsgruppen, die Kinder mit Therapie- und Förderbedarf zwischen 5 und 8 Jahren begleiten. Aber auch für ältere Kinder mit erhöhtem Förderbedarf bietet es motivierende Anregungen.

Hiermit steht ein Material zur Verfügung, mit dem ohne allzu viel Vorbereitung zielgerichtete, spielerische Therapie- und Fördersituationen angeboten werden können. Das erleichtert den Arbeitsalltag und entlastet TherapeutInnen und PädagogInnen vom permanenten Druck, „kreativ sein zu müssen“. Es entstehen Freiräume für die umfassenden Aufgaben bei der Förderung von Kindern.

Das Buch schließt an das Buch „Spiele zur Förderung der Handgeschicklichkeit und Grafomotorik“ an und enthält eine Vielzahl von kurzen, überschaubaren Übungssequenzen.
Viele der Spiel- und Übungsideen entstanden während der langjährigen Tätigkeit in meiner eigenen ergotherapeutischen Praxis und wurden ergänzt durch Beiträge von KursteilnehmerInnen, welche die Zusatzausbildung „Fachtherapeut/in für Fein- und Grafomotorik nach Pauli / Kisch“ absolviert haben.

1. Einführung

Dieses Buch besteht aus drei Teilen.

Teil 1 enthält eine umfassende Sammlung von „Neuen Spielen zur Förderung der Handgeschicklichkeit und Grafomotorik“. Dieser Hauptteil des Buches besteht aus ansprechend gestalteten Spielplänen für Übungen zur Handgeschicklichkeit und Übungsblättern für systematische Übungen zur Grafomotorik.
Das Gesamtthema der Spiele sind die vier Jahreszeiten.

Teil 2 enthält „Spiele mit Stift und Papier“ zur Förderung der Grafomotorik, Stifthaltung und Stiftführung. Auf vorgegebenen Spielplänen werden mit Stiften kleine Spiele ausgeführt, indem z. B. zwei sich gegenübersitzende Partner mit Stiften ein Glasnugget in das gegnerische Tor „kicken“.

Teil 3 enthält Vorlagen zur Übung des Schneidens mit der Schere. Anhand von vorgegebenen Motiven, deren Schwierigkeitsgrad ansteigt, erlangen Kinder Sicherheit im Umgang mit der Schere.
Vorschläge zur Verwendung der geschnittenen Formen ergänzen diesen Teil.
Hinweise zur Kombination mit den Spielen in Teil 1 zeigen Möglichkeiten auf, wie sich die geschnittenen Formen thematisch in die fein- und grafomotorischen Übungen einbinden lassen.

Mit dieser umfassenden Sammlung können vor allem in der Einzeltherapie / Einzelförderung, aber auch für Kleingruppen mit wenig Zeitaufwand kindgerechte, spielerische Übungen angeboten werden. Diese eignen sich besonders für Kinder im Alter von ca. 5 - 8 Jahren und auch für ältere Kinder, die einen erhöhten Förderbedarf haben.

2. Das „Ravensburger Therapiekonzept“

Das von Sabine Pauli und Andrea Kisch entwickelte „Ravensburger Therapiekonzept“ zur Förderung der Fein-, Grafo - und Schreibmotorik bei Kindern und Jugendlichen eignet sich für ErgotherapeutInnen und angrenzende therapeutische und pädagogische Berufsgruppen.

Es ermöglicht eine gründliche und umfassende Befunderhebung und Behandlung von fein- und grafomotorischen Störungen bei Kindern. Mit den von Sabine Pauli und Andrea Kisch entwickelten Therapiematerialien und Behandlungsideen ist eine systematische, zielgerichtete und betätigungsorientierte Behandlung und Förderung möglich.

Die Übungen dieses Buches und die weiteren von Sabine Pauli mit Dorothe Romer erstellten Materialien können je nach Therapieschwerpunkt mit dem „Ravensburger Therapiekonzept“ kombiniert werden. Die einzelnen Teile des Ravensburger Therapiekonzepts werden im Folgenden erläutert.

Leitgedanken

- Die Behandlung / Förderung ist immer individuell auf das Kind ausgerichtet und orientiert sich inhaltlich an seinen Interessen und Fähigkeiten.
- Der Behandlungs- / Förderplan wird unter Berücksichtigung der Verständnismöglichkeiten den Eltern / dem Kind erklärt und transparent gemacht.
- Die Therapieziele werden durch Absprache zwischen Therapeuten, Eltern und Kind festgelegt und im Verlauf der Behandlung angepasst.
- Die Behandlung ist zielgerichtet und bezieht bei den ausgewählten Betätigungen die erfassten Auffälligkeiten und mangelnden Funktionen mit ein.
- Es wird systematisch gearbeitet, d. h., die angestrebten Fernziele werden durch realisierbare Nahziele strukturiert, definiert und erarbeitet. Dazu ist die Kenntnis von Vorläuferfähigkeiten für die zu erlernenden Fähigkeiten und Fertigkeiten auf der Grundlage der Normalentwicklung von Kindern erforderlich.
- In der Therapie wird ohne Konkurrenzgedanken und Zeitdruck gearbeitet (kein „schneller“ / „besser“ / „weiter als“), da das Kind sich häufig im Alltag als unterlegen erlebt.
- Die Arbeit findet nach Möglichkeit innerhalb von alltagsrelevanten Aktivitäten statt, die für das Kind bedeutsam sind.

Therapie- / Förderprinzipien

- Auf der Grundlage der Befunderhebung werden Übungen zu sämtlichen auffälligen Bereichen kombiniert, die zu einer Einschränkung der fein- oder grafomotorischen Betätigung geführt haben. Dazu ist die Erfassung der Funktionsstörung über die Anamnese, freie Beobachtungen, Assessments und Tests erforderlich. Bei Bedarf sollte eine augenärztliche Abklärung erfolgen.
- Bei jüngeren Kindern wird die Behandlung / Förderung kindgerecht, spielerisch und motivierend durchgeführt. Dabei wird die Konzentrationsfähigkeit in einzelnen Übungssequenzen berücksichtigt und durch Methodenwechsel, z. B. Bewegungspausen, aufrechterhalten. Die erforderliche Häufigkeit der Wiederholungen zur Automatisierung der zu übenden Bewegungen wird berücksichtigt.
- Überwiegend wird die **Übungsform Parcours** angewendet.
  Zusätzlich zu langjährigen, praktischen Erfahrungen belegt die Studie G - FiPPs, dass die Kombination von groß- mit fein- und grafomotorischer Förderung die besten Therapieerfolge erzielt. (Quelle: G-FiPPs: Grafomotorische Förderung, M. Vetter / S. Amft / K. Sammann / I. Kranz, Verlag Borgmann)
  Diese Übungsform ermöglicht ein paralleles Arbeiten an den unterschiedlichen Zielen und Betätigungsproblemen des Kindes. In Bezug auf die Spiele in diesem Buch kann dies bedeuten, dass nicht nur die fein- und grafomotorischen Kompetenzen gefördert werden, sondern auch weitere Ziele, z. B. im Bereich Großmotorik, Wahrnehmung, Sprache, Kognition oder Kommunikation gezielt in die Förderung einbezogen werden können.
  Durch den hohen Aufforderungscharakter und die kleinen Geschichten, die orientiert an den Interessen von Kindern ausgewählt und modifiziert werden können, wird die Motivation und Lust am eigenen Tun und die Steigerung der eigenen Fähigkeiten gefördert.

Durch die klare Struktur der Abfolge wird die Handlungsplanung unterstützt und das Kind kann weitgehend selbstständig Wiederholungen ausführen. Durch häufige Wiederholungen ohne Langeweile werden Bewegungs- und Koordinationsmuster im Gehirn gespeichert. Dadurch erlangen die Kinder zunehmend die Fähigkeit, fein- und grafomotorische einfache Spiel- und Handlungsmuster zu automatisieren und zu komplexeren zusammenzusetzen.

Zusatzausbildung

Um das „Ravensburger Therapiekonzept" in all seinen Teilen kennenzulernen und zielgerichtet anwenden zu können, wurde die 3-teilige Zusatzausbildung zertifizierte/r „Fachtherapeut/in für Fein- und Grafomotorik nach Pauli / Kisch" erstellt. Ziel der Zusatzausbildung ist, ein fundiertes Fachwissen über die Fein-, Grafo- und Schreibmotorik von Kindern / Jugendlichen zu erlangen, um die Befunderhebung und Behandlung / Förderung professionell durchführen zu können. Die Voraussetzung ist eine abgeschlossene Ausbildung als ErgotherapeutIn oder in einem anderen therapeutischen / pädagogischen Beruf und der Tätigkeitsschwerpunkt Pädiatrie.

Informationen, Termine und Anmeldung: www.fein-grafomotorik-fortbildung.de

Veröffentlichungen / Materialien

Das „Ravensburger Therapiekonzept" beinhaltet eine Vielzahl von Veröffentlichungen und Übungsmaterialien von Sabine Pauli und Andrea Kisch.

Weiterhin enthält das Konzept die beiden Befundinstrumente **RAVEK** (Ravensburger Erhebungsbogen fein- und grafomotorischer Kompetenzen) und **RAVEK-S** (Ravensburger Erhebungsbogen grafo- und schreibmotorischer Auffälligkeiten).

2.1 Befunderhebung mit dem RAVEK

Der **RAVEK** (**Rav**ensburger **E**rhebungsbogen fein- und grafomotorischer **K**ompetenzen) ist das erste deutsche Befundinstrument zur Erfassung fein- und grafomotorischer Fähigkeiten sowie der Malentwicklung von Kindern.
Er ist im **RAVEK Handbuch** mit Interpretationshilfen zur Befunderhebung dargestellt. Die Erhebungsbögen stehen als Link zum Download zur Verfügung. (Bestell-Nr. 1619).

Der **RAVEK** ermöglicht eine gründliche und übersichtliche Befunderhebung von Kindern, um gezielte Therapie- und Fördermaßnahmen durchführen und evaluieren zu können. Er bietet anhand von konkreten Aufgabenstellungen eine Einschätzung der Fähigkeiten. Durch einfaches Ankreuzen auf klar gegliederten und übersichtlichen Erhebungs- und Beobachtungsbögen können die Beobachtungen dokumentiert werden.

Der **RAVEK** gliedert sich in folgende drei Teile: Feinmotorik / Malentwicklung / Grafomotorik.

Zur **Einschätzung der feinmotorischen Kompetenzen** wird zunächst die Gelenkbeweglichkeit der oberen Extremität und durch 10 feinmotorische Aufgaben die feinmotorische Kompetenz beobachtet.

Die Befunderhebung der Feinmotorik ist die Grundlage für die feinmotorische Förderung mit den Spielen dieses Buchs.
Bestehen hier Entwicklungsrückstände oder zeigen sich Auffälligkeiten, die das Kind in altersentsprechenden Betätigungen beeinträchtigen, ist eine zielgerichtete Förderung unbedingt erforderlich.

Zur **Einschätzung der Malentwicklung** wird das Kind aufgefordert, sich, sein Wohnhaus und einen Baum zu malen, sowie weitere Personen oder Dinge, die ihm wichtig sind. Mit Angaben, in welchem Alter ein Kind wie malen können sollte und Interpretationshilfen, wird eine Einschätzung der Malentwicklung möglich.

Zur **Abfrage der Grafomotorik** wurden vier Heißluftballone in zunehmendem Schwierigkeitsgrad entwickelt, die, individuell auf das Alter und die grafomotorischen Fähigkeiten des Kindes abgestimmt, ausgewählt werden.

Die Befunderhebung der Grafomotorik ist die Grundlage für die grafomotorische Förderung mit den Übungsblättern dieses Buchs. Diese entsprechen den grafomotorischen Kompetenzen, die mit den Ballonen 2 und 3 abgefragt werden können.
Bestehen hier Entwicklungsrückstände oder zeigen sich Auffälligkeiten, die das Kind in altersentsprechenden Betätigungen beeinträchtigen, ist eine zielgerichtete Förderung unbedingt erforderlich.

Die folgenden Angaben zu den Ballonen ermöglichen eine Einschätzung, was Kinder in welchem Zeitraum können sollten.

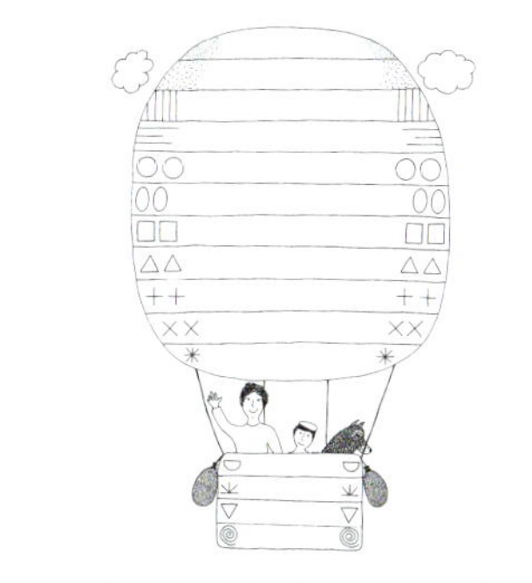	**Ballon 1** mit Grundformen sollten 5- jährige Kinder ausführen können. So haben sie die Möglichkeit, verschiedene Gegenstände auf ihren Bildern darzustellen und erlangen darüber die Basiskompetenzen zum Schreiben-Lernen.
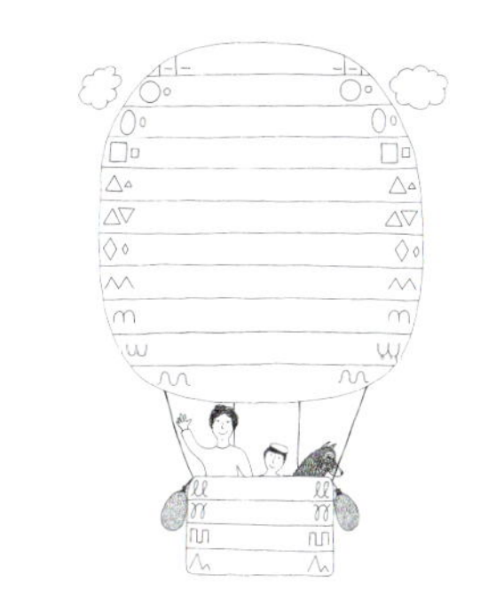	**Ballon 2** mit Formen groß / klein und unterbrochenen Grundmustern sollten Kinder bis zum Schuleintritt ergänzen können. Damit haben sie die Grundlage, groß- und klein geschriebene Druckbuchstaben zu erlernen.
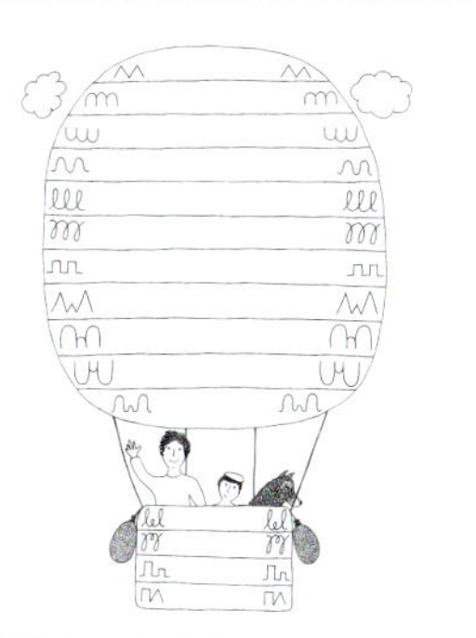	**Ballon 3** mit fortlaufenden Mustern sollten Kinder bis zum Ende der ersten Klasse ausführen können. Damit haben sie die Grundlage, um dynamische Buchstabenverbindungen zu lernen. Kinder können nun Muster fortlaufend und im Wechsel groß / klein ausführen.
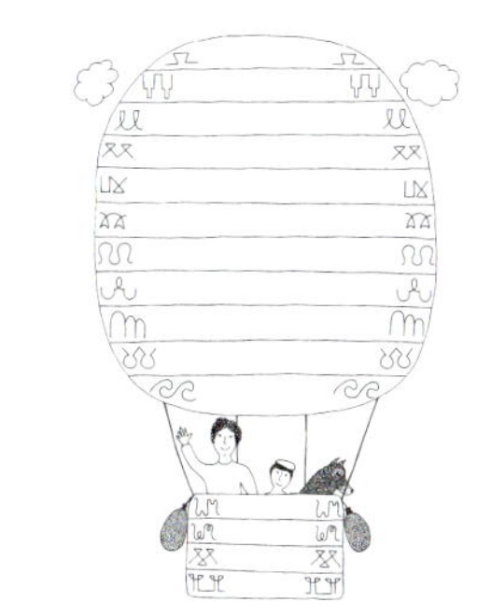	Ballon 4 mit fortlaufenden komplexen Mustern sollten Kinder am Ende des zweiten Schuljahres ausführen können. Damit haben sie die grafomotorische Grundlage, eine lesbare Schrift, die von der Bewegung und der Formvorstellung her automatisiert ist, auch in hohem Tempo zu schreiben.

Im **RAVEK Handbuch** befinden sich Erläuterungen und Interpretationen der Beobachtungen. Darüber hinaus wird beschrieben, welche Voraussetzungen ein Kind haben muss, um eine Funktion oder Tätigkeit ausführen zu können, in welchem Alter die Funktion vollständig vorhanden sein sollte und wie sich Auffälligkeiten auf die feinmotorische Betätigung, Malen und Schreiben auswirken. (Best. Nr. 1619)

3. Neue Spiele zur Förderung der Handgeschicklichkeit und Grafomotorik

Die Spiele in diesem Buch wurden zur gezielten, spielerischen Förderung der Handgeschicklichkeit und Grafomotorik entwickelt. Feinmotorische Übungsangebote in Kombination mit grafomotorischen Übungsmöglichkeiten, ermöglichen umfassende Entwicklungsfortschritte.

Für die **feinmotorischen Übungen** stehen kindgerecht gestaltete Spielpläne zur Verfügung (S. 23 – 94), auf denen mit einfachen und leicht erhältlichen Materialien kleine Tätigkeit zur Förderung der Handgeschicklichkeit ausgeführt werden. Die ansprechenden Spielpläne ermöglichen es dem Kind, gedanklich in die visuell angebotenen Spielszenen einzutauchen und somit die feinmotorischen Übungen mit spielerischer Freude durchzuführen.

Auf den Seiten 19 – 22 befinden sich Listen sämtlicher Materialien, die den einzelnen Spielen zugeordnet sind. Dies erleichtert die Beschaffung der Materialien und die Vorbereitung der Spiele.

Falls vorhanden, können die Materialien ebenfalls der „Ravensburger Feinmotorikkiste" entnommen werden (FeinMoKi). Die FeinMoKi wird aus leicht erhältlichen Materialien selbst zusammengestellt und bietet anhand des Buchs „Die Ravensburger Feinmotorikkiste" eine Vielzahl von zielgerichteten feinmotorischen Übungsideen zur Förderung der Handgeschicklichkeit, besonders der Fingergeschicklichkeit. (Best. Nr. 1093)

Für die **grafomotorischen Übungen** stehen Übungsblätter zur Verfügung (S. 95 – 109), die im Wechsel mit den feinmotorischen Tätigkeiten ausgeführt werden und sich thematisch in die Spiele einfügen.

Teilweise handelt es sich um Adaptionen von Übungsblättern aus dem Zeichenprogramm „Geschickte Hände zeichnen 2". Dieses Programm eignet sich zur systematischen Vertiefung der grafomotorischen Übungen dieses Buches. (Best. Nr. 1046).

Hinweis: Die Spielpläne und die Übungsblätter stehen als Link zum Download zur Verfügung. Dieser befindet sich auf S. 4

Eine generelle Beschreibung aller Spiele erklärt zunächst, wie die Spiele erstellt, vorbereitet und durchgeführt werden.

Jedes Spiel enthält zwei Spielpläne und zwei Übungsblätter.

Die einzelnen Spielpläne sind auf Fotos mit den erforderlichen Materialien abgebildet, eine Auflistung der erforderlichen Materialien für die feinmotorischen Übungen erleichtert den Überblick.

Die Spielideen für die feinmotorischen Tätigkeiten und der thematische Sinnzusammenhang mit den grafomotorischen Übungen wird erläutert.

Der einfacheren Lesbarkeit wegen sind Texte tlw. in Kurzform gehalten. Weiterhin wurde überwiegend auf die weibliche / männliche Schreibweise verzichtet.

3.1 Baukastensystem

Die Spielpläne und Übungsblätter sind als Baukastensystem konzipiert. Spielpläne und Übungsblätter sind inhaltlich weitgehend aufeinander abgestimmt, können aber auch flexibel an den Übungsbedarf der Kinder angepasst werden. Mit etwas Fantasie und Übung bekommen TherapeutInnen und PädagogInnen ein umfassendes Repertoire, um die Spielpläne und Übungsblätter flexibel zu kombinieren.

Beispiele:

Auf Spielplan D 3 „Schneewanderung im Mondlicht" wird mit Streichhölzern die Silhouette der Berge im Zickzack nachgelegt. Das passende Übungsblatt „großer Zickzack" (Ü 3) heißt „Verschneite Berge".

Wenn aber eine andere Kombination von feinmotorischem und grafomotorischem Inhalt gewünscht ist, weil es dem Übungsbedarf des Kindes entspricht, kann die Kombination auch folgendermaßen aussehen:

- Das Kind legt die Streichhölzer im Zickzack auf den Spielplan.
- Als grafomotorische Übung führt es das Übungsblatt mit den großen Wellen (Ü 5) aus. Die Erklärung könnte dann folgendermaßen lauten: Hinter den Bergen „schlängelt sich der Weg zurück ins Tal".

In jedem Spiel sind jeweils zwei Spielpläne inhaltlich mit zwei Übungsblättern in einer größeren und einer kleineren Variante der Grundmuster kombiniert.

Die größeren Grundmuster gelten als leichtere sensomotorische Hinführung zu den einzelnen Grundmustern.

Die kleineren Grundmuster ermöglichen durch häufige Wiederholungen eine Vertiefung bis hin zur Automatisierung der Muster in der zum Schreiben erforderlichen Größe.
Die kleineren Grundmuster sind durch Rahmen eingegrenzt. Sinn der Begrenzung ist, Entspannungspausen zu ermöglichen, da sich durch ununterbrochenes Ausführen der Grundmuster die Hand verkrampfen kann.

RechtshänderInnen und vor allem auch LinkshänderInnen sollen zum Nachrücken von Arm und Hand kurz innehalten. Dies gilt auch bei der Ausführung der großen Muster.

Die Übungsblätter befinden sich auf den Seiten 96–109.

3.2 Feinmotorik / Handgeschicklichkeit / Grafomotorik

Um zu verdeutlichen, wie Kinder im Bereich der Handgeschicklichkeit und Grafomotorik zielgerichtet gefördert werden können, werden im Folgenden zunächst die Definitionen der Begriffe Feinmotorik, Handgeschicklichkeit und Grafomotorik dargestellt.

Feinmotorik

Der Begriff Motorik ist vom lateinischen „movere" abgeleitet und bedeutet „bewegen" / „antreiben".

Feinmotorik ist die gezielte koordinierte Bewegung, die sich in kleinräumigen, besonders differenzierten Bewegungen, vor allem der Finger, zeigt. Feinmotorik entwickelt sich parallel zur Gesamtmotorik des Kindes und bezeichnet Bewegungsabläufe in einem fortgeschrittenen Lernstadium jeder Bewegung.

Handgeschicklichkeit

Die Feinmotorik in Bezug zur Handgeschicklichkeit setzt sich u. a. aus den folgenden Faktoren zusammen:

- Koordinationsfähigkeit
- Dissoziationsfähigkeit
- Präzision der Bewegung
- Präzision des Spürens
- Beweglichkeit
- Bewegungsgenauigkeit
- Zielgenauigkeit
- Höhere Geschwindigkeit
- Exakte Kraftdosierung
- Lockerheit
- Freisein von Störimpulsen

Faktoren, welche die Feinmotorik / Handgeschicklichkeit beeinflussen bzw. beeinträchtigen:

- Gesamtkörperkoordination
- Tonusregulierung
- Bewegungsplanung

- Händigkeitsausprägung (Spezialisierung und Automatisierung von Arbeits- und Haltehand)
- Visuelle Wahrnehmung / Sehen

Grafomotorik

- Grafomotorik bedeutet die Produktion von grafischen Zeichen mittels der Hand und einem Schreibgerät auf einem Untergrund.
- Ein Graph ist die kleinste, nicht bedeutungskennzeichnende Einheit in schriftlichen Äußerungen, z. B. ein Punkt.
- Ein Graphem ist die kleinste, bedeutungsunterscheidende geschriebene Einheit, also ein grafisches Symbol, das ein oder mehrere Phoneme wiedergibt, z. B. einen Buchstaben / Buchstabengruppen. Ein Phonem ist die kleinste, bedeutungsunterscheidende, aber nicht selbst bedeutungstragende sprachliche Einheit, z. B. B in Bein im Unterschied zu P in Pein.

3.3 Grundformen und Grundmuster der Schrift

In diesem Buch sind die grafomotorischen Übungen zur Förderung der **Grundmuster der Schrift** erstellt worden. Damit erwerben Kinder die grafomotorischen Kompetenzen, um schreiben zu können.

Das Buch „Spiele zur Förderung der Handgeschicklichkeit und Grafomotorik" enthält Spiele sowohl für die **Grundformen**, als auch für die **Grundmuster**. Somit bauen die Bücher direkt aufeinander auf.

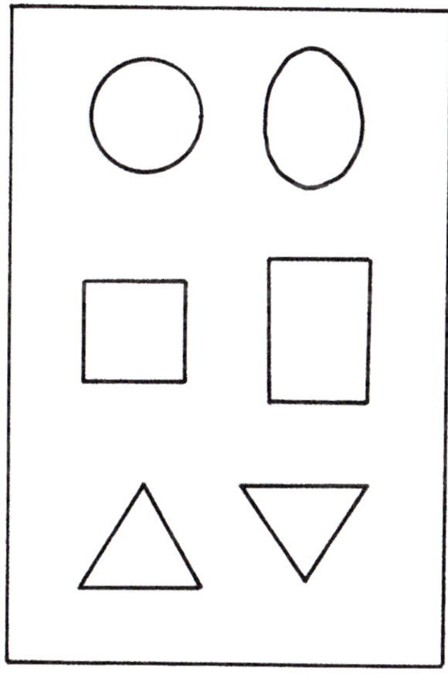

Grundformen

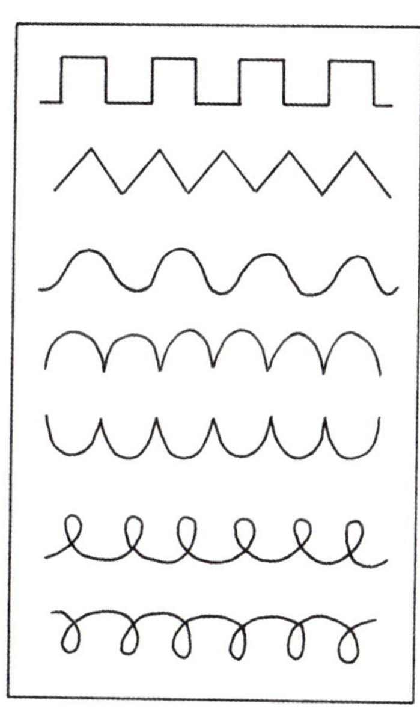

Grundmuster

Die grafomotorischen Übungsblätter in den Spielen dieses Buchs orientieren sich an den sieben „Grundmustern der Schrift".

Diese sind:

1. Zinnen
2. Zickzack
3. Wellen
4. Arkaden
5. Girlanden
6. Schlaufen
7. Umgedrehte Schlaufen

Diese sieben Grundmuster werden in allen Spielen zu den vier Jahreszeiten in einer größeren und einer kleineren Version angeboten. So können die Kinder passend zur Jahreszeit, in der die Therapie / Förderung stattfindet, in gleicher Weise zielgerichtet gefördert und zusätzlich durch den Bezug zur aktuellen Jahreszeit motiviert werden.

Die Übungsblätter sind nicht in jedem Spiel abgedruckt, sondern befinden sich als Anhang hinter sämtlichen Spielplänen. (S. 96–109)

3.4 Erstellung der Spiele

Damit die Spiele schnell zur Verfügung stehen, sollten sie komplett vorbereitet werden.

Folgende Schritte sind dazu erforderlich:

- Die Spielmaterialien anhand der Materiallisten für jede Jahreszeit zusammenstellen und in vier Kästen geben- die Jahreszeit darauf schreiben. Die Kleinmaterialien wie Bügelperlen und Büroklammern in Gefäße füllen, z. B. leere, transparente Cremedosen.

  Wenn nicht so viel Material vorhanden ist, die Materialien für alle Jahreszeiten zusammen in einen Kasten geben, auch hierbei die Kleinmaterialien wie Bügelperlen und Büroklammern in Gefäße füllen, z. B. leere, transparente Cremedosen.

  Eine andere, etwas aufwändigere Möglichkeit ist, die Materialien für jeden Spielplan in kleine, wieder verschließbare Plastiktüten zu geben und diese mit der Nummer und Bezeichnung des Spielplans zu beschriften.

  Die Tüten systematisch geordnet aufrecht in eine passende Schachtel stellen.

Hinweis: Es ist auch möglich, die Materialien aus einer bereits vorhandenen FeinMoKi zu entnehmen. U. U. ist es dazu günstig, die für die FeinMoKi empfohlenen Materialien in der erforderlichen Menge zusätzlich zu besorgen, damit die FeinMoKi nicht „geplündert wird", sondern für andere Übungen / KollegInnen zur Verfügung steht.

- Die Spielpläne für den mehrfachen Gebrauch laminieren.
- Die Übungsblätter ausdrucken und ggf. mehrfach bereithalten. Laminierte Kopiervorlagen erleichtern den Nachschub.
- Spielpläne und Kopiervorlagen der Übungsblätter geordnet in einen Ordner heften.

Materiallisten für sämtliche Spiele befindet sich auf den Seiten 19–22.

3.5 Vorbereitung der Spiele

- Die Spielpläne und Übungsblätter in der gewünschten Reihenfolge auf einem Tisch auslegen.
- Die erforderlichen Materialien für die feinmotorischen Stationen zu den Spielplänen legen und Stifte für die Übungsblätter bereithalten.
- Überlegen und planen, in welcher Körperhaltung die feinmotorischen Tätigkeiten durchgeführt werden. Das kann je nach Förderbedarf des Kindes im Stehen oder im Sitzen sein. Günstig ist ein häufiger Positionswechsel, z. B., indem die feinmotorischen Tätigkeiten an verschiedenen Plätzen stehend um einen hochgestellten Tisch ausgeführt werden.

  Für die grafomotorischen Übungen ist ein ergonomischer Sitzplatz erforderlich, z. B. am gleichen Tisch mit einem höhenverstellbaren Stuhl. Dort werden die Übungsblätter jeweils ausgeführt und danach auf den Platz zurückgelegt.

Für die grafomotorischen Übungen bekommen die Kinder dicke Buntstifte mit gutem Farbabrieb oder weiche, dicke Bleistifte. Der Einsatz von dünnen Stiften führt zu Verkrampfungen der Hand und Finger.
Die Stifthaltung im dynamischen Dreipunktgriff sollte dabei stets eingehalten bzw. geübt werden, wenn das Kind sie noch nicht kann. Diese Stifthaltung bietet für das Schreiben die größtmögliche Fingerbeweglichkeit und sollte bereits vor dem Schuleintritt automatisiert sein.

3.6 Durchführung der Spiele

Die vierteiligen Spiele werden komplett durchgespielt, es können aber auch einzelne Übungsteile ausgewählt werden.

Die feinmotorischen und grafomotorischen Übungen sollten immer im Wechsel ausgeführt werden. Dies fördert die Beweglichkeit der Finger und verhindert eine Verkrampfung der Finger bei der Stifthaltung und Stiftführung.

Zunächst werden dem Kind die Tätigkeiten zu den Spielplänen erklärt und vereinbart, wie oft / wie lange es diese jeweils durchführen soll. Weiterhin wird die Ausführung der Übungsblätter erläutert.

Die grafomotorischen Übungen werden in jedem Spiel zunächst in der größeren Version ausgeführt und wenn diese dem Kind gelingt, in der kleineren Version angeboten.
Diese Systematik kann an den Übungsbedarf des Kindes angepasst werden, indem Übungsblätter zur häufigeren Wiederholung zunächst nur in der größeren Version angeboten werden. Wenn das Kind die großen Muster flüssig ausführen kann, wird zu den kleinen Mustern gewechselt.

Bei allen fein- und grafomotorischen Übungen ist es wichtig, diese so lange zu wiederholen und zu trainieren, bis sie automatisiert ablaufen. Dazu ist eine große Übungsmenge erforderlich.
Dies kann im Spielverlauf z. B. folgendermaßen systematisch und planvoll berücksichtigt werden:
Beim Spielplan D 4 (Schneeballschlacht) schnipst das Kind zunächst mit dem Zeigefinger alle Spielfiguren um und führt dann mehrere der großen Zickzacklinien aus. Dann schnipst es mit dem Mittelfinger alle Spielfiguren um, führt weitere Zickzacklinien aus, usw.

Wenn im Spielverlauf das vorbereitete Spielmaterial „aufgebraucht" ist, wird entweder weiteres für die nächsten Spielrunden zu Verfügung gestellt, oder die bereits verbrauchten Materialien von der erwachsenen Person zurück in die „Startposition" gebracht bzw. vom Spielplan geschoben. Dadurch ergibt sich ein lebendiger, interaktiver Austausch zwischen Kind und Erwachsenem.

3.7 Materiallisten Spiele

Frühling (A)

A 1 Streichhölzer / Pinzette
A 2 Grüne Notizzettel / Pinzette
A 3 Glasnuggets / Schiebestab (angespitzter Rundstab)
A 4 Patafix / Bügelperlen in Gefäß / Pinzette
A 5 Pfeifenputzer / Bügelperlen in Gefäß
A 6 Bunte Papierstücke
A 7 Patafix
A 8 Glasnuggets / Schiebestab (angespitzter Rundstab)
A 9 Zahnstocher / Pinzette
A 10 Bügelperlen in Gefäß / Pinzette
A 11 Bleischnur
A 12 Büroklammern / Schiebestab (angespitzter Rundstab)
A 13 Bleischnur / grüne Notizzettel
A 14 Glasnuggets

Zusammenfassung alphabetisch geordnet

Bleischnur
Bügelperlen in Gefäß
Büroklammern
Bunte Papierstücke
Glasnuggets
Notizzettel grün
Patafix (Klebepads, wiederverwendbar)
Pfeifenputzer (im Rauchwarenladen erhältlich)
Pinzette
Schiebestab (angespitzter Rundstab)
Streichhölzer
Zahnstocher

Sommer (B)

B 1 Flaschenschraubdeckel / Spielfiguren
B 2 Bleischnur / Glasnuggets
B 3 Streichhölzer / Pinzette
B 4 Bunte Notizzettel / Patafix
B 5 Pfeifenputzer / Bügelperlen in Gefäß
B 6 Büroklammern / Schiebestab (angespitzter Rundstab)
B 7 Spielknöpfe / Glasnuggets / Notizzettel / Gummiringe / Kreppklebeband
B 8 Kleiner Löffel / Gefäß / Flaschenschraubdeckel / Murmeln / Glasnuggets
B 9 Büroklammern
B 10 Garn / Spielknöpfe
B 11 Spielfiguren
B 12 Notizzettel / Klebepunkte
B 13 Kreisel
B 14 Zahnstocher / Bügelperlen in Gefäß / Patafix / Gummiringe

Zusammenfassung alphabetisch geordnet

Bleischnur
Bügelperlen in Gefäß
Büroklammern
Flaschenschraubdeckel
Garn
Gefäß
Glasnuggets
Gummiringe
Klebepunkte
Kleiner Löffel
Kreisel
Kreppklebeband
Murmeln
Notizzettel bunt
Patafix (Klebepads, wiederverwendbar)
Pfeifenputzer
Pinzette
Schiebestab (angespitzter Rundstab)
Streichhölzer
Spielfiguren
Spielknöpfe
Zahnstocher

Herbst (C)

C 1 Glasnuggets rot, gelb, grün
C 2 Bügelperlen in Gefäß / Pinzette
C 3 Patafix
C 4 Pinzette / Streichhölzer
C 5 Bleischnur
C 6 Schnur
C 7 Bügelperlen in Gefäß / Pinzette
C 8 Notizzettel bunt
C 9 Runder Bierdeckel / Büroklammern / Bügelperlen in Gefäß / Pinzette
C 10 Flaschenschraubdeckel / Spielfiguren
C 11 Notizzettel weiß
C 12 Rutschfeste Unterlage / Spielfiguren / Gummiringe / 1 Flaschenkorken
C 13 Mehrere Kreisel
C 14 Patafix / Zahnstocher

Zusammenfassung alphabetisch geordnet

Bierdeckel rund
Bleischnur
Bügelperlen in Gefäß
Büroklammern
Notizzettel bunt / weiß
Flaschenschraubdeckel
Glasnuggets rot, gelb, grün
Gummiringe
Kreisel
Patafix (Klebepads, wiederverwendbar)
Pinzette
Rutschfeste Unterlage
Schnur
Streichhölzer
Spielfiguren
Zahnstocher

Winter (D)

D 1 Weiße Notizzettel
D 2 Bleischnüre / weiße Notizzettel
D 3 Streichhölzer / Pinzette
D 4 6 Spielfiguren / Gummiringe / 6 Glasnuggets
D 5 Weiße Notizzettel
D 6 Holzzylinder / Gummiringe / Glasnuggets
D 7 Bügelperlen in Gefäß / Zahnstocher
D 8 Flaschenschraubdeckel / Spielfiguren / Essstäbchen
D 9 Schnur / Büroklammern
D 10 4 Spielknöpfe / 12 Murmeln / Bügelperlen in Gefäß / Zahnstocher
D 11 Rutschfeste Unterlage / 1 Flaschenkorken / 6 Spielfiguren
D 12 Weiße Notizzettel / Bügelperlen in Gefäß / Pinzette
D 13 Patafix / Zahnstocher
D 14 Zahnstocher / rote Klebepunkte

Zusammenfassung alphabetisch geordnet

Bleischnüre
Bügelperlen in Gefäß
Büroklammern
Essstäbchen
Flaschenkorken
Flaschenschraubdeckel
Glasnuggets rot, gelb, grün
Gummiringe
Holzzylinder
Klebepunkte rot / bunt
Murmeln
Notizzettel bunt / weiß
Patafix (Klebepads, wiederverwendbar)
Pinzette
Rutschfeste Unterlage
Schnur
Streichhölzer
Spielfiguren
Spielknöpfe
Zahnstocher

3.8 Spielpläne Frühling (A) Einführung / Abbildung und Anleitung

Dieser Spieleteil enthält 14 Spielpläne mit Übungsideen rund um den Frühling (A 1-14). Diese werden mit den Übungsblättern zu den 7 Grundmustern kombiniert, jeweils in einer größeren und einer kleineren Ausführung (Ü 1-14).
In der folgenden Aufstellung ist der Titel jedes Spielplans und des passenden Übungsblatts (Ü 1-14) aufgeführt.

A 1 Mäuse verstecken sich im Unterholz / Ü 1 Große Zinnen: Mäuse laufen zu ihrer Höhle
A 2 Mäusehöhle wird ausgepolstert / Ü 2 Kleine Zinnen: Mäusekinder erkunden die Gartenwege
A 3 Maulwürfe buddeln ihre Gänge / Ü 3 Großer Zickzack: Maulwürfe besuchen ihre Freunde
A 4 Maulwürfe krabbeln zur Blumenwiese / Ü 4 Kleiner Zickzack: Maulwürfe laufen über die hügelige Wiese
A 5 Würmer lockern die harte Erde / Ü 5 Große Wellen: Würmer kriechen durch die Beete
A 6 Würmer fressen sich durch den Kompost / Ü 6 Kleine Wellen: Kleine Würmer kriechen durch den Garten
A 7 Frösche laichen am See / Ü 7 Große Arkaden: Frösche hüpfen durch die Wiesen
A 8 Frösche hüpfen auf Seerosenblätter / Ü 8 Kleine Arkaden: Junge Frösche üben hüpfen
A 9 Spinne baut ein Netz / Ü 9 Große Girlanden: Spinne hangelt sich durch die Sträucher
A 10 Tau im Spinnennetz / Ü 10 Kleine Girlanden: Kleine Spinnen hangeln sich durch den Wald
A 11 Biene sucht Nektar / Ü 11 Große Schlaufen: Bienen fliegen durch die Blumenwiesen
A 12 Bienen bringen Nektar zum Bienenstock / Ü 12 Kleine Schlaufen: Bienen fliegen durch die Felder
A 13 Schnecke knabbert am Salat / Ü 13 Große umgedrehte Schlaufen: Schnecken kriechen durch das Beet
A 14 Schneckentreff im Garten / Ü 14 Kleine umgedrehte Schlaufen: Schnecken kriechen durchs feuchte Gras

Auf den folgenden Seiten sind die Spielpläne mit den erforderlichen Materialien abgebildet. Der Titel jedes Spielplans, die Auflistung der Materialien, eine kurze Spielanleitung sowie eine passende Erklärung zu den Übungsblättern ermöglichen die einfache Durchführung.

Hinweis zu den Übungsblättern (Ü):
Die gestrichelten Muster nachspuren und die angefangenen Muster weiterzeichnen.

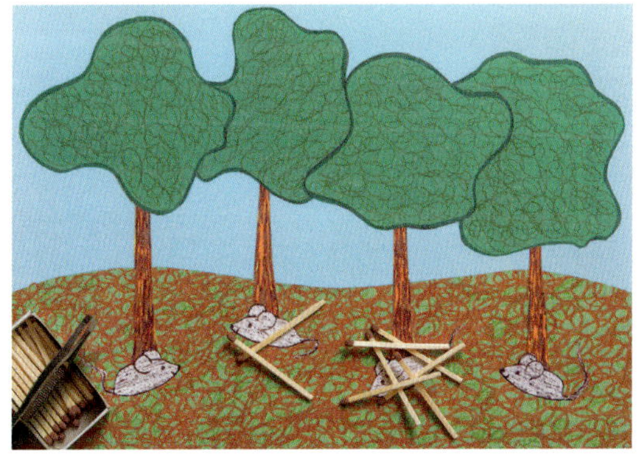

A 1 Mäuse verstecken sich im Unterholz S. 27

Material: Streichhölzer / Pinzette

Streichhölzer mit Fingern oder Pinzette erfassen und „als Verstecke" kreuzweise über die Mäuse legen.

Ü 1 Große Zinnen
Mäuse laufen zu ihrer Höhle

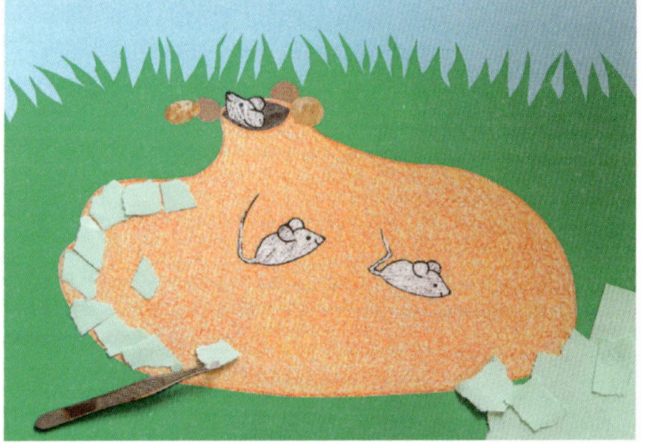

A 2 Mäusehöhle wird ausgepolstert S. 28

Material: grüne Notizzettel / Pinzette

Aus den Notizzetteln Schnipsel reißen und auf der Höhle verteilen.
Variation: Die Schnipsel mit der Pinzette erfassen und innen am Rand der Höhle entlang hinlegen.

Ü 2 Kleine Zinnen
Mäusekinder erkunden die Gartenwege

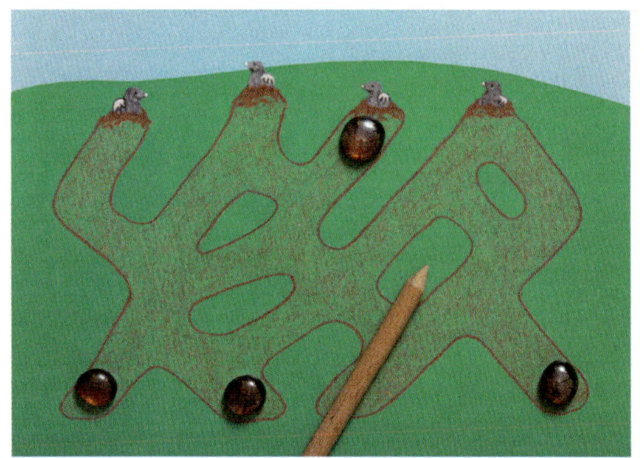

A 3 Maulwürfe buddeln ihre Gänge S. 29

Material: Glasnuggets / Schiebestift

Glasnuggets an die unteren Enden der Gänge legen. Mit dem Schiebestift in den Gängen zu den Maulwurfshügeln schieben.

Ü 3 Großer Zickzack
Maulwurfkinder besuchen ihre Freunde

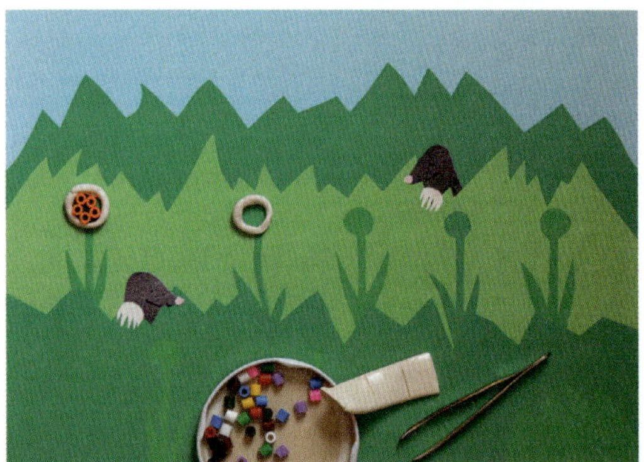

A 4 Maulwürfe krabbeln zur Blumenwiese S. 30

Material: Patafix / Bügelperlen in Gefäß / Pinzette

Kleine Rollen aus Patafix zu Kreisen formen, auf die Blüten legen. Mit Fingern oder Pinzette Bügelperlen hineinlegen.

Ü 4 Kleiner Zickzack
Maulwürfe laufen über die hügelige Wiese

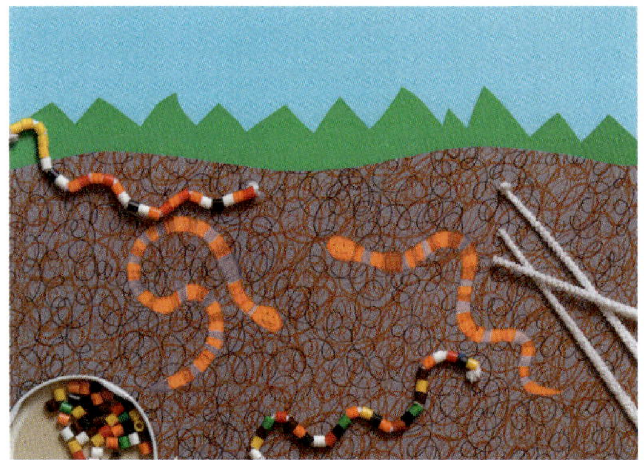

A 5 Würmer lockern die harte Erde S. 31

Material: Pfeifenputzer / Bügelperlen in Gefäß

Bügelperlen auf Pfeifenputzer fädeln, Enden umbiegen und Pfeifenputzer wellenförmig biegen.

Ü 5 Große Wellen
Würmer kriechen durch die Beete

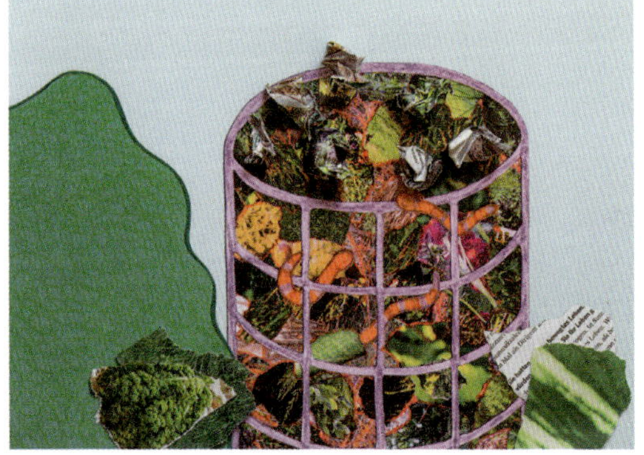

A 6 Würmer fressen sich durch den Kompost S. 32

Material: Bunte Papierstücke

Papierstücke fest zusammenknüllen, auf den Kompost legen.

Ü 6 Kleine Wellen
Kleine Würmer kriechen durch den Garten

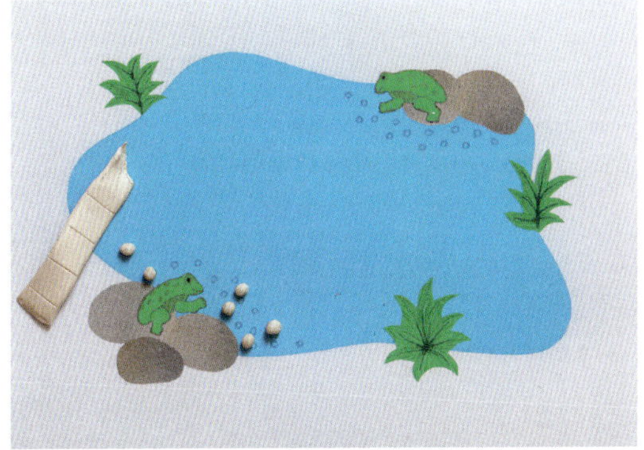

A 7 Frösche laichen am See S. 33

Material: Patafix

Aus Patafix kleine Kügelchen rollen und auf die Laichstellen am Seeufer legen.

Ü 7 Große Arkaden
Frösche hüpfen durch die Wiesen

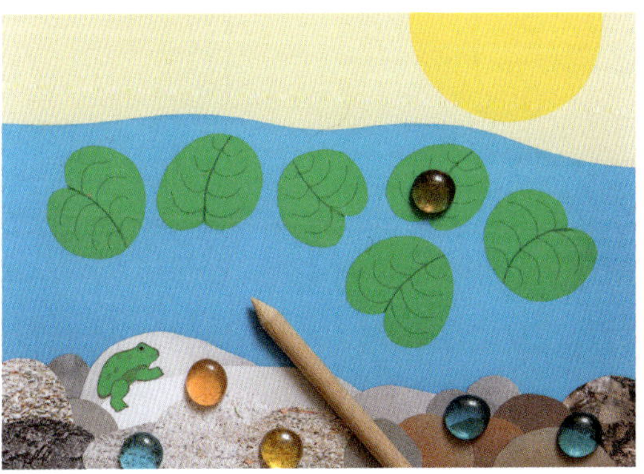

A 8 Frösche hüpfen auf Seerosenblätter S. 34

Material: 6 Glasnuggets / Schiebestab

Glasnuggets auf Steinen auslegen, mit Schiebestab auf die Blätter schubsen.

Ü 8 Kleine Arkaden
Junge Frösche üben hüpfen

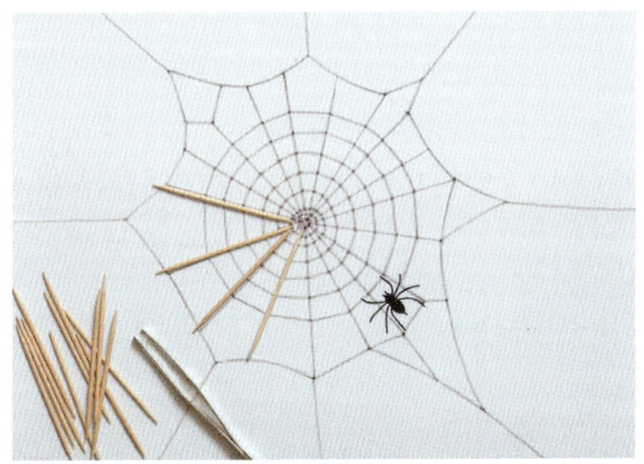

A 9 Spinne baut ein Netz S. 35

Material: Zahnstocher / Pinzette

Zahnstocher mit Fingern oder Pinzette sternförmig auf die Spinnfäden des Netzes legen.

Ü 9 Große Girlanden
Spinne hangelt sich durch die Sträucher

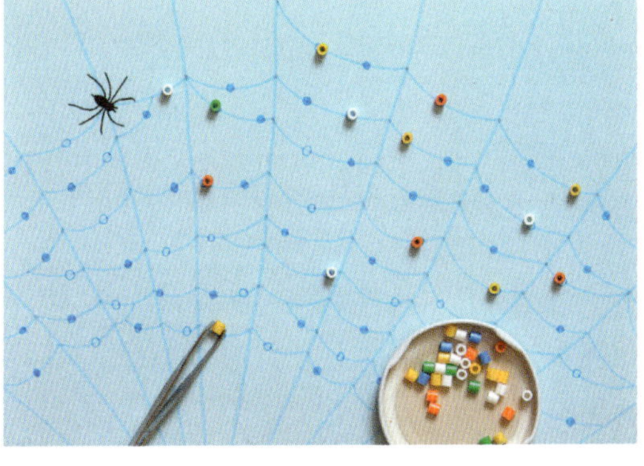

A 10 Tau im Spinnennetz S. 36

Material: Bügelperlen in Gefäß / Pinzette

Bügelperlen mit Fingern oder Pinzette erfassen und auf die leeren Kreise stellen.

Ü 10 Kleine Girlanden
Kleine Spinnen hangeln sich durch den Wald

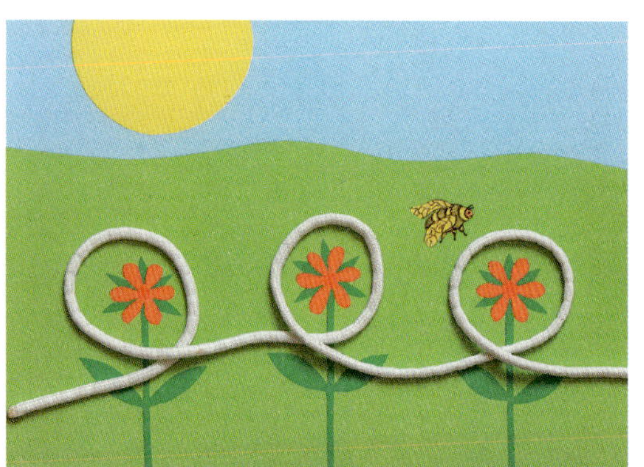

A 11 Biene sucht Nektar S. 37

Material: Bleischnur

Bleischnur in Schlaufen um die Blüten legen.

Ü 11 Große Schlaufen
Bienen fliegen durch die Blumenwiesen

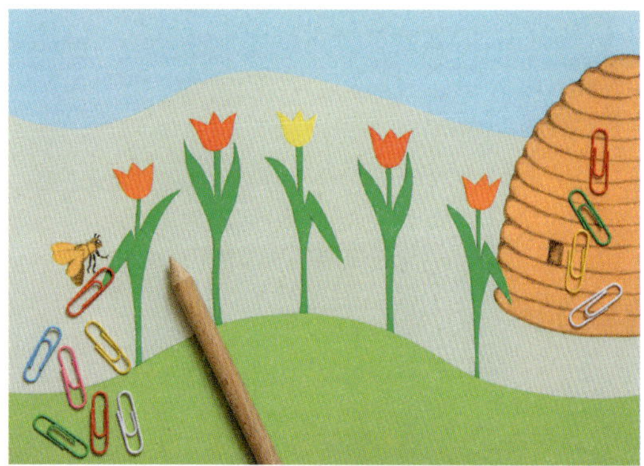

A 12 Bienen bringen Nektar zum Bienenstock S. 38

Material: Büroklammern / Schiebestab

Zur Biene je eine Büroklammer legen, mit dem Schiebestab schlaufenförmig um die Blüten herum in den Bienenstock schieben.

Ü 12 Kleine Schlaufen
Bienen fliegen durch die Felder

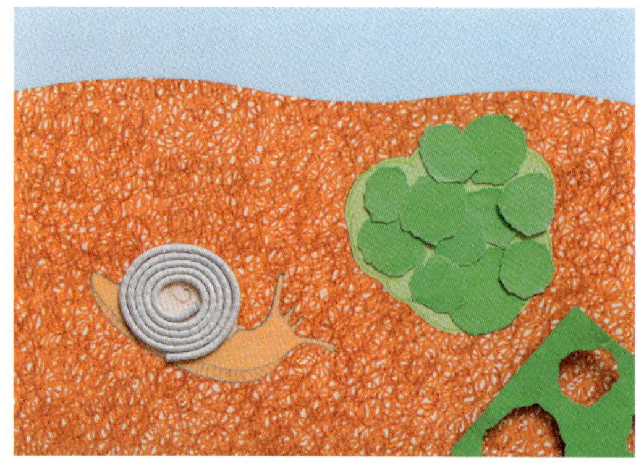

A 13 Schnecke knabbert am Salat S. 39

Material: Bleischnur / grüne Notizzettel

Bleischnur aufrollen und auf das Schneckenhaus legen. Kleine Kreise reißen und als Salatblätter auf den Salatkopf legen.

Ü 13 Große umgedrehte Schlaufen
Schnecken kriechen durch das Beet

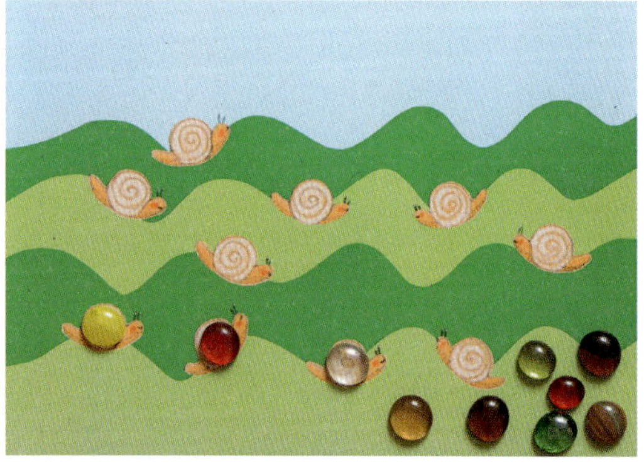

A 14 Schneckentreff im Garten S. 40

Material: 10 Glasnuggets

Mehrere Glasnuggets in eine Hand sammeln, ohne Hilfe der anderen Hand einzeln auf die Schneckenhäuser legen.

Ü 14 Kleine umgedrehte Schlaufen
Schnecken kriechen durchs feuchte Gras

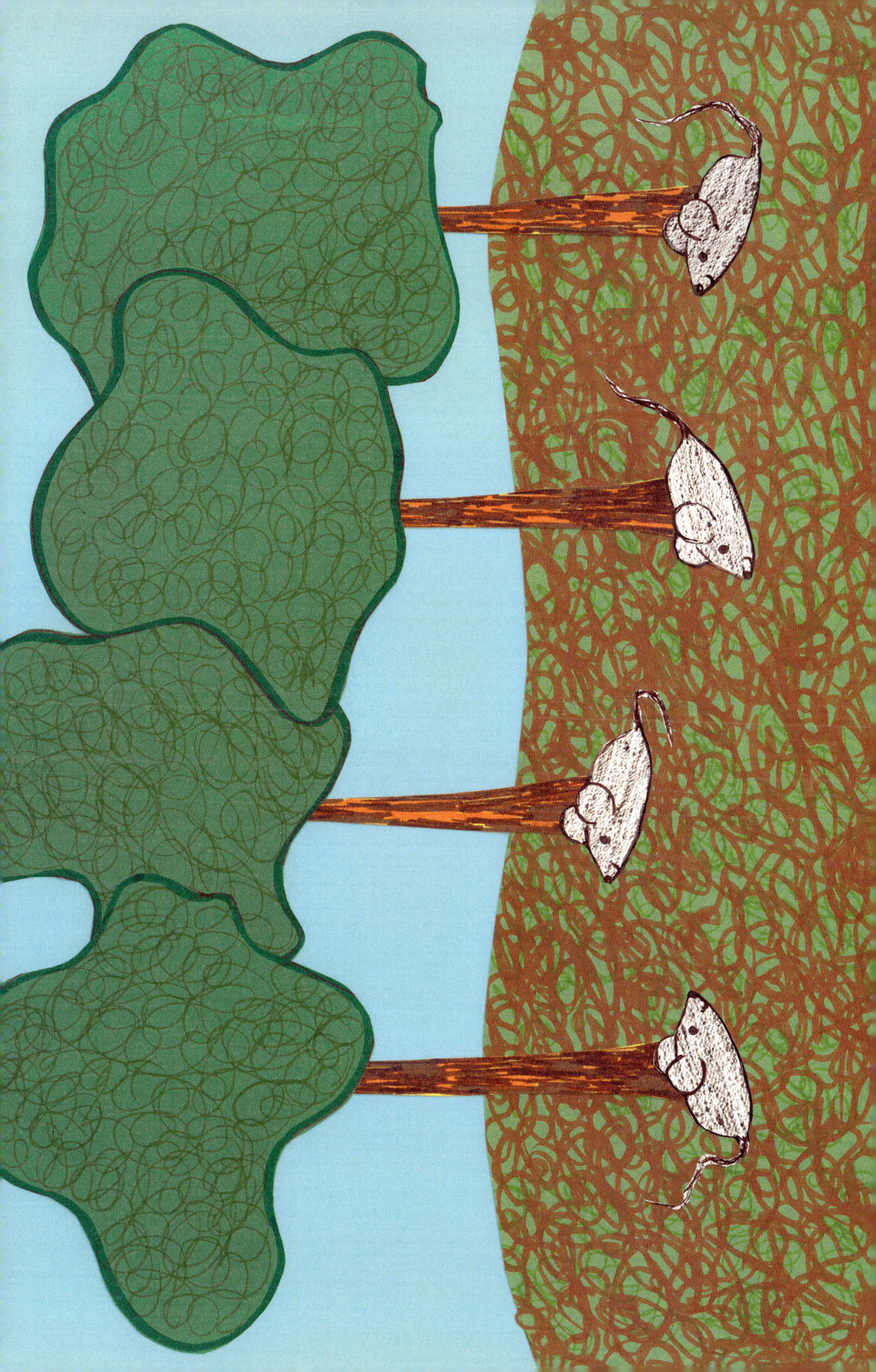

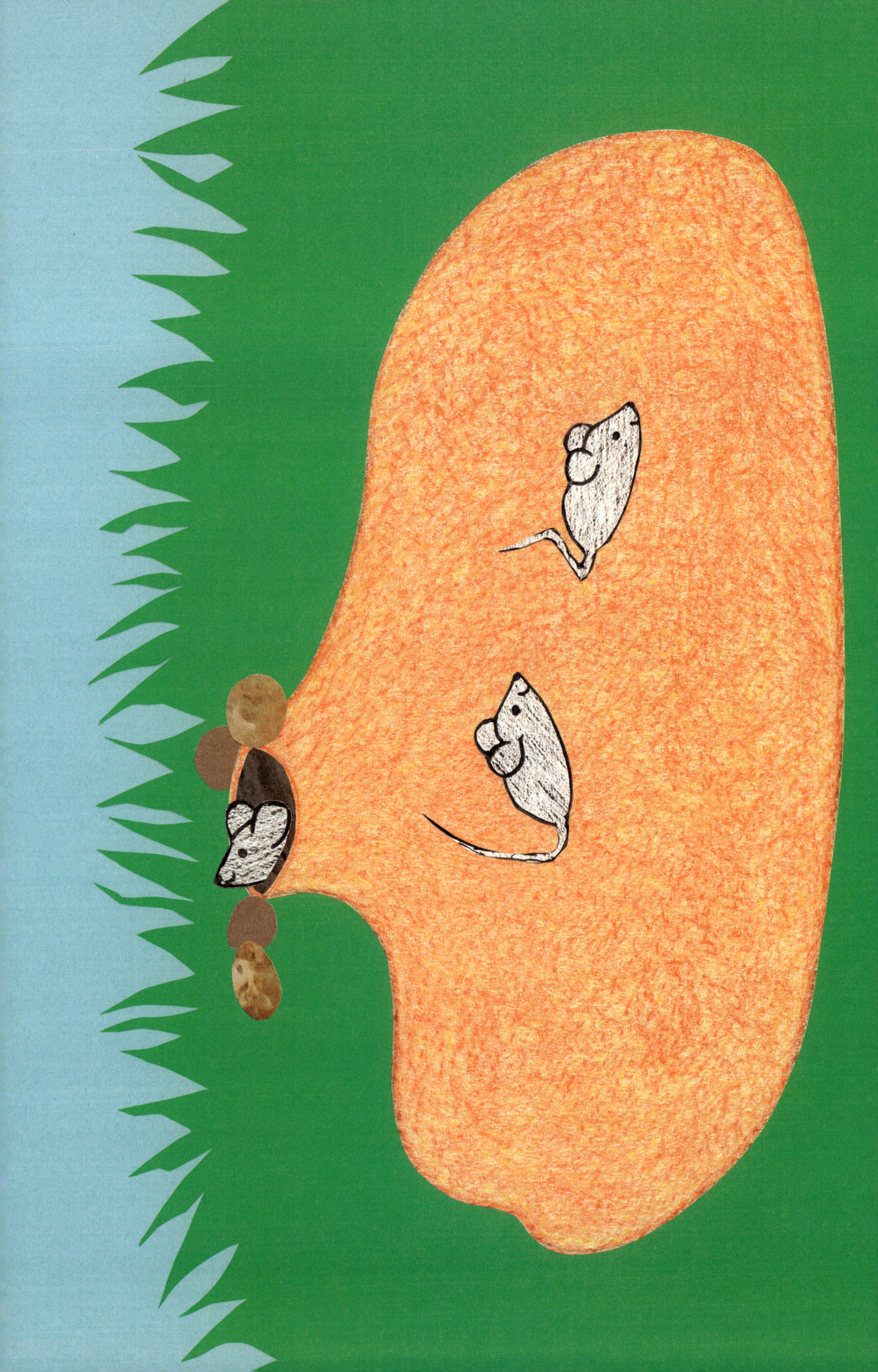

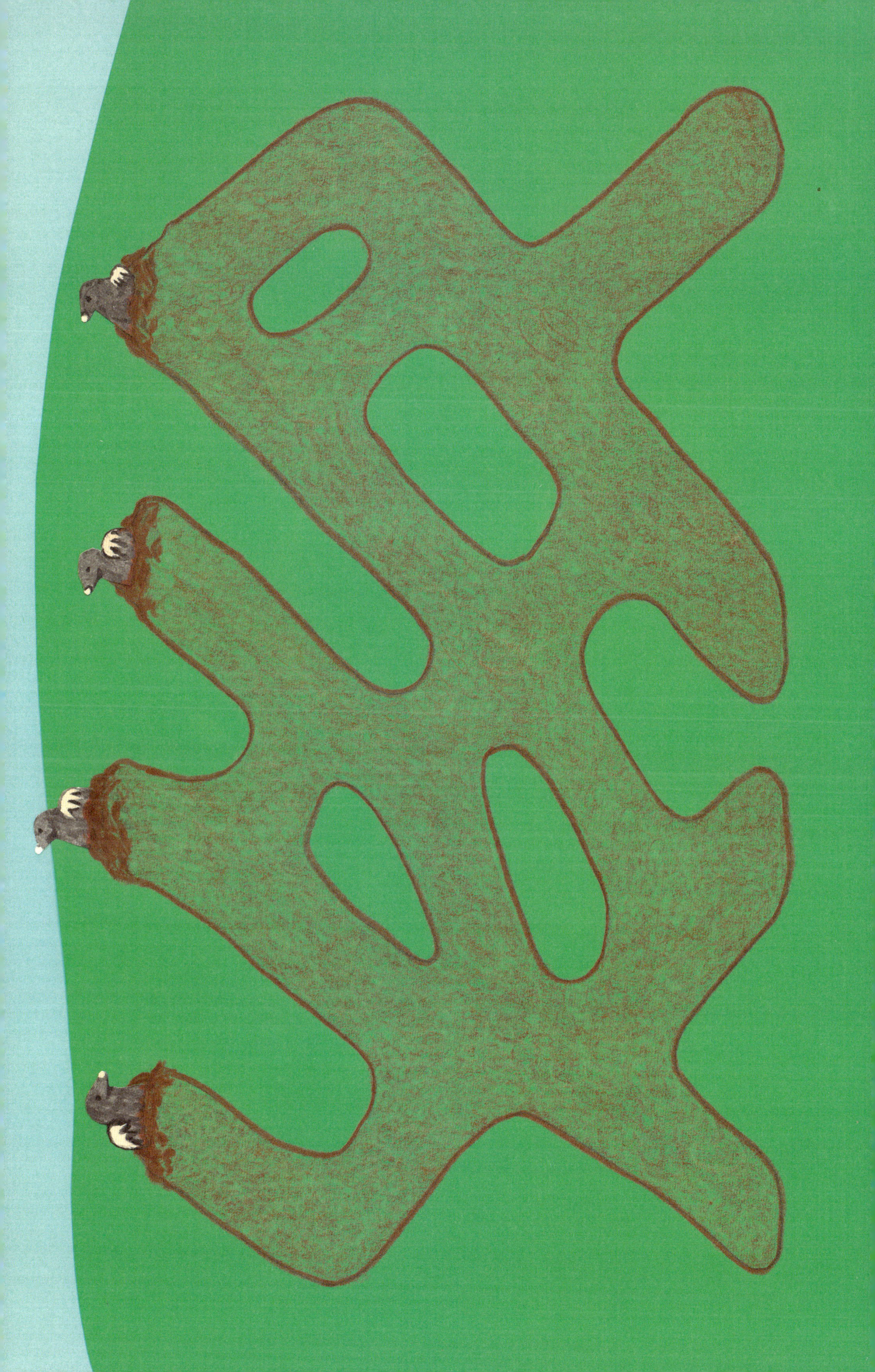

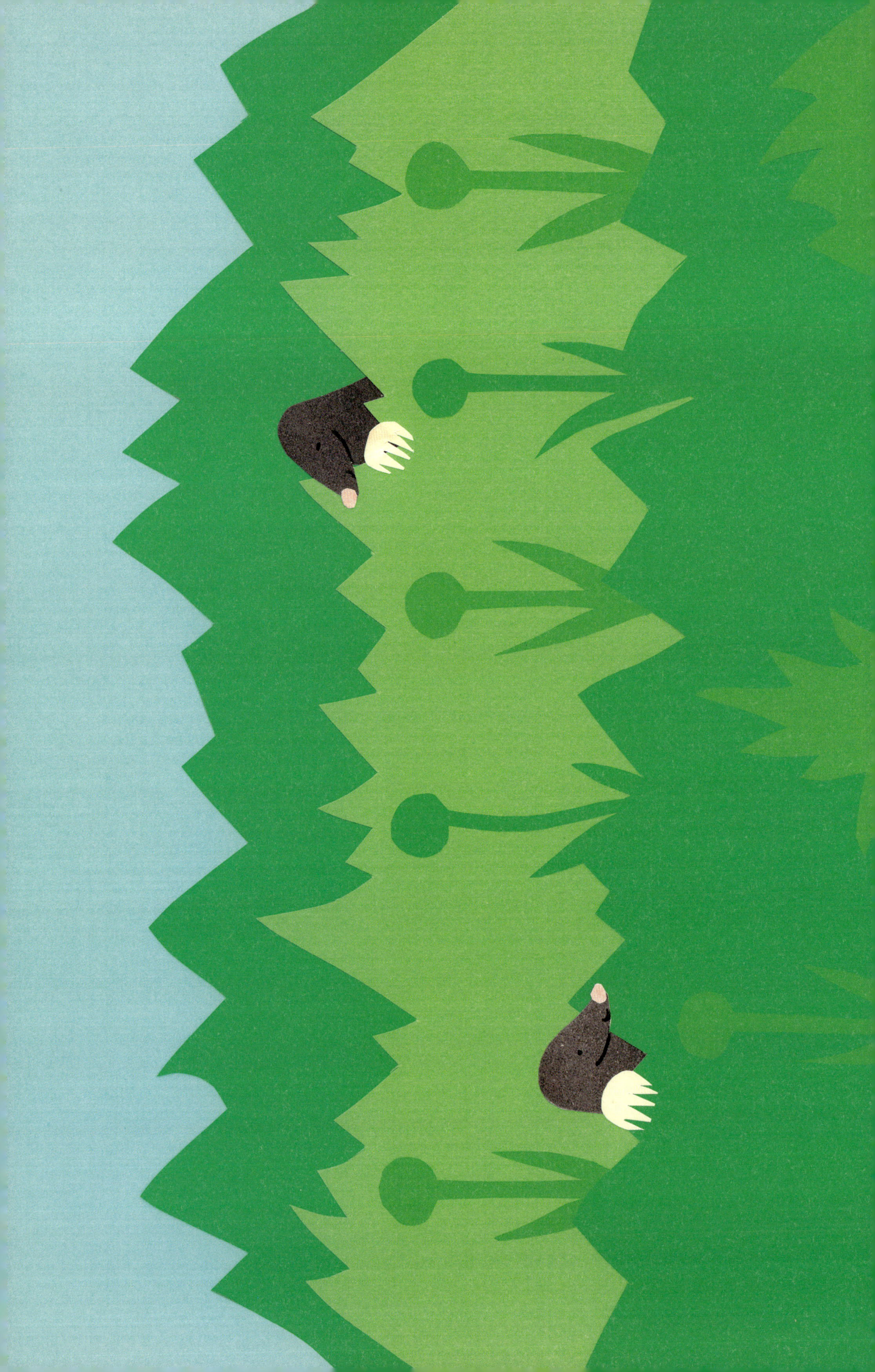

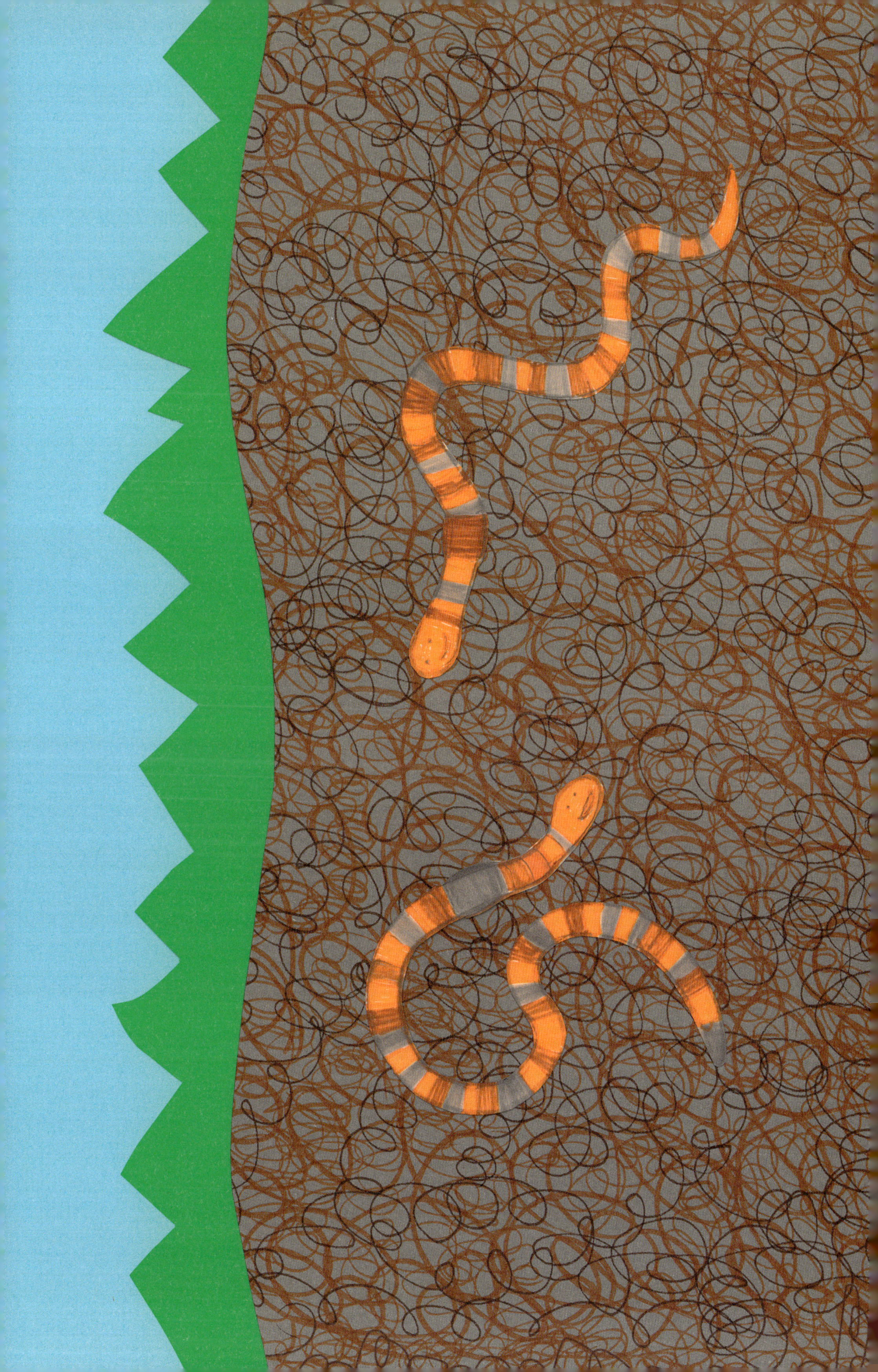

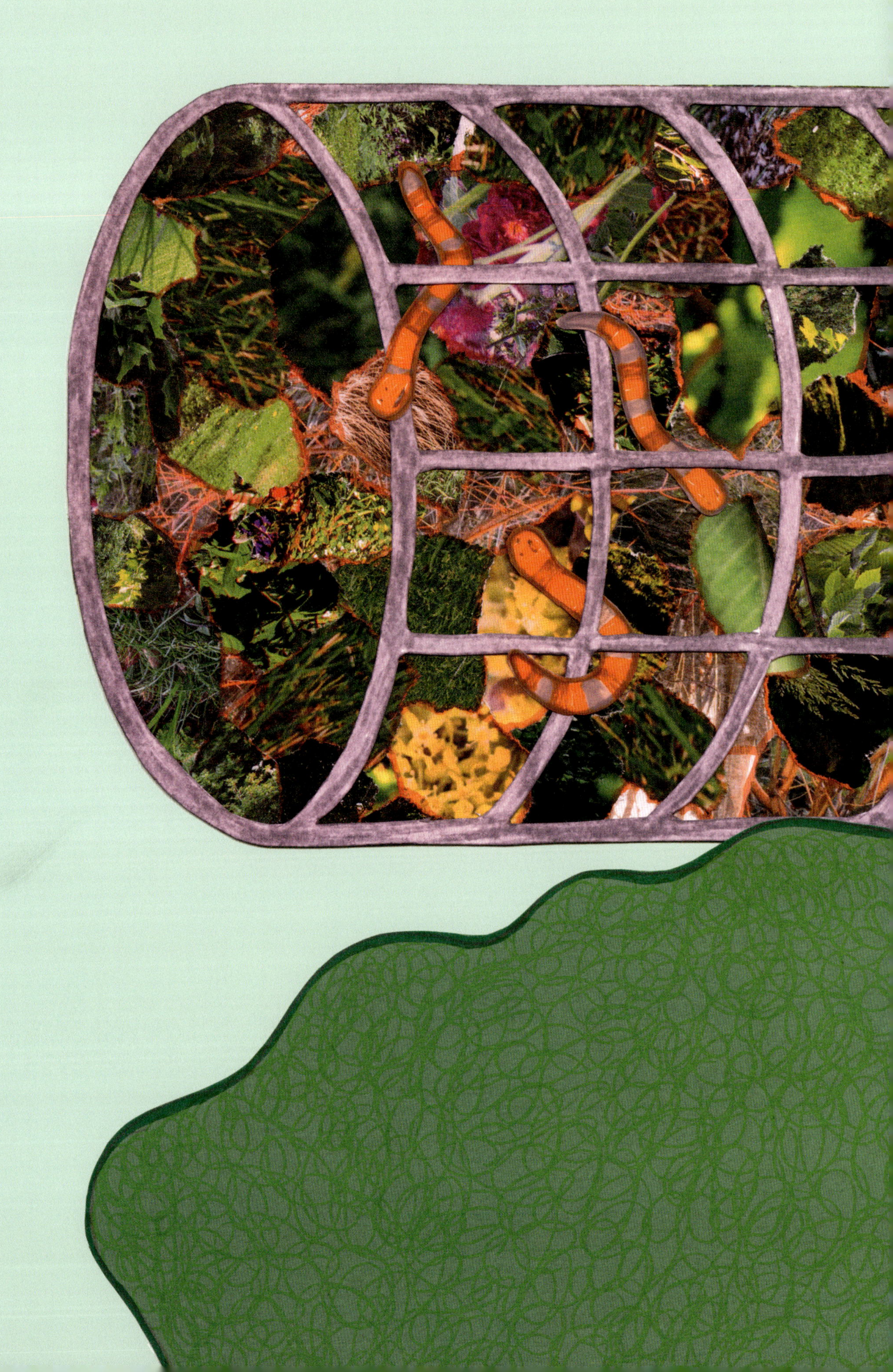

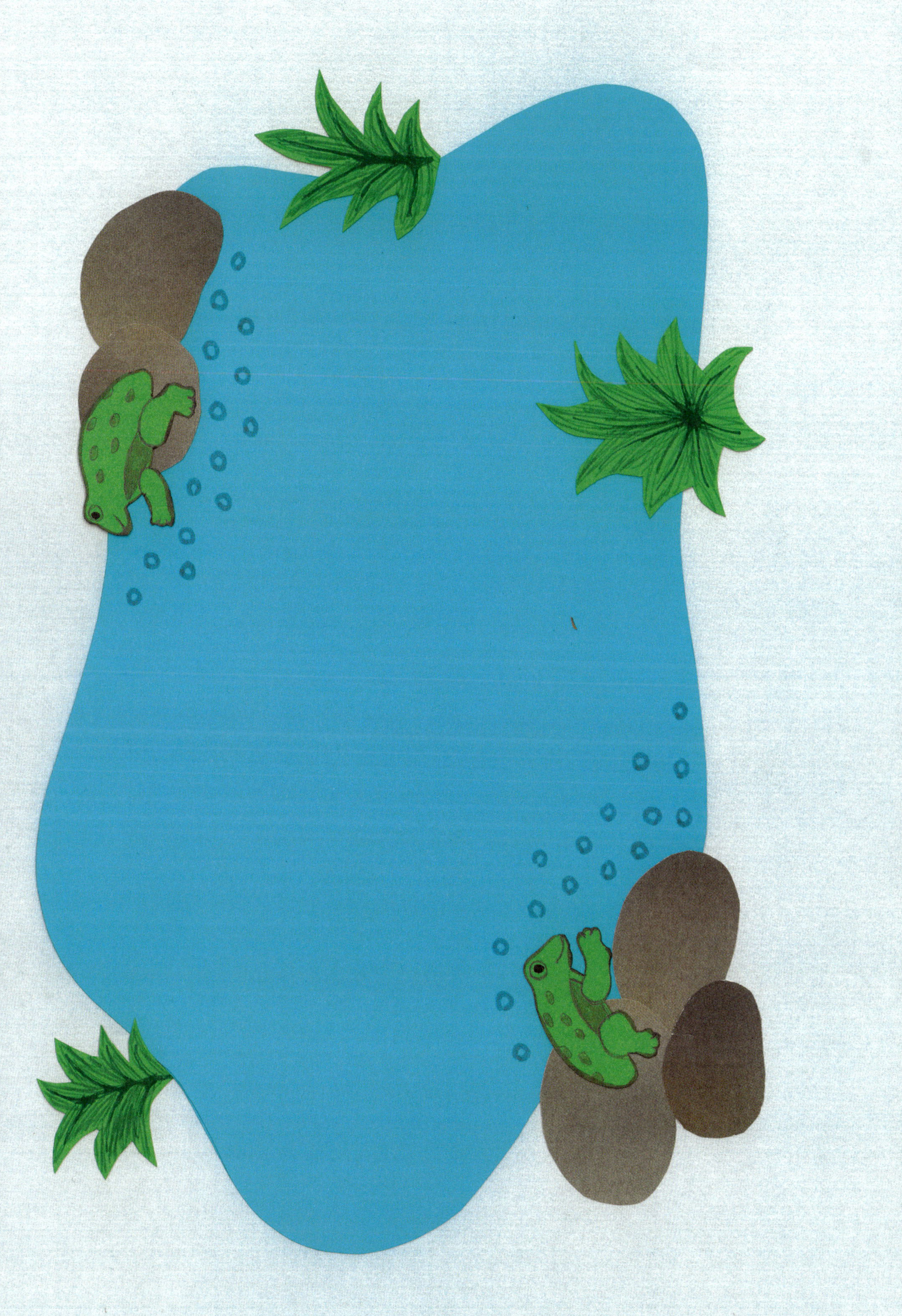

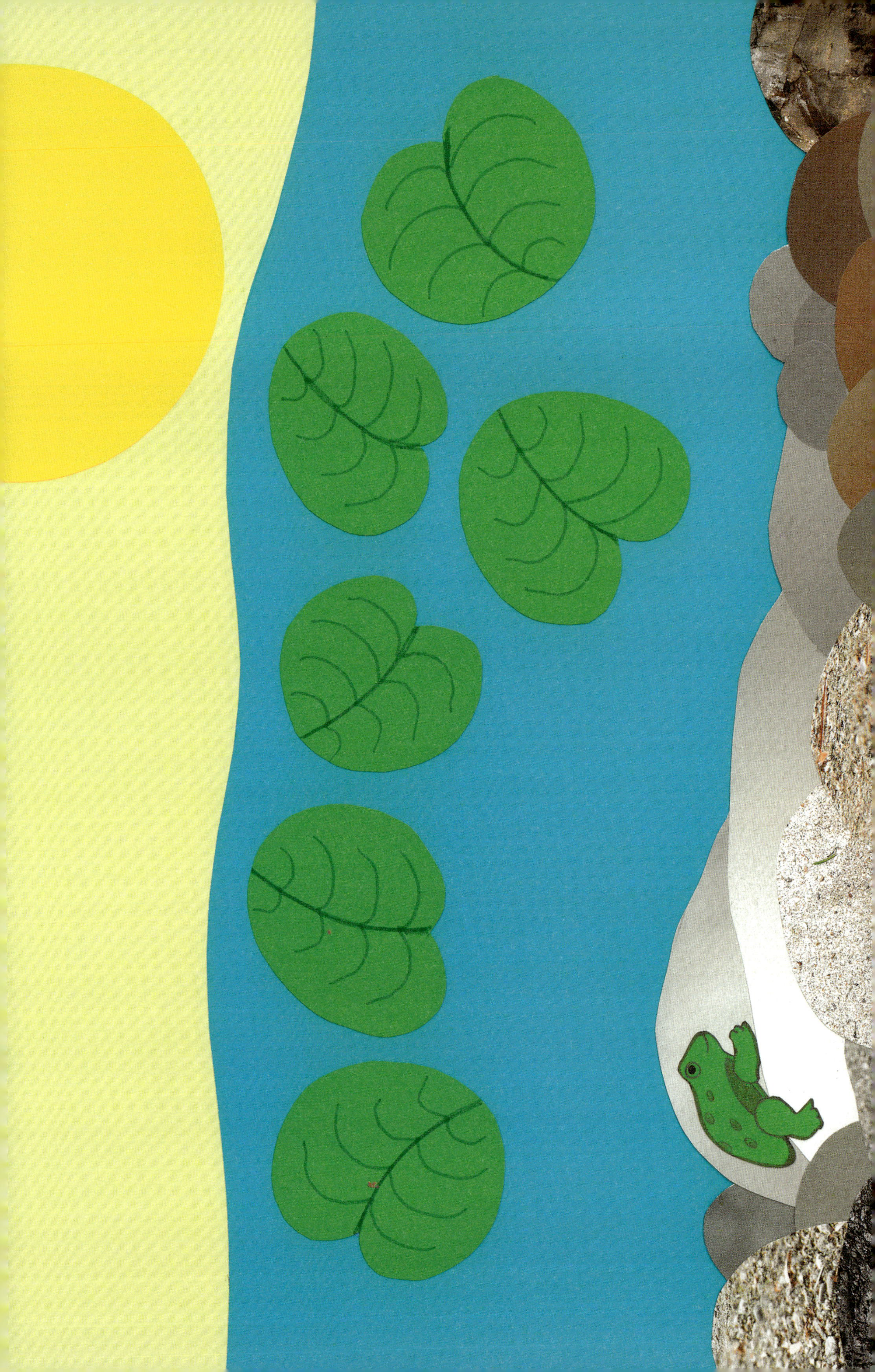

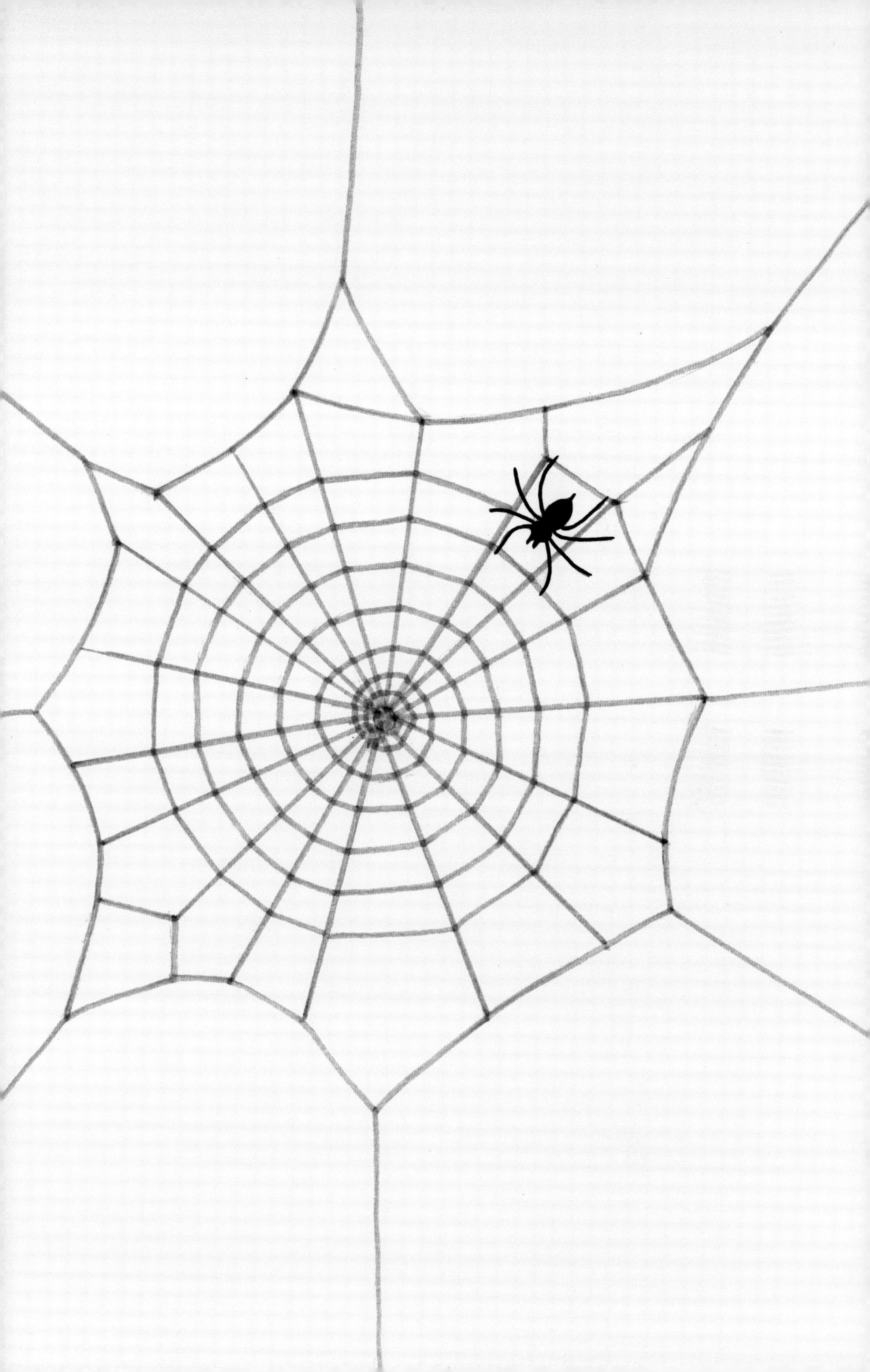

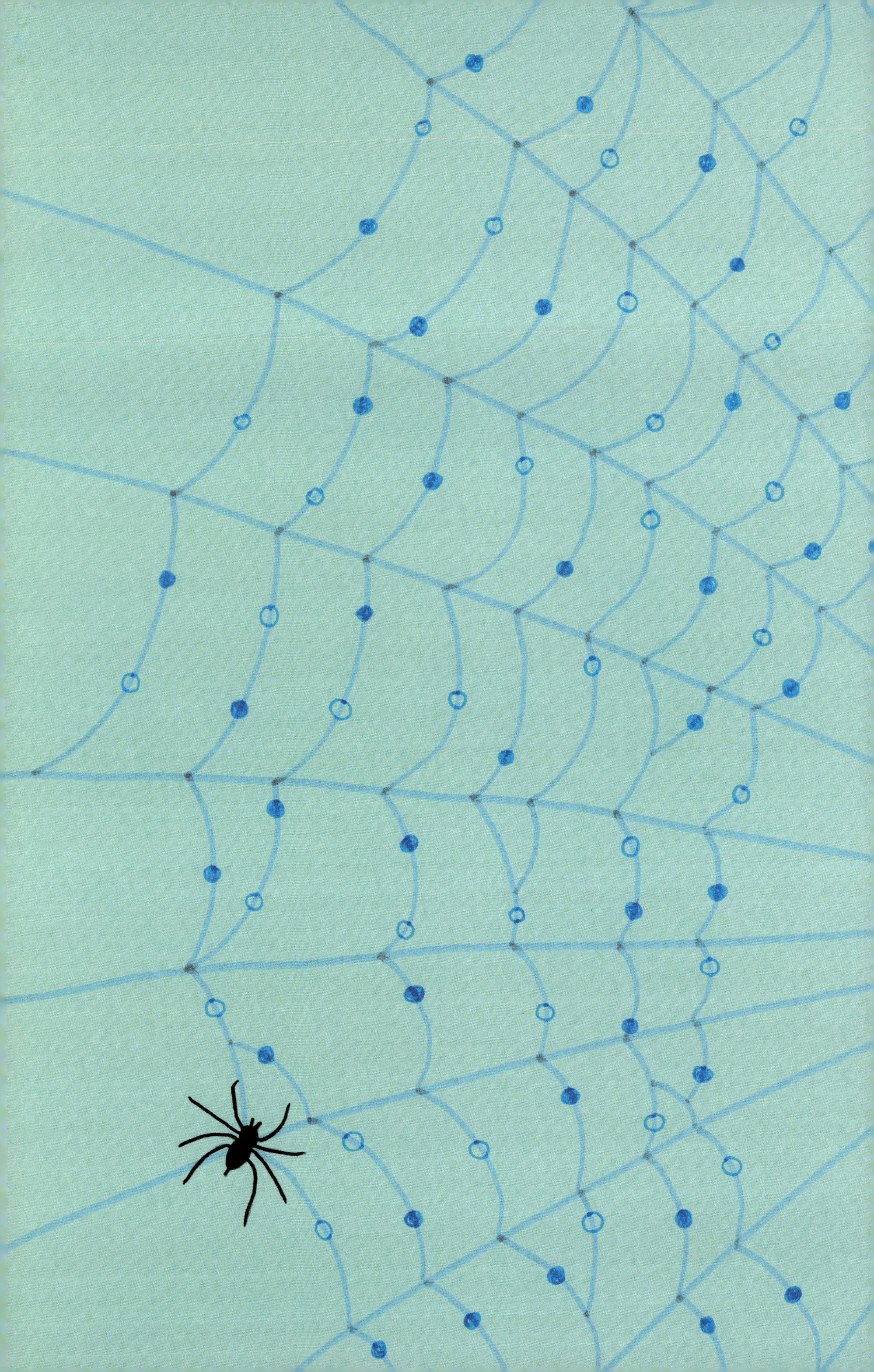

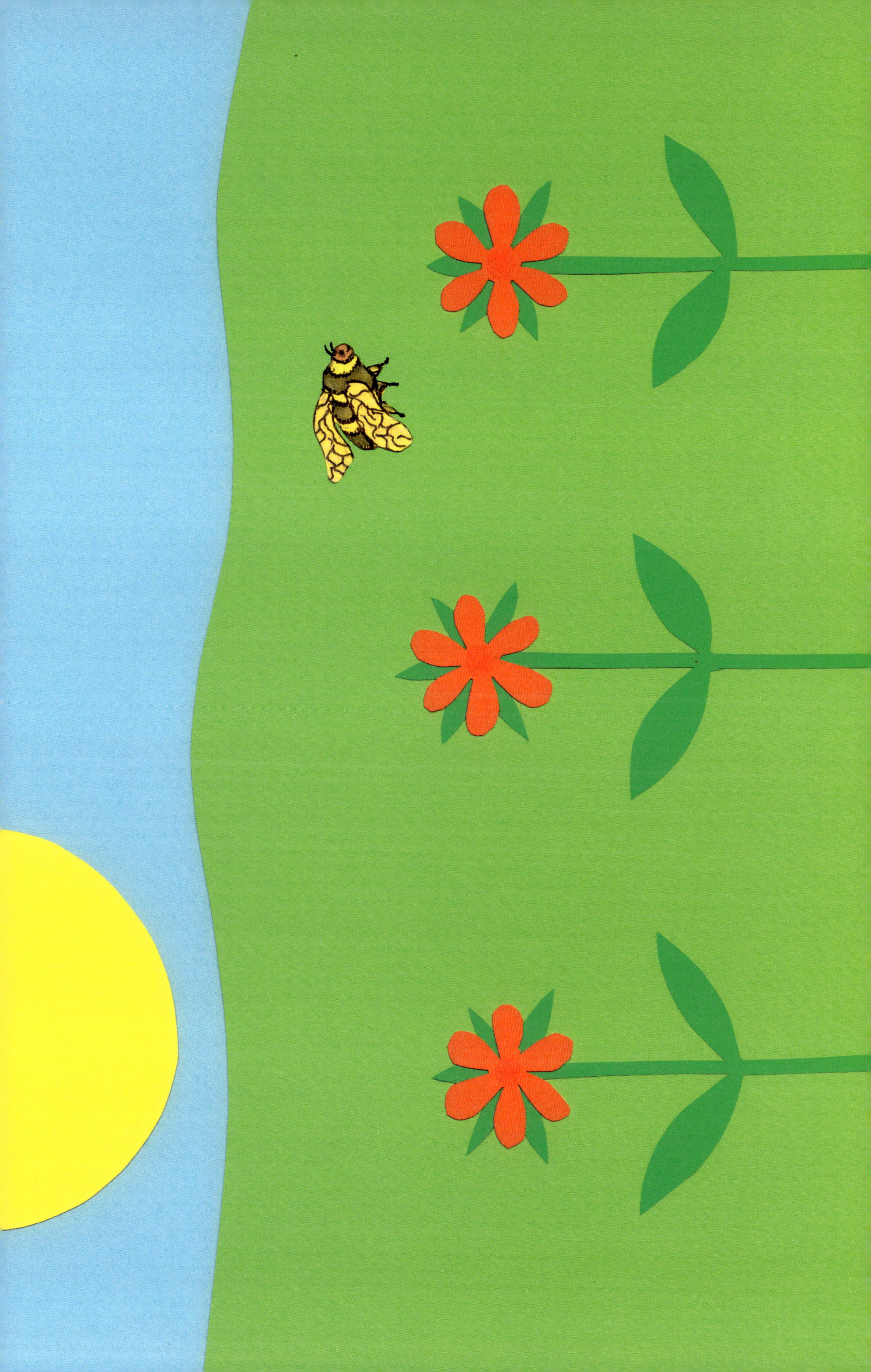

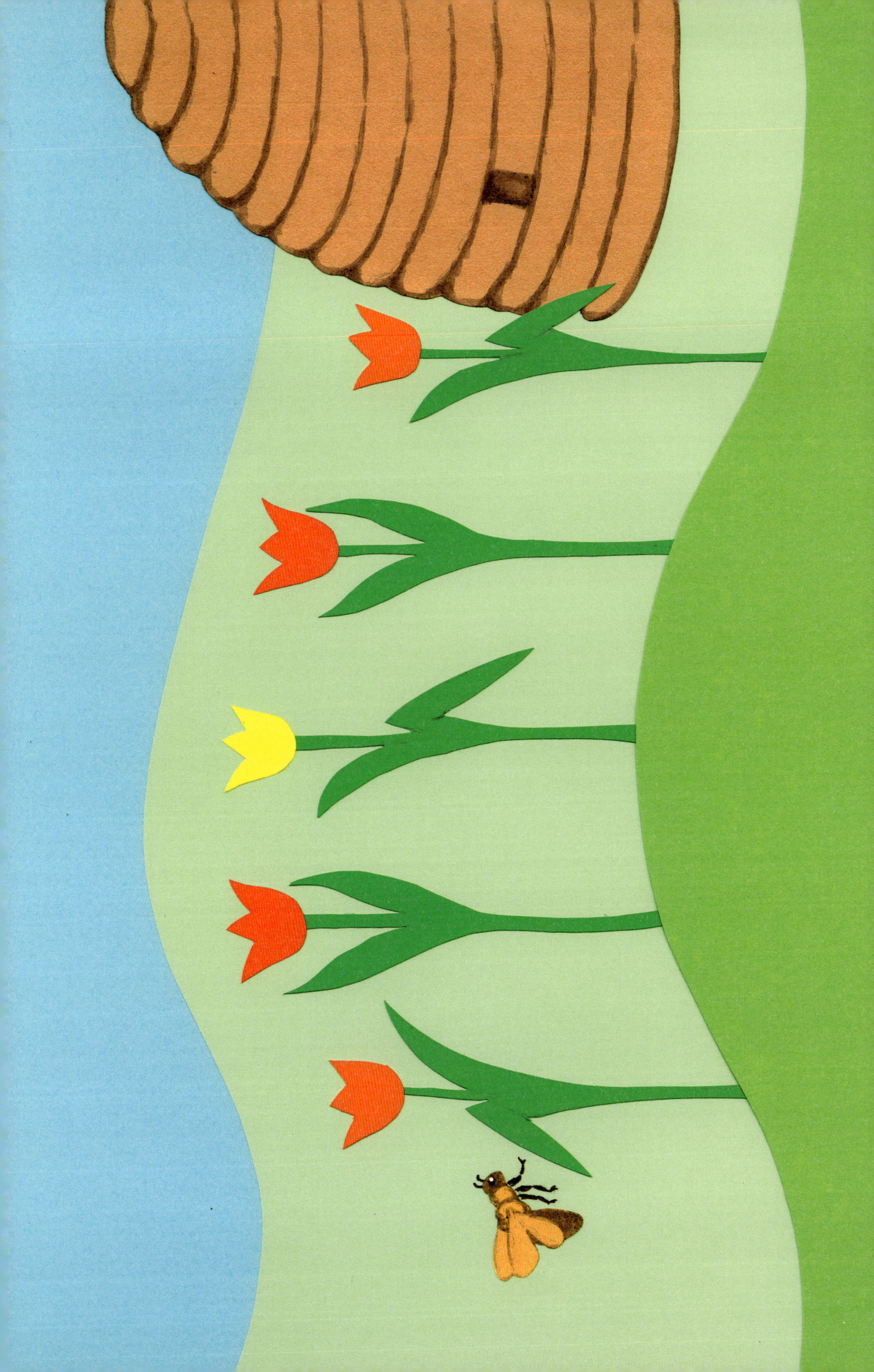

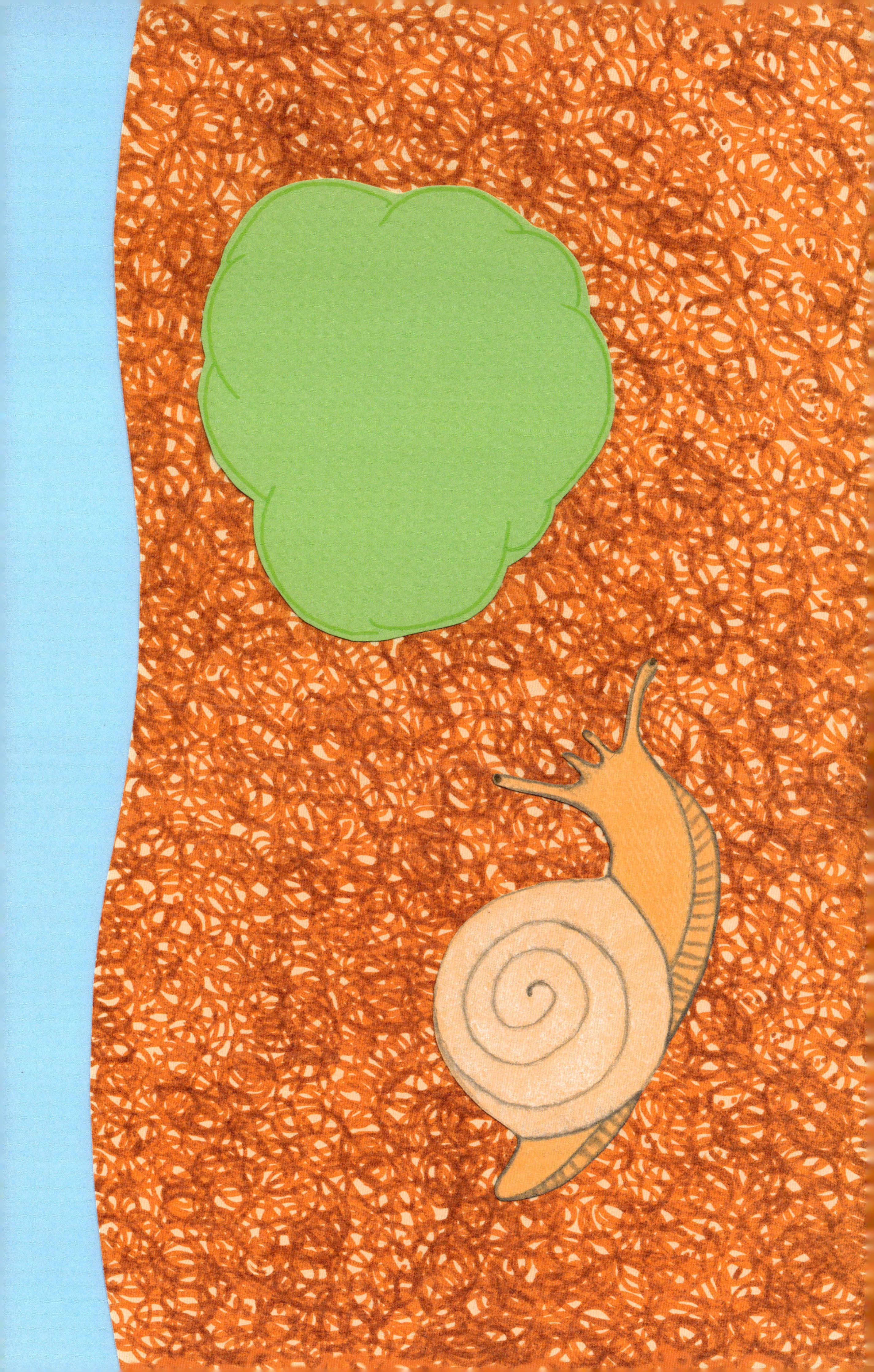

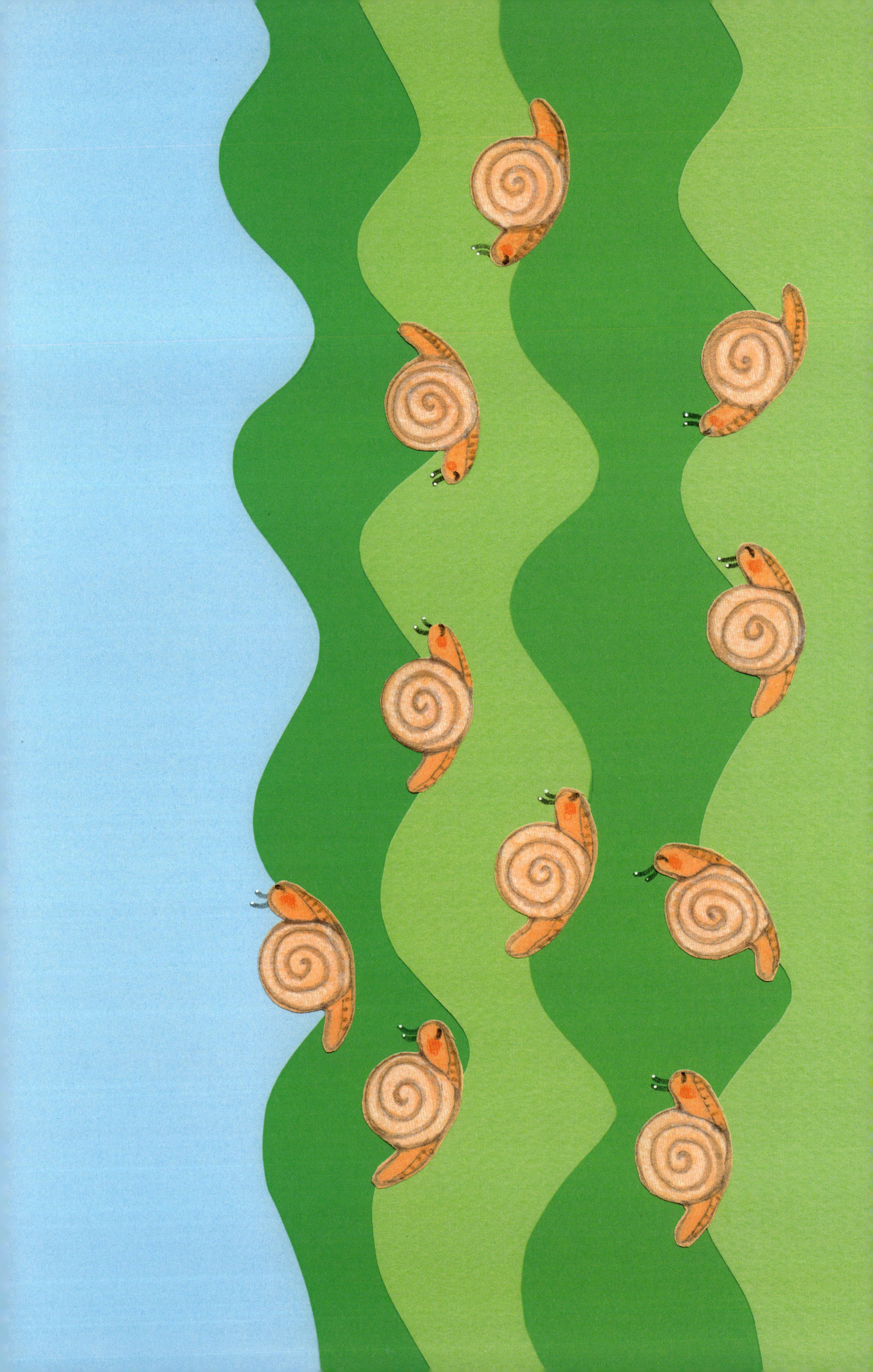

3.9 Spielpläne Sommer (B) Einführung / Abbildung und Anleitung

Dieser Spieleteil enthält 14 Spielpläne mit Übungsideen rund um den Sommer (B 1–14). Diese werden mit den Übungsblättern zu den 7 Grundmustern kombiniert, jeweils in einer größeren und einer kleineren Ausführung (Ü 1–14).
In der folgenden Aufstellung ist der Titel jedes Spielplans und des passenden Übungsblatts aufgeführt.

B 1 Rollertour durch die Stadt / Ü 1 Große Zinnen: Weiter geht's zum See
B 2 Steine über den See hüpfen lassen / Ü 2 Kleine Zinnen: Alle gehen nach Hause
B 3 Wanderung in den Bergen / Ü 3 Großer Zickzack: Heimweg ins Tal
B 4 Zuhause gibt's eine Riesenpizza / Ü 4 Kleiner Zickzack: Viele Berge gab's zu sehen
B 5 Fischen am See / Ü 5 Große Wellen: Wellen auf dem See
B 6 Bootsfahrt um die Inseln / Ü 6 Kleine Wellen: Viele Wellen auf dem See
B 7 Geburtstagsgeschenke / Ü 7 Große Arkaden: Gäste gehen zum Kindergeburtstag
B 8 Eierlauf / Ü 8 Kleine Arkaden: Alle Gäste gehen nach Hause
B 9 Balancieren / Ü 9 Große Girlanden: Weiter geht's auf dem Spielplatz
B 10 Drehkarussell / Ü 10 Kleine Girlanden: Beschwingter Heimweg
B 11 Karussellfahrt / Ü 11 Große Schlaufen: Bummel über den Rummelplatz
B 12 Losverkauf / 12 Kleine Schlaufen: Beschwingter Heimweg
B 13 Tanz auf dem Sommerfest / Ü 13 Große umgedrehte Schlaufen: Alles dreht sich
B 14 Feines vom Grill / Ü 14 Kleine umgedrehte Schlaufen: Beschwingter Heimweg der Gäste

Auf den folgenden Seiten sind die Spielpläne mit den erforderlichen Materialien abgebildet. Der Titel jedes Spielplans, die Auflistung der Materialien, eine kurze Spielanleitung sowie eine passende Erklärung zu den Übungsblättern ermöglichen die einfache Durchführung.

Hinweis zu den Übungsblättern (Ü):
Die gestrichelten Muster nachspuren und die angefangenen Muster weiterzeichnen.

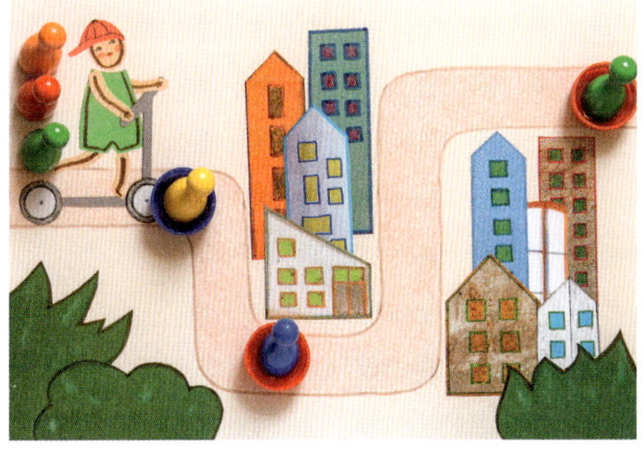

B 1 Rollertour durch die Stadt S. 45

Material: Flaschenschraubdeckel / Spielfiguren

Je eine Spielfigur in Schraubdeckel auf Rollerrad stellen, durch fortlaufende Drehbewegungen bis ans Ende der Straße transportieren.

Ü 1 Große Zinnen
Weiter geht's zum See

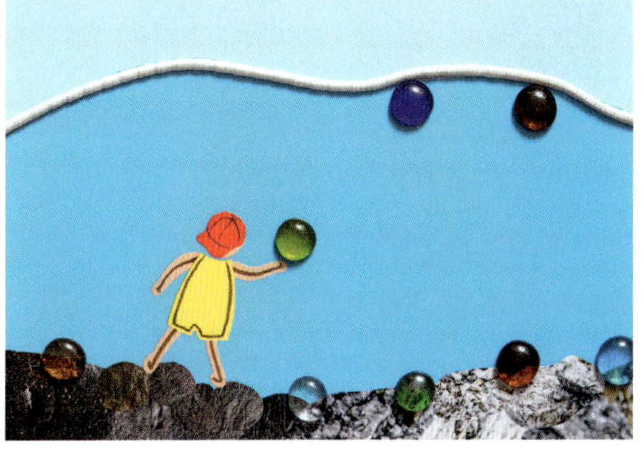

B 2 Steine über den See hüpfen lassen S. 46

Material: Bleischnur / Glasnuggets

Bleischnur als Befestigung ans hintere Ufer legen, Glasnuggets mit verschiedenen Fingern vom Steinufer aus dorthin schnipsen.

Ü 2 Kleine Zinnen
Alle gehen nach Hause

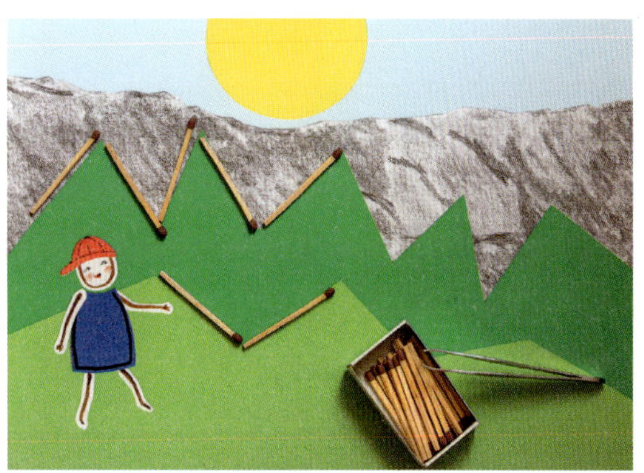

B 3 Wanderung in den Bergen S. 47

Material: Streichhölzer / Pinzette

Mit Fingern oder Pinzette Streichhölzer erfassen und auf die Zacken der Berge legen.

Ü 3 Großer Zickzack
Heimweg ins Tal

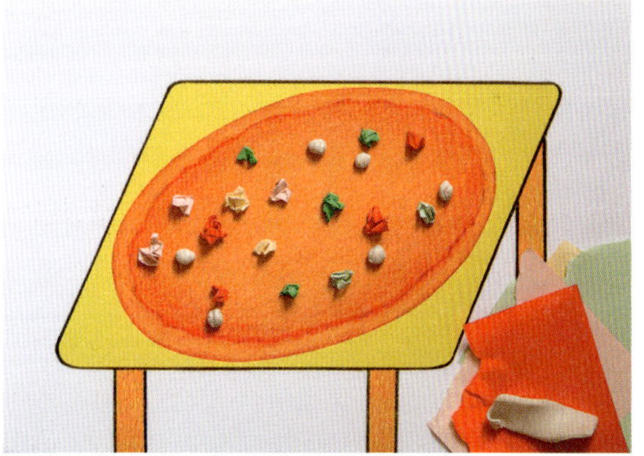

B 4 Zuhause gibt's eine Riesenpizza S. 48

Material: Bunte Notizzettel / Patafix

Aus Notizzetteln Fetzen reißen und zusammenknüllen, Patafixkügelchen drehen. Als unterschiedlichen Belag und Käse auf die Pizza legen.

Ü 4 Kleiner Zickzack
Viele Berge gab's zu sehen

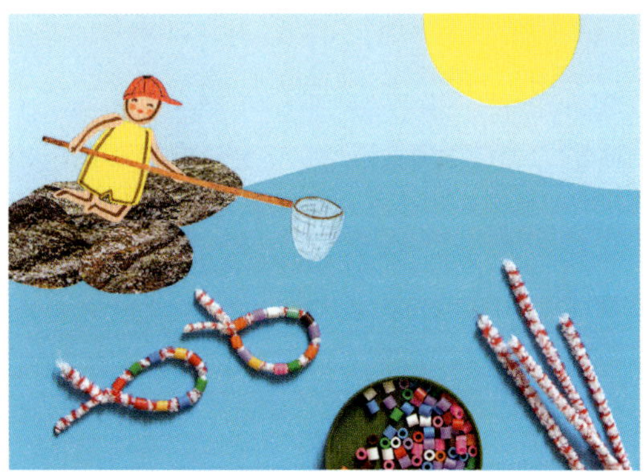

B 5 Fischen am See S. 49

Material: Pfeifenputzer / Bügelperlen in Gefäß

Bügelperlen auf Pfeifenputzer fädeln, zu Fischen biegen und Enden verdrehen.

Ü 5 Große Wellen
Wellen auf dem See

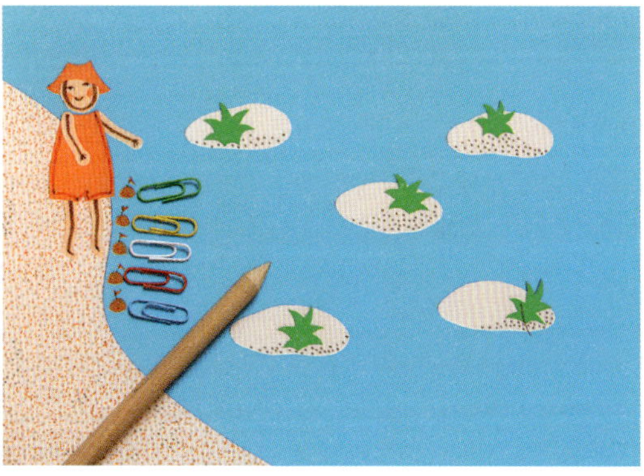

B 6 Bootsfahrt um die Inseln S. 50

Material: Büroklammern / Schiebestab

Büroklammern zu den Bojen legen, diese mit dem Schiebestab wellenförmig um die Inseln und zum Bootsverleih zurückschieben.

Ü 6 Kleine Wellen
Viele Wellen auf dem See

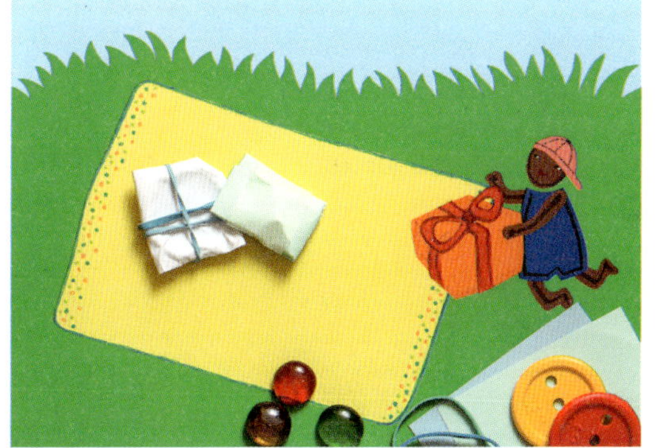

B 7 Geburtstagsgeschenke S. 51

Material: Spielknöpfe / Glasnuggets / Notizzettel / Gummiringe / Kreppklebeband

Spielknöpfe und Glasnuggets einpacken, Päckchen mit Gummiringen oder Kreppklebeband fixieren.

Ü 7 Große Arkaden
Gäste gehen zum Kindergeburtstag

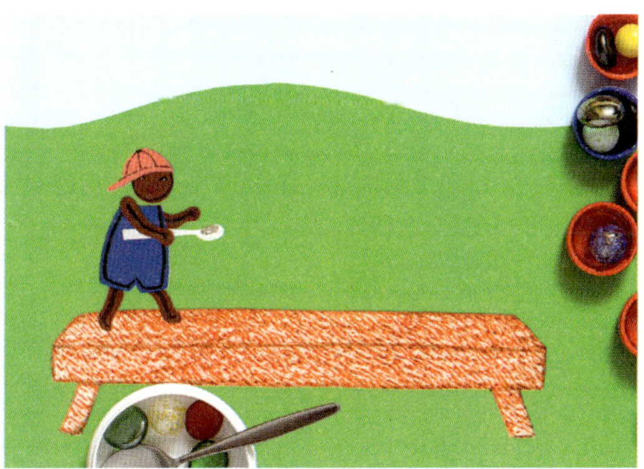

B 8 Eierlauf S. 52

Material: Kleiner Löffel / Gefäß / Flaschenschraubdeckel / Murmeln / Glasnuggets

Murmeln und Glasnuggets mit dem Löffel in die Schraubdeckel füllen, diese über die Bank schieben.

Ü 8 Kleine Arkaden
Alle Gäste gehen nach Hause

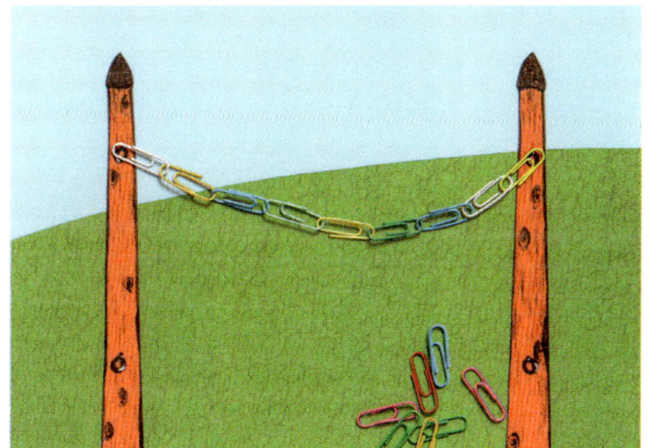

B 9 Balancieren S. 53

Material: Büroklammern

Büroklammern zu Kette aneinanderhängen und die Enden an die Befestigungsringe legen.

Ü 9 Große Girlanden
Weiter geht' auf dem Spielplatz

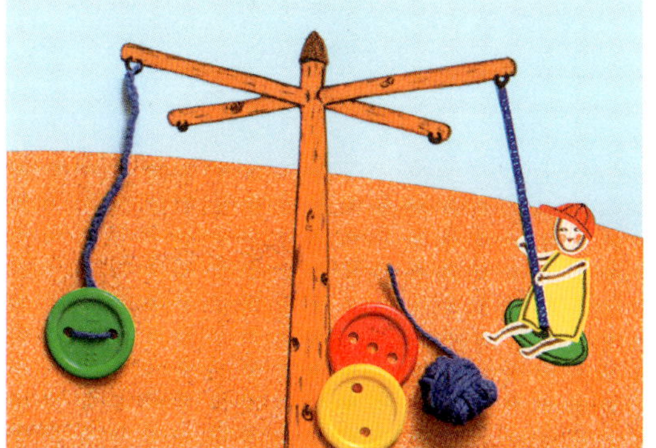

B 10 Drehkarussell S. 54

Material: Garn / Spielknöpfe

Aus dem Garn mit den Fingern Schnüre häkeln, eines der Enden an den Spielknopf knoten.

Ü 10 Kleine Girlanden
Beschwingter Heimweg

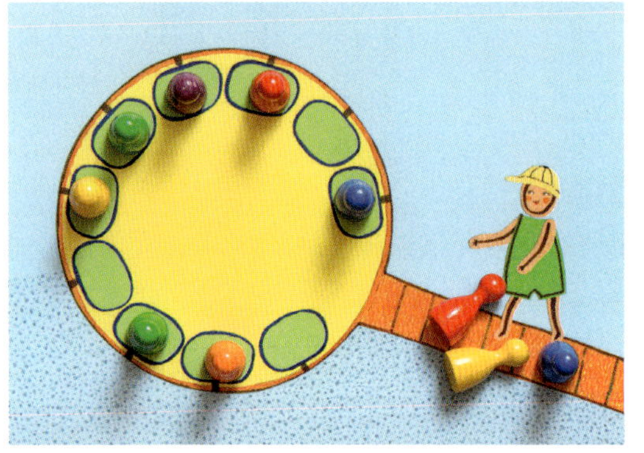

B 11 Karussellfahrt S. 55

Material: 10 Spielfiguren

Mehrere Spielfiguren in die Hand nehmen, ohne Hilfe der anderen Hand auf die Sitze stellen. Wiederholt einige Figuren einsammeln und auf andere Plätze stellen.

Ü 11 Große Schlaufen
Bummel über den Rummelplatz

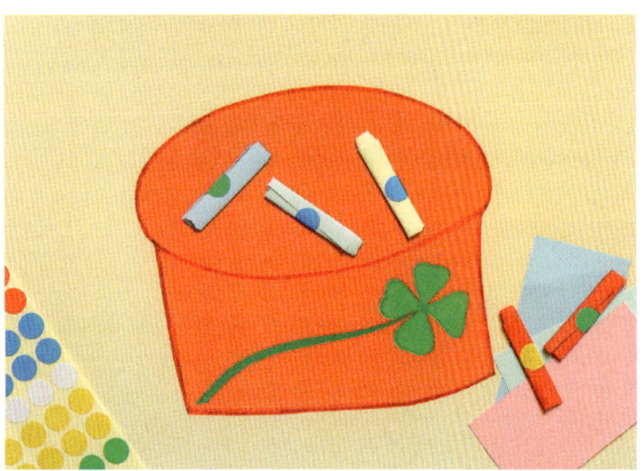

B 12 Losverkauf S. 56

Material: Notizzettel / Klebepunkte

Notizzettel halbieren, der Länge nach einknicken und mit Klebepunkt zukleben.

Ü 12 Kleine Schlaufen
Beschwingter Heimweg

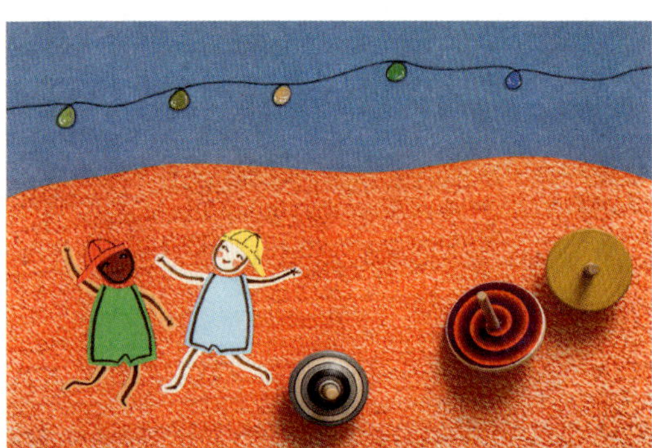

B 13 Tanz auf dem Sommerfest S. 57

Material: Drei verschiedene Kreisel

Die Kreisel wiederholt in Bewegung bringen und möglichst gleichzeitig tanzen lassen.

Ü 13 Große umgedrehte Schlaufen
Alles dreht sich

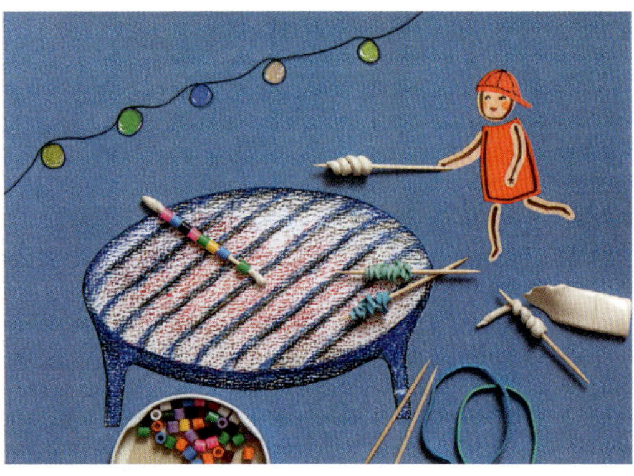

B 14 Feines vom Grill S. 58

Material: Zahnstocher / Bügelperlen in Gefäß / Patafix / Gummiringe

Bügelperlen auf Zahnstocher fädeln, Enden mit Patafixkügelchen fixieren. Gummiringe um Zahnstocher schlingen, Patafixrollen um Zahnstocher wickeln.

Ü 14 Kleine umgedrehte Schlaufen
Beschwingter Heimweg der Gäste

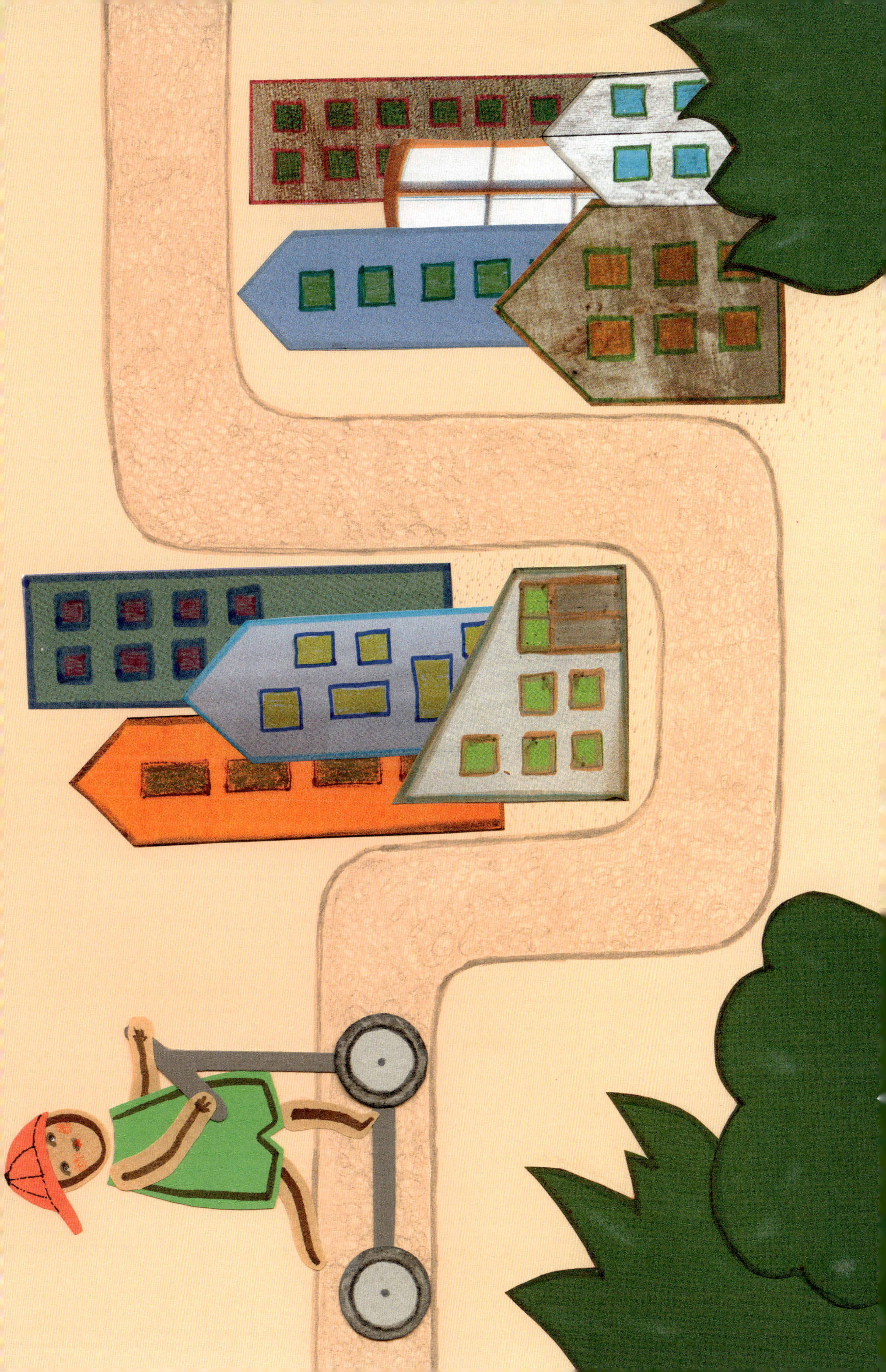

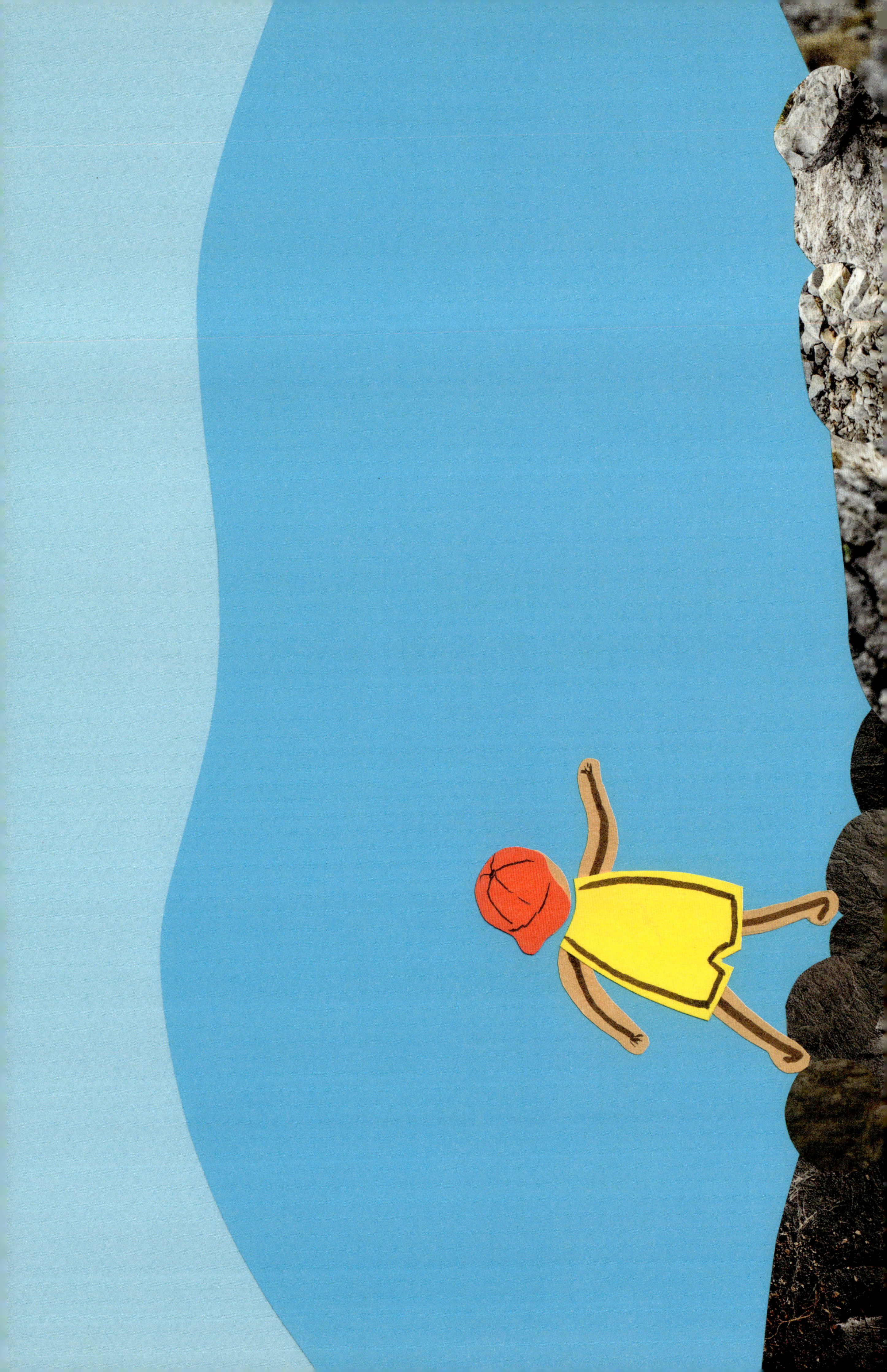

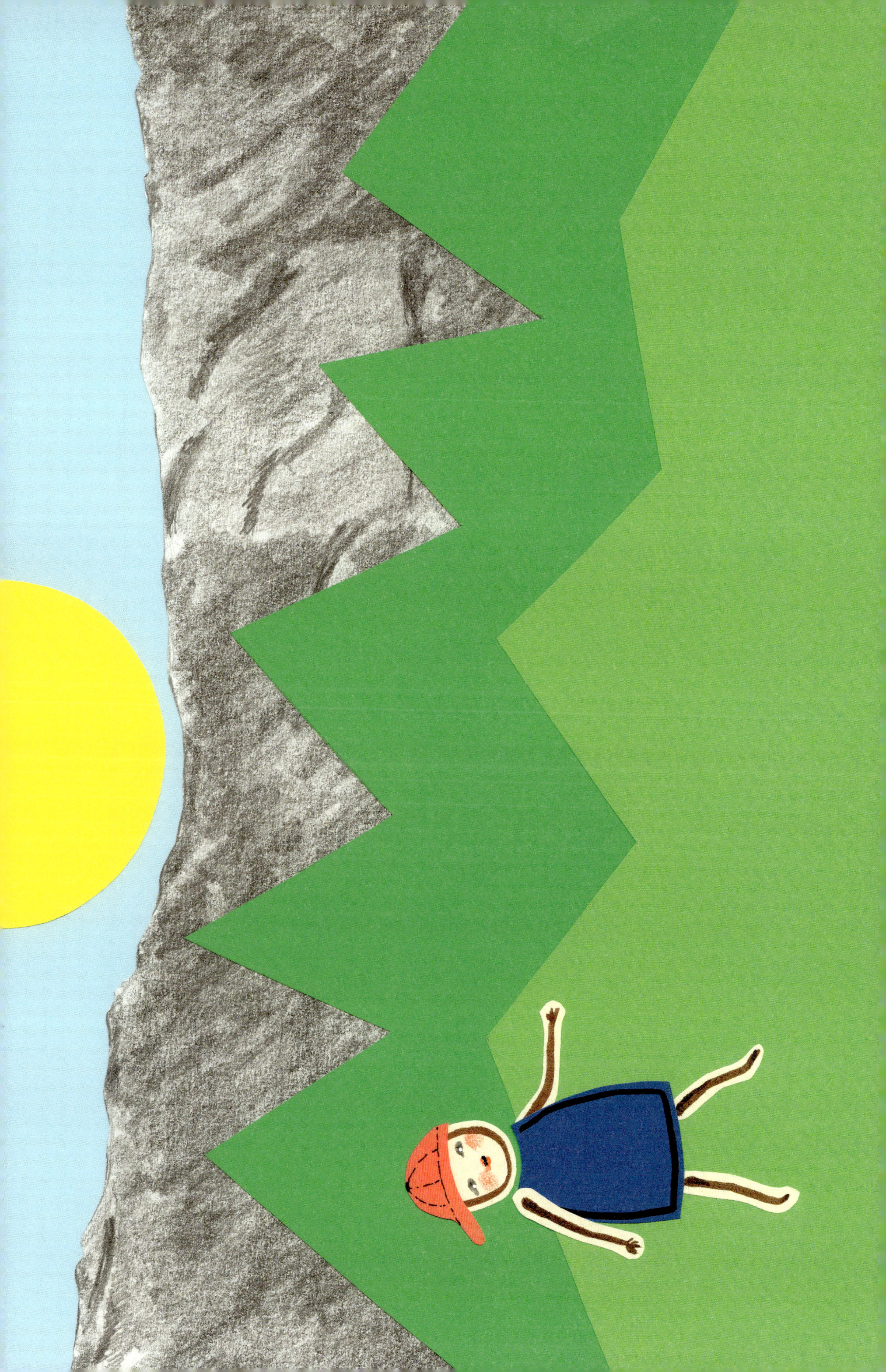

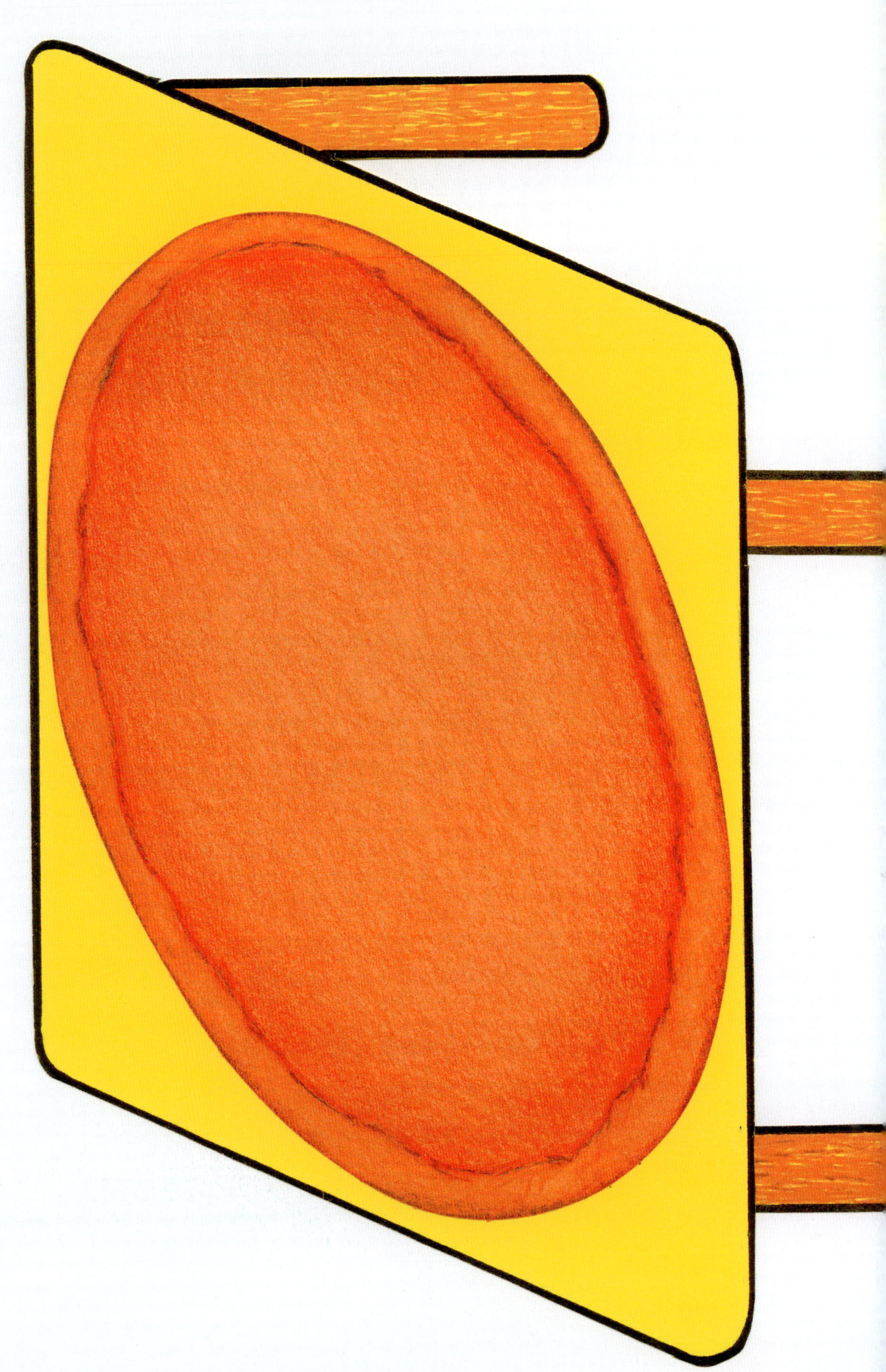

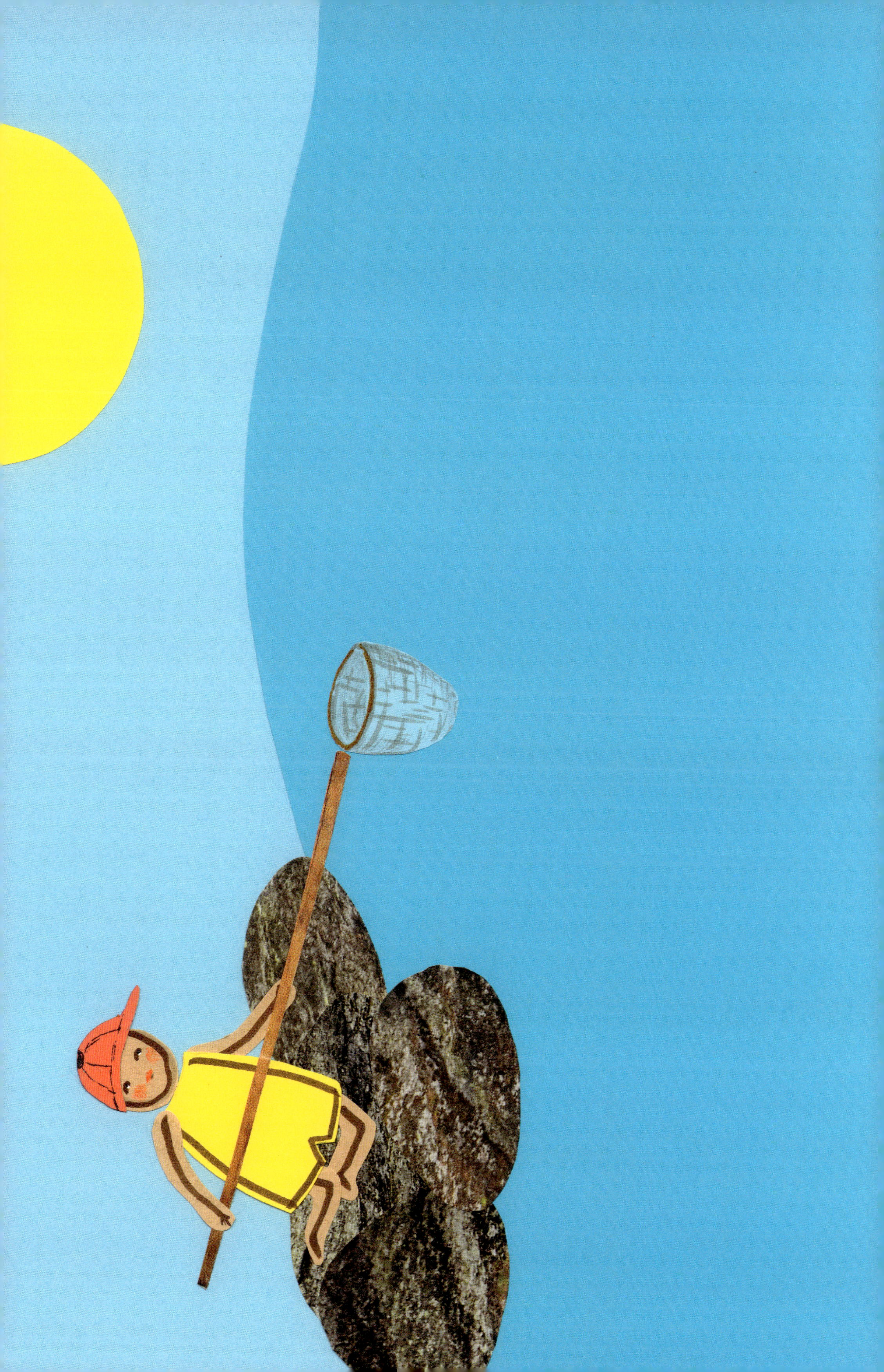

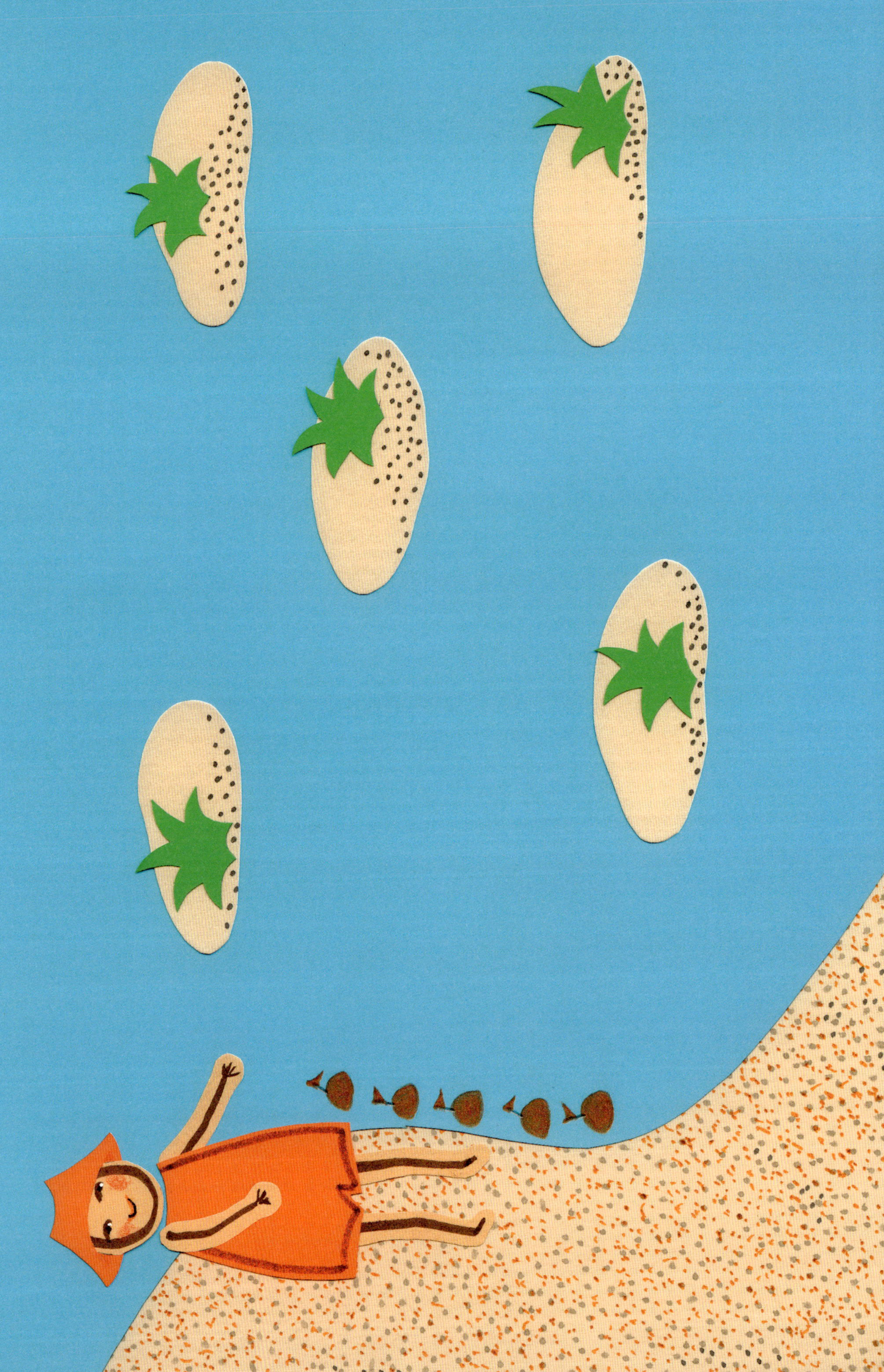

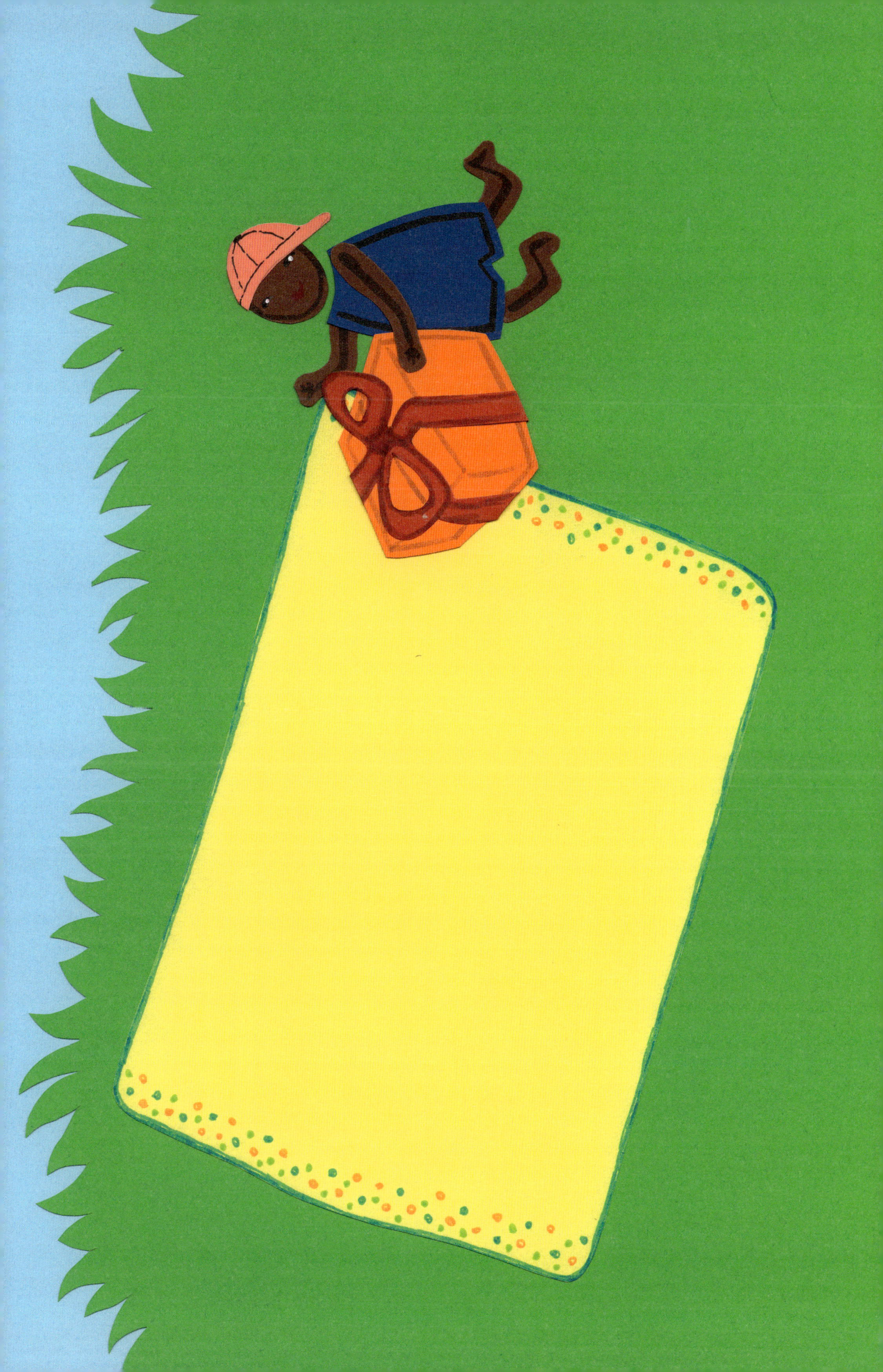

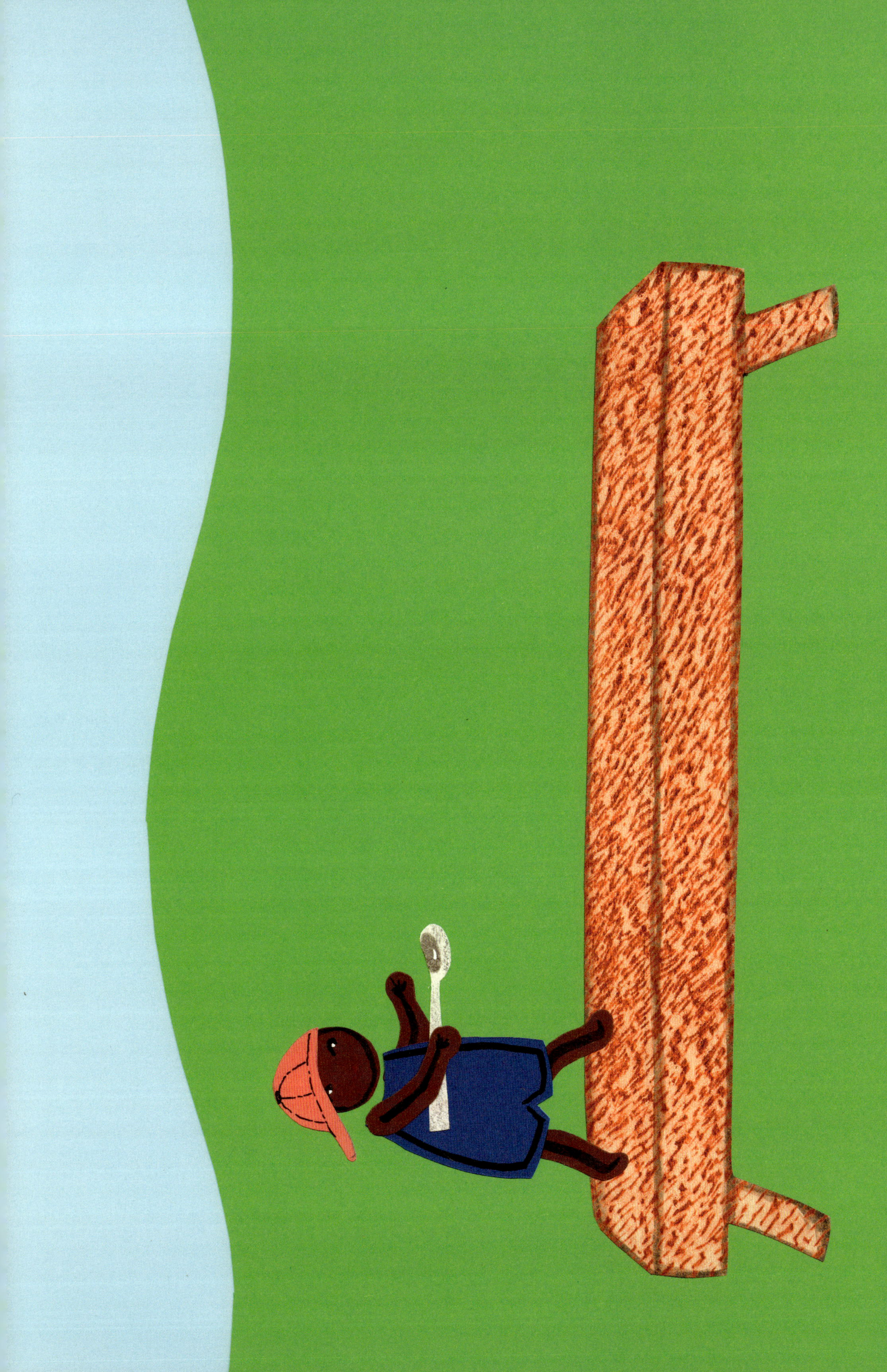

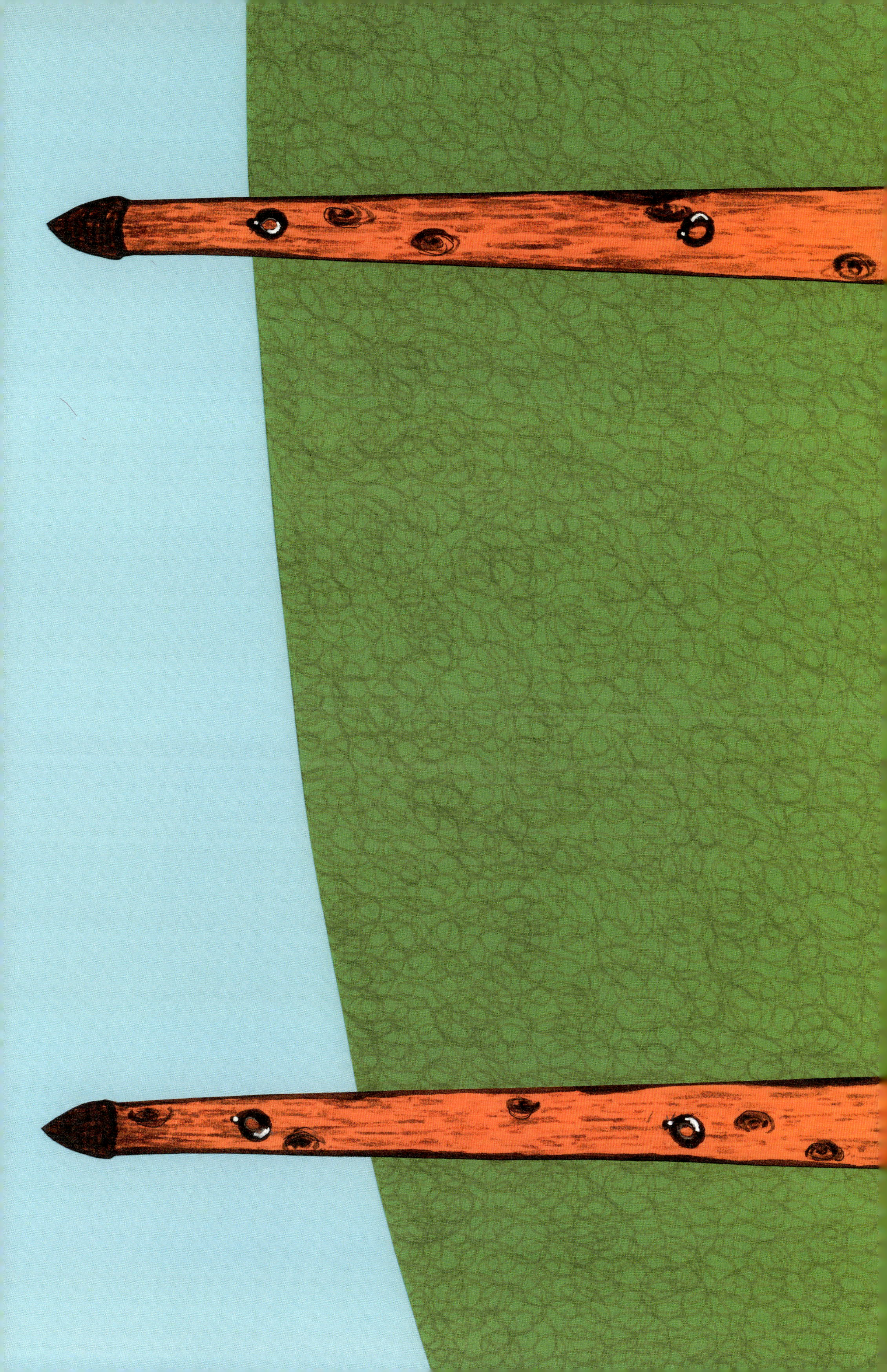

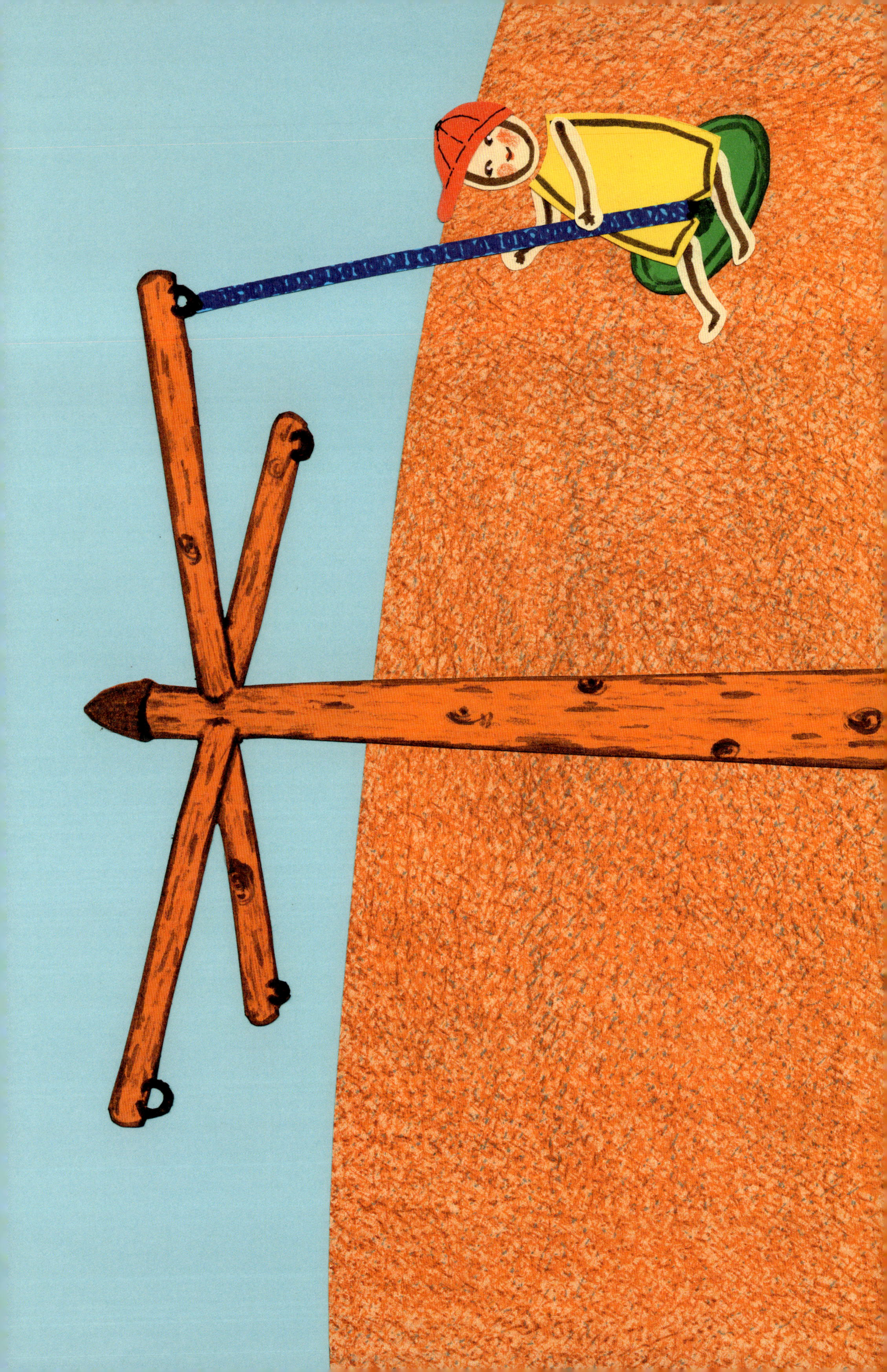

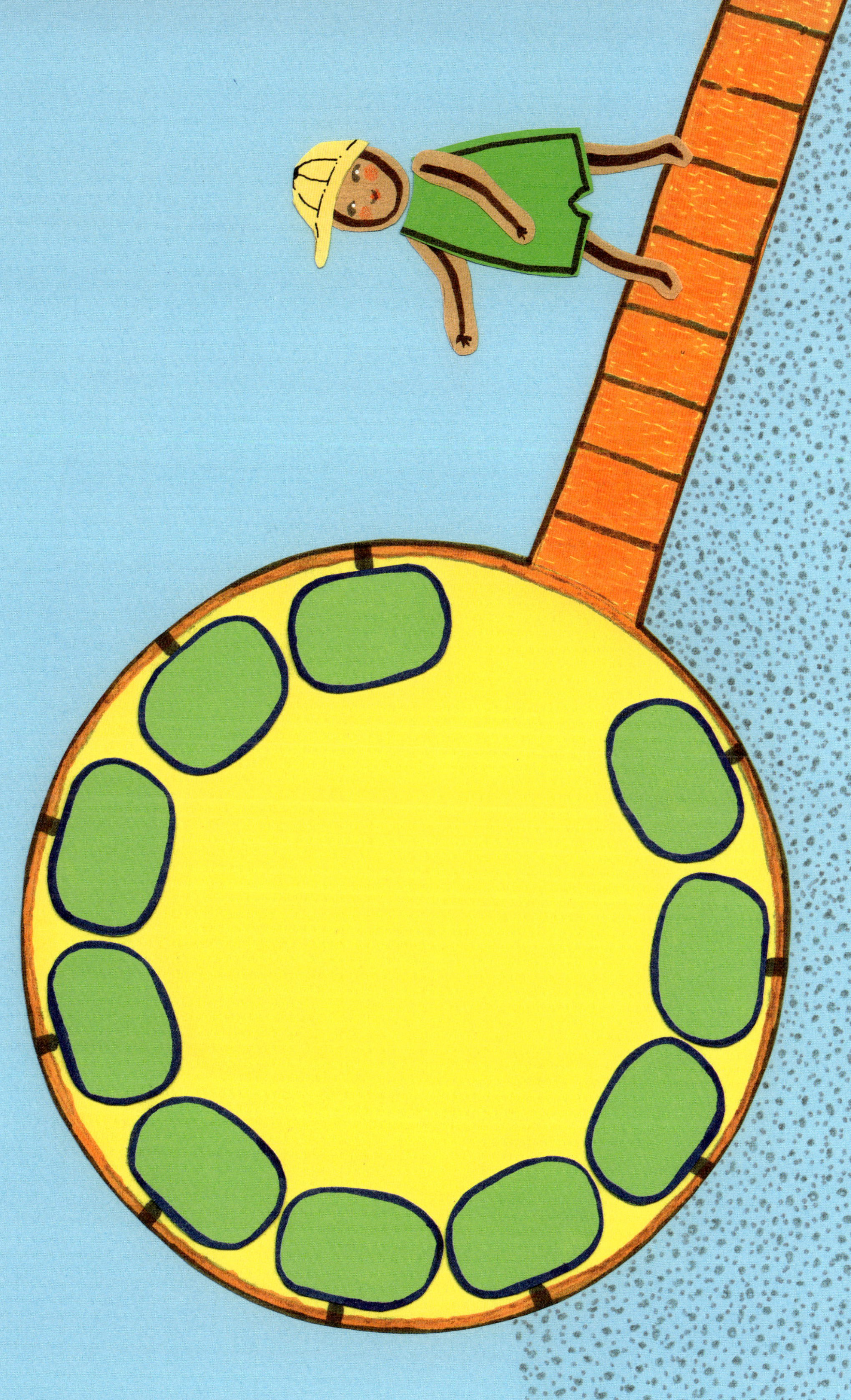

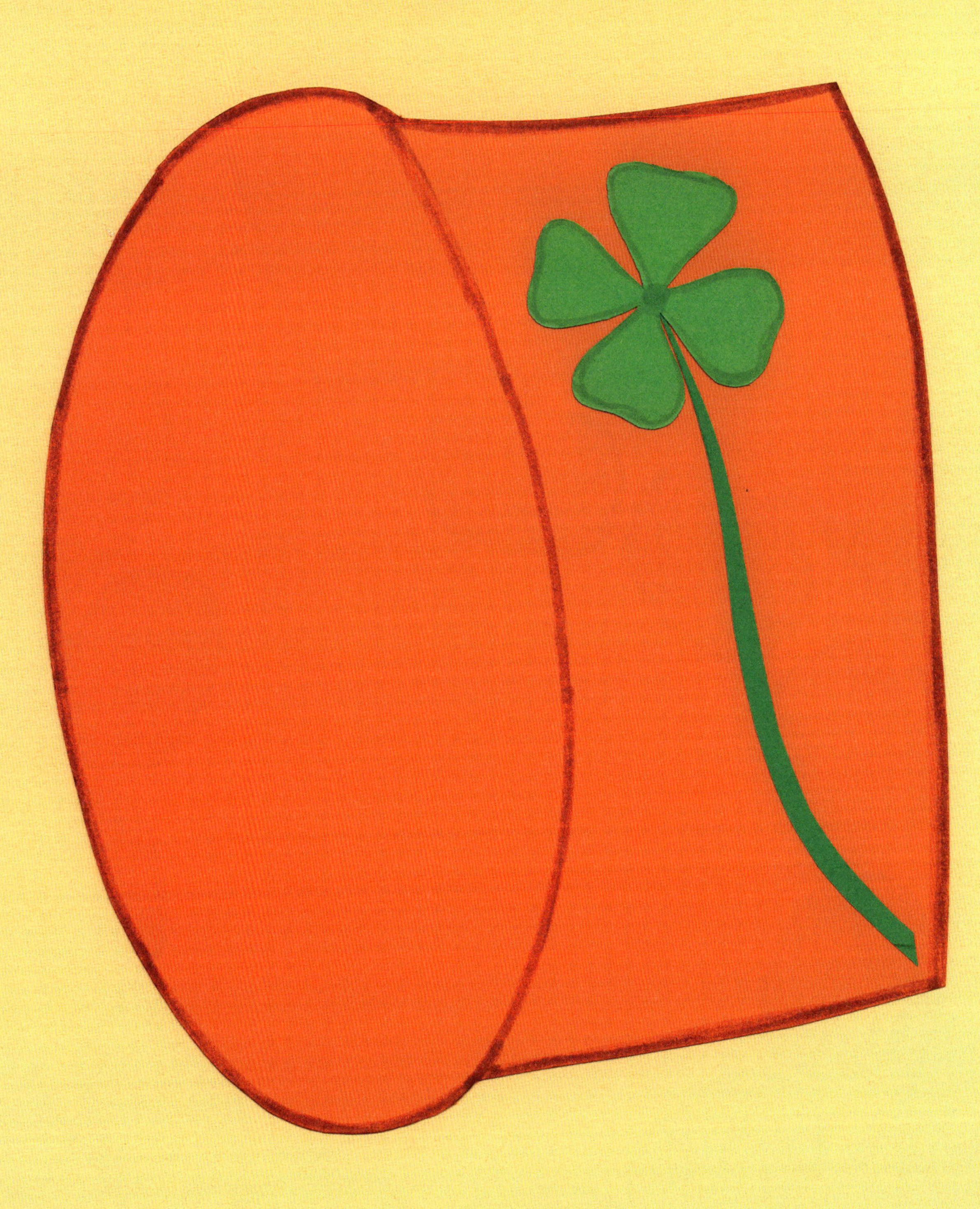

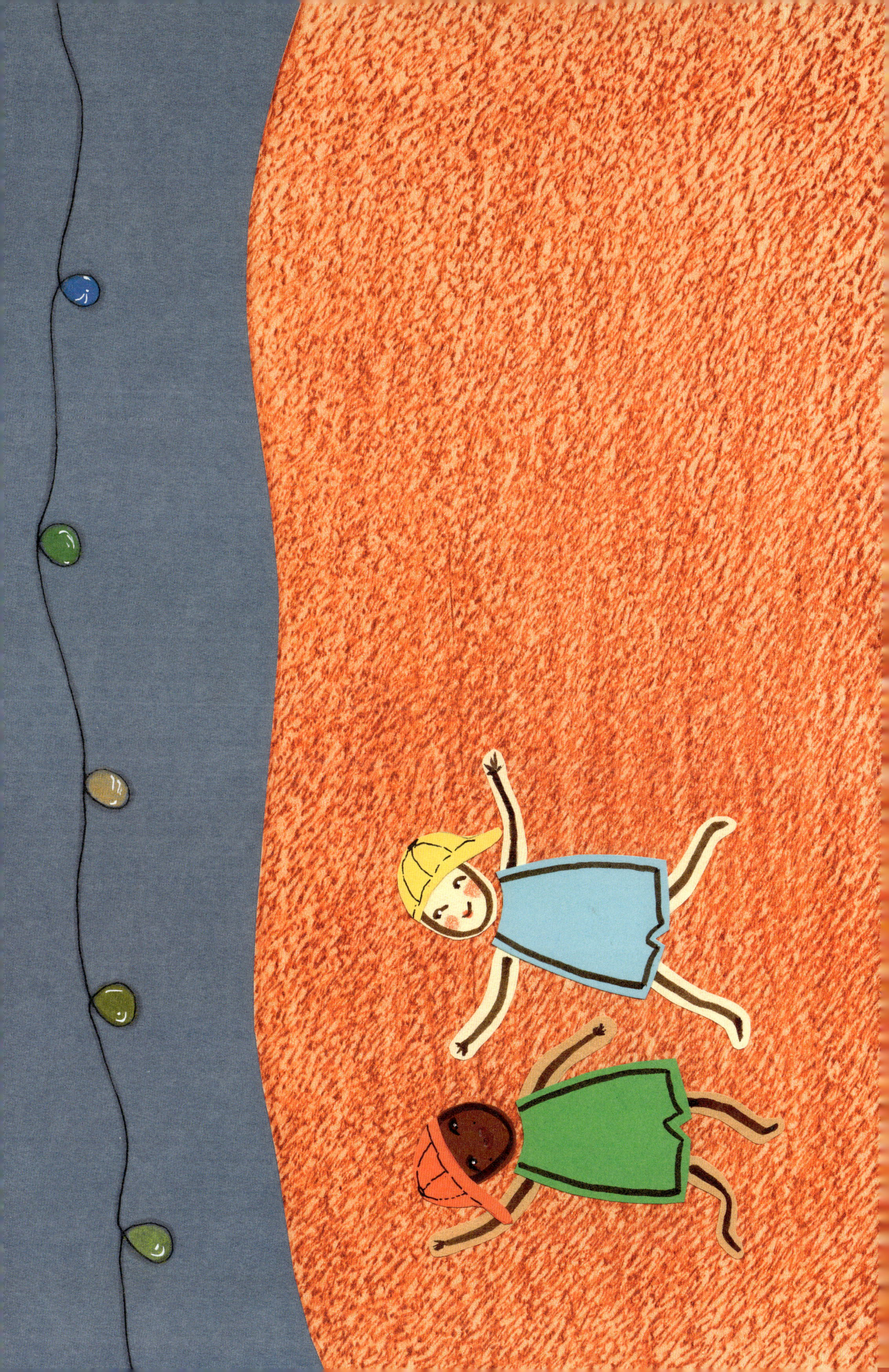

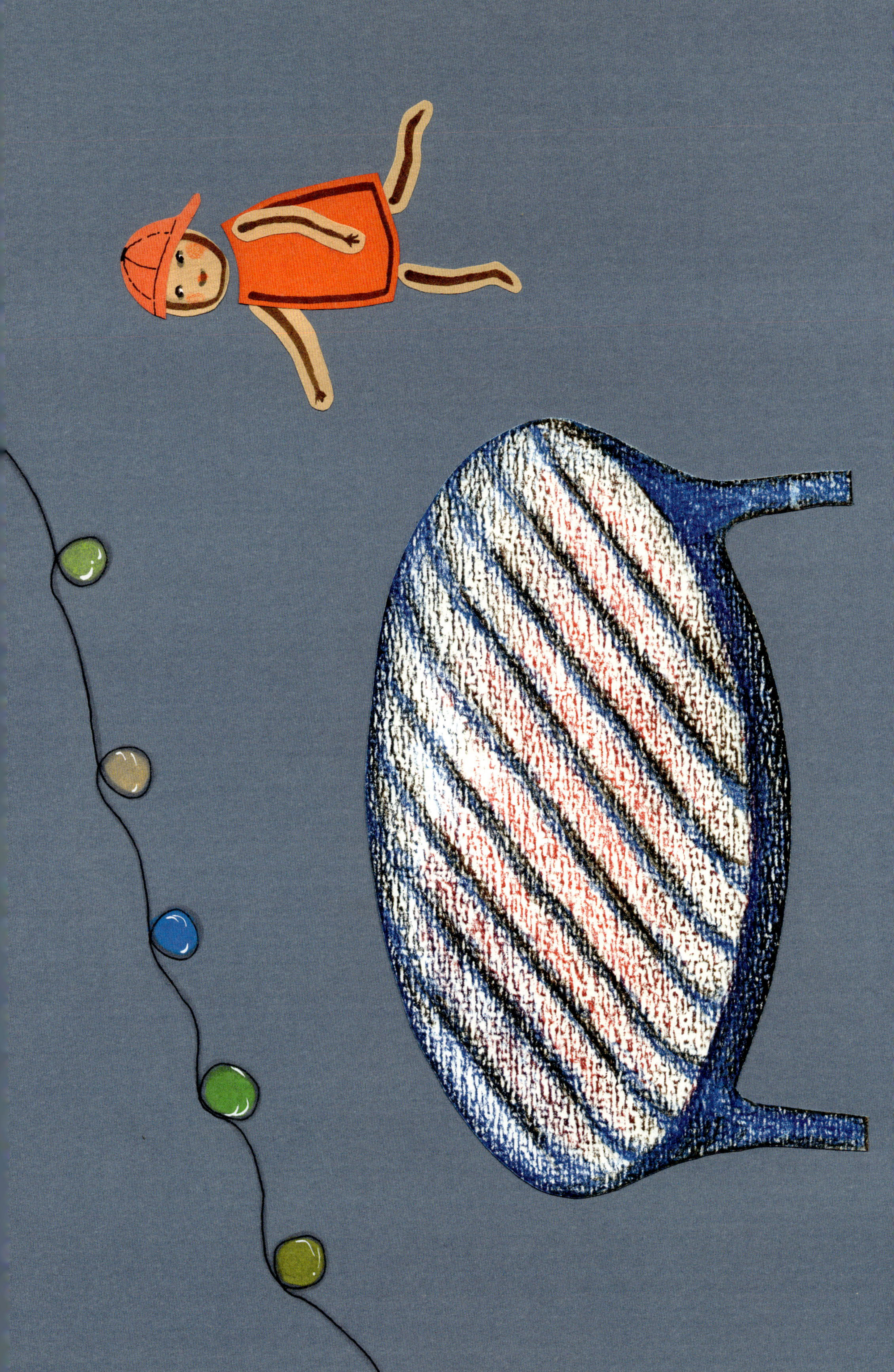

3.10 Spielpläne Herbst (C) Einführung / Abbildung und Anleitung

Dieser Spieleteil enthält 14 Spielpläne mit Übungsideen rund um den Herbst (C 1–14). Diese werden mit den Übungsblättern zu den 7 Grundmustern kombiniert, jeweils in einer größeren und einer kleineren Ausführung (Ü 1–14).
In der folgenden Aufstellung ist der Titel jedes Spielplans und des passenden Übungsblatts aufgeführt.

C 1 Die Äpfel sind reif / Ü 1 Große Zinnen: Fahrt zum Obsthof
C 2 Apfelernte / Ü 2 Kleine Zinnen: Die Obstbauern fahren zur Saftpresse
C 3 Zugvögel stärken sich für den Flug / Ü 3 Großer Zickzack: Die Zugvögel fliegen los
C 4 Zugvögel fliegen über die Berge / Ü 4 Kleiner Zickzack: Viele Zugvögel fliegen in den Süden
C 5 Erstes Drachensteigen / Ü 5 Große Wellen: Weg zum windigen Hügel
C 6 Drachensteigen mit Freunden / Ü 6 Kleine Wellen: Heimweg der Kinder
C 7 Der Igel frisst sich Winterspeck an / Ü 7 Große Arkaden: Die Igel suchen ein Winterquartier
C 8 Winterquartier unterm Blätterhaufen / Ü 8 Kleine Arkaden: Alle Igel suchen Schutz
C 9 Leckeren Obstkuchen backen / Ü 9 Große Girlanden: Vorbereitungen für den Besuch
C 10 Gäste kommen zum Kuchenessen / Ü 10 Kleine Girlanden: Heimweg der Gäste
C 11 Regenwetter / Ü 11 Große Schlaufen: Schnell ins Trockene
C 12 Kalter Schulweg- Schal anziehen! / Ü 12 Kleine Schlaufen: Heimweg der Kinder
C 13 Herbstblätter tanzen im Wind / Ü 13 Große umgedrehte Schlaufen: Wirbelwind
C 14 Kastaniensuche / Ü 14 Kleine umgedrehte Schlaufen: Heimweg der Kinder

Auf den folgenden Seiten sind die Spielpläne mit den erforderlichen Materialien abgebildet. Der Titel jedes Spielplans, die Auflistung der Materialien, eine kurze Spielanleitung sowie eine passende Erklärung zu den Übungsblättern ermöglichen die einfache Durchführung.

Hinweis zu den Übungsblättern (Ü):
Die gestrichelten Muster nachspuren und die angefangenen Muster weiterzeichnen.

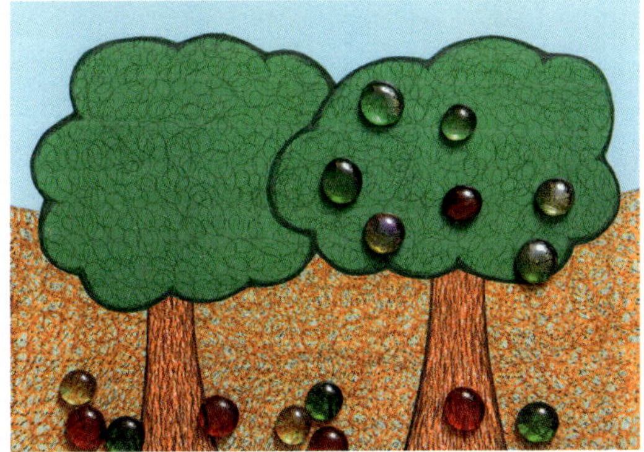

C 1 Die Äpfel sind reif S. 63

Material: Rote, gelbe und grüne Glasnuggets

Mehrere Glasnuggets in eine Hand sammeln, ohne Hilfe der anderen Hand einzeln auf den Baumkronen ablegen.

Ü 1 Große Zinnen
Fahrt zum Obsthof

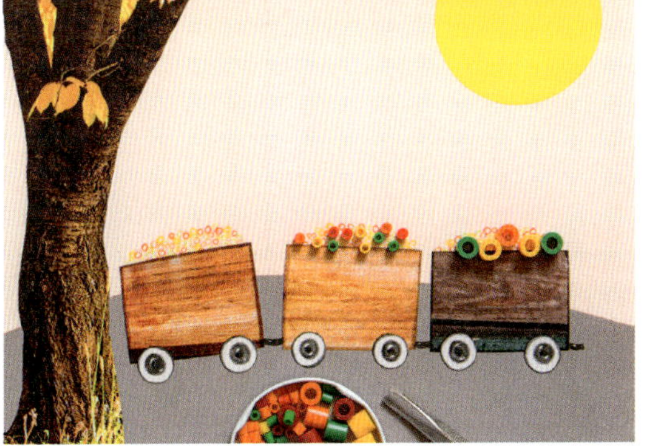

C 2 Apfelernte S. 64

Material: Bügelperlen in Gefäß / Pinzette

Bügelperlen mit Fingern oder Pinzette erfassen und in die Obstkisten legen.

Ü 2 Kleine Zinnen
Die Obstbauern fahren zur Saftpresse

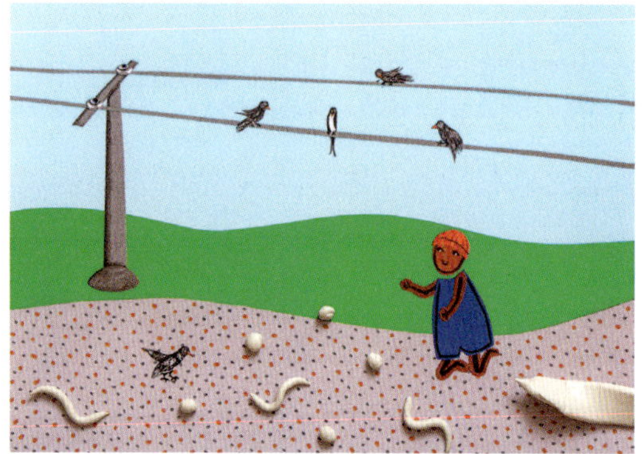

C 3 Zugvögel stärken sich für den Flug S. 65

Material: Patafix

Aus Patafix Kügelchen und Würstchen formen und als Körner und Würmchen auf den Boden legen.

Ü 3 Großer Zickzack
Die Zugvögel fliegen los

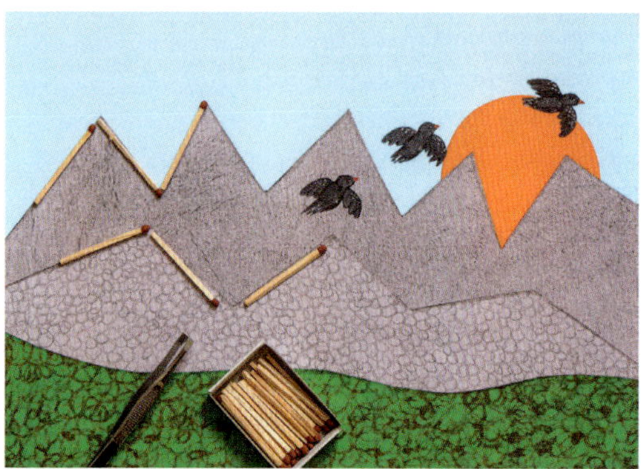

C 4 Zugvögel fliegen über die Berge S. 66

Material: Pinzette / Streichhölzer

Mit Fingern oder Pinzette Streichhölzer erfassen und auf die Zacken der Berge legen.

Ü 4 Kleiner Zickzack
Viele Zugvögel fliegen in den Süden

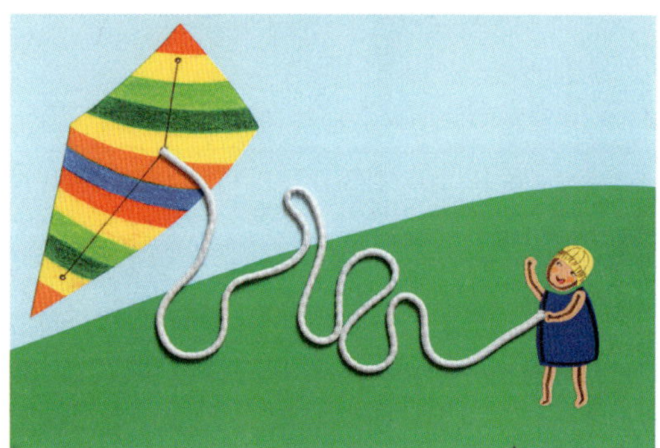

C 5 Erstes Drachensteigen S. 67

Material: Bleischnur

Bleischnur wellenförmig vom Drachen zum Kind legen.

Ü 5 Große Wellen
Weg zum windigen Hügel

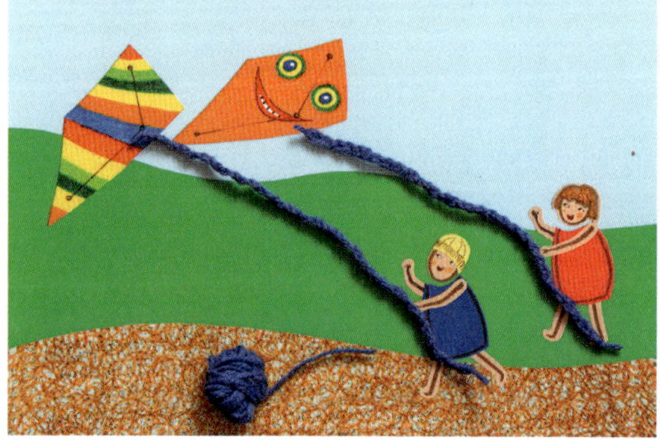

C 6 Drachensteigen mit Freunden S. 68

Material: Schnur

Aus der Schnur mit den Fingern Schnüre häkeln, von den Drachen zu den Kindern legen.

Ü 6 Kleine Wellen
Heimweg der Kinder

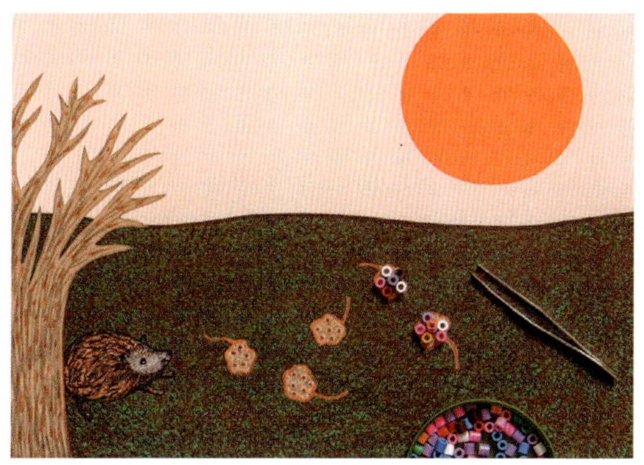

C 7 Der Igel frisst sich Winterspeck an S. 69

Material: Bügelperlen in Gefäß / Pinzette

Bügelperlen mit Fingern oder Pinzette erfassen und als bunte Häufchen auf die Früchte stellen.

Ü 7 Große Arkaden
Die Igel suchen ein Winterquartier

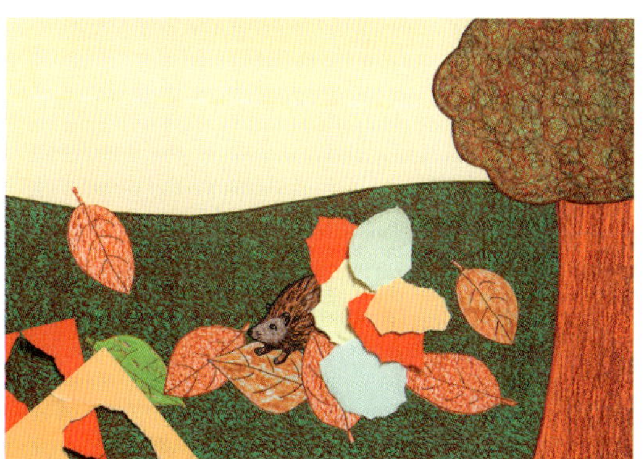

C 8 Winterquartier unterm Blätterhaufen S. 70

Material: Bunte Notizzettel

Rundliche Formen ausreißen und als Blätterhaufen über den Igel legen.

Ü 8 Kleine Arkaden
Alle Igel suchen Schutz

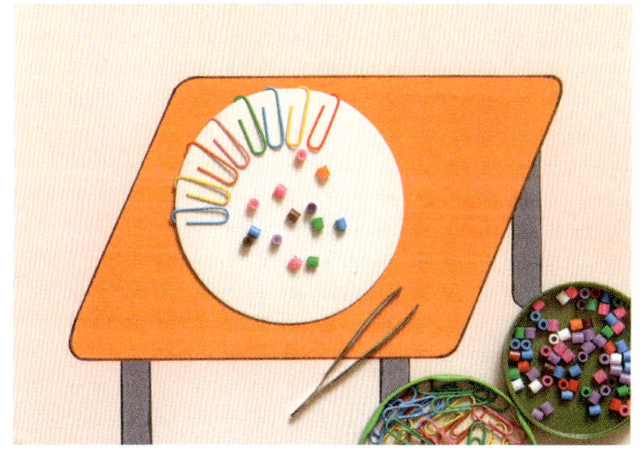

C 9 Leckeren Obstkuchen backen S. 71

Material: Runder Bierdeckel / Büroklammern / Bügelperlen in Gefäß / Pinzette

Büroklammern auf Rand des Bierdeckels stecken, Bügelperlen mit Fingern oder Pinzette als Streusel in die Mitte legen.

Ü 9 Große Girlanden
Vorbereitungen für den Besuch

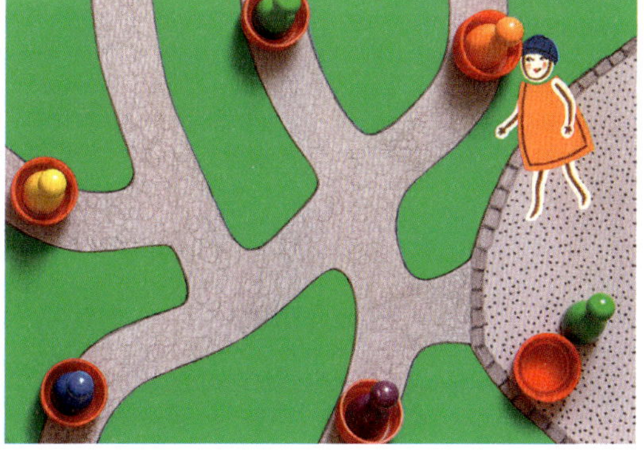

C 10 Gäste kommen zum Kuchenessen S. 72

Material: Flaschenschraubdeckel / Spielfiguren

Spielfiguren in Schraubdeckel stellen, durch fortlaufende Drehbewegungen über die Wege zum Kiesplatz transportieren und ausladen.

Ü 10 Kleine Girlanden
Heimweg der Gäste

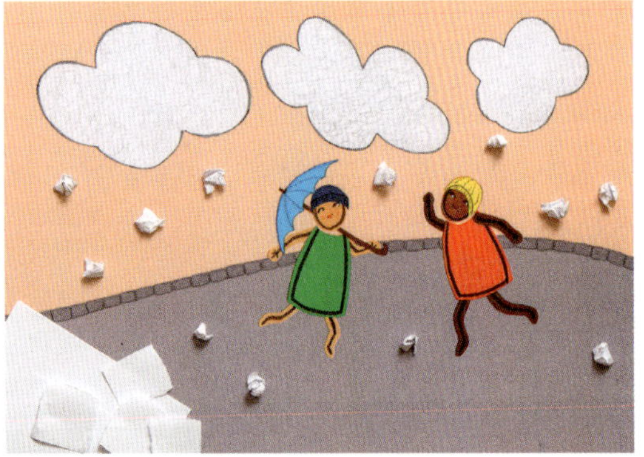

C 11 Regenwetter S. 73

Material: Weiße Notizzettel

Notizzettel in kleine Stücke reißen, diese als Regentropfen zu kleinen Kügelchen knüllen und unter die Wolken legen.

Ü 11 Große Schlaufen
Schnell ins Trockene

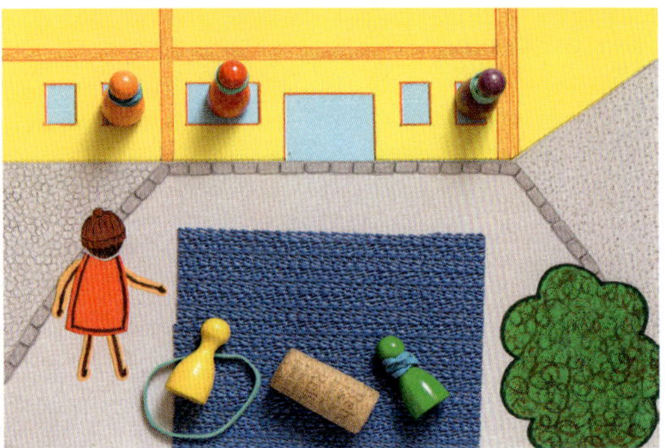

C 12 Kalter Schulweg – Schal anziehen! S. 74

Material: Rutschfeste Unterlage / Spielfiguren / Gummiringe / 1 Flaschenkorken

Gummi um Hals der Spielfigur wickeln, diese mit Klein- und Ringfinger festhalten. Korken mit Zeige- und Mittelfinger über Unterlage zum Haus rollen, Spielfigur abstellen.

Ü 12 Kleine Schlaufen
Heimweg der Kinder

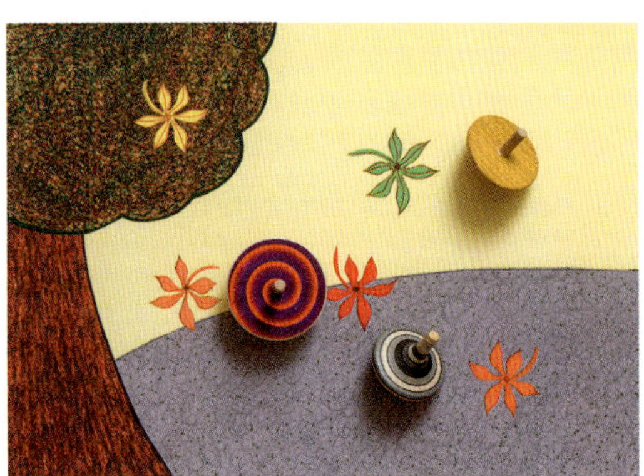

C 13 Herbstblätter tanzen im Wind S. 75

Material: Mehrere Kreisel

Die Kreisel wiederholt in Bewegung bringen und möglichst gleichzeitig tanzen lassen.

Ü 13 Große umgedrehte Schlaufen
Wirbelwind

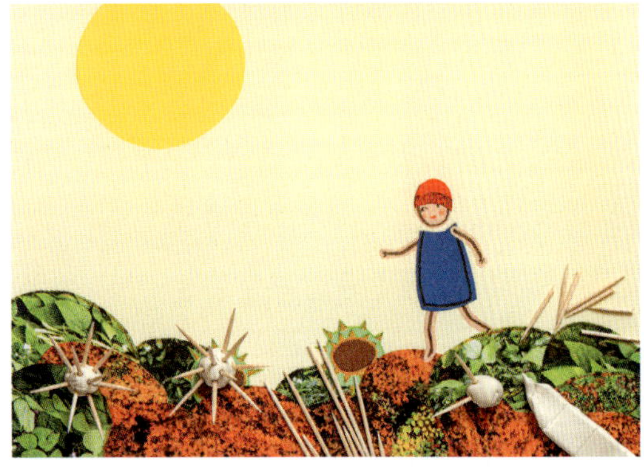

C 14 Kastaniensuche S. 76

Material: Patafix / Zahnstocher

Zahnstocher zerbrechen und rundherum in Kugeln aus Patafix stecken.

Ü 14 Kleine umgedrehte Schlaufen
Heimweg der Kinder

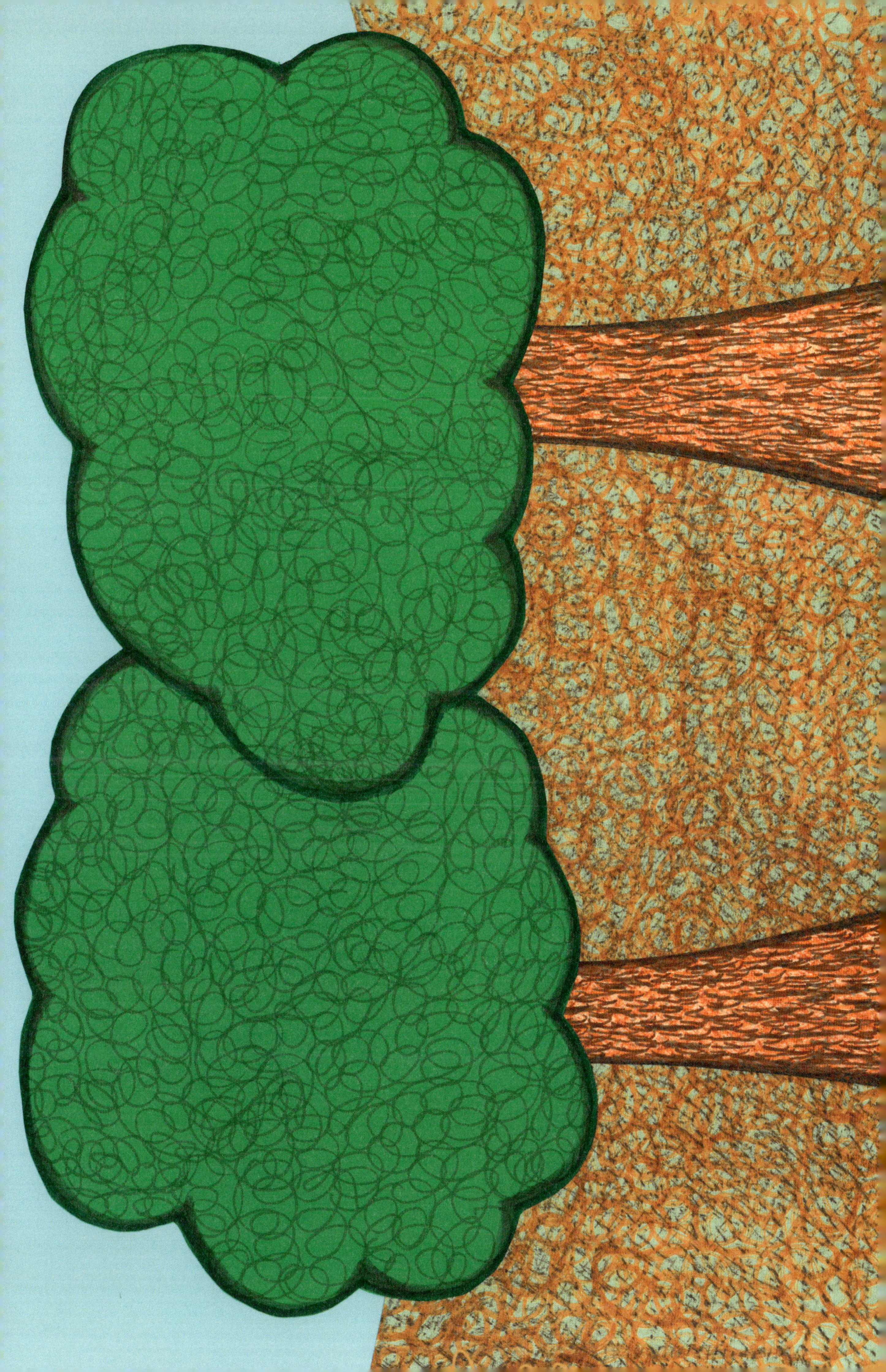

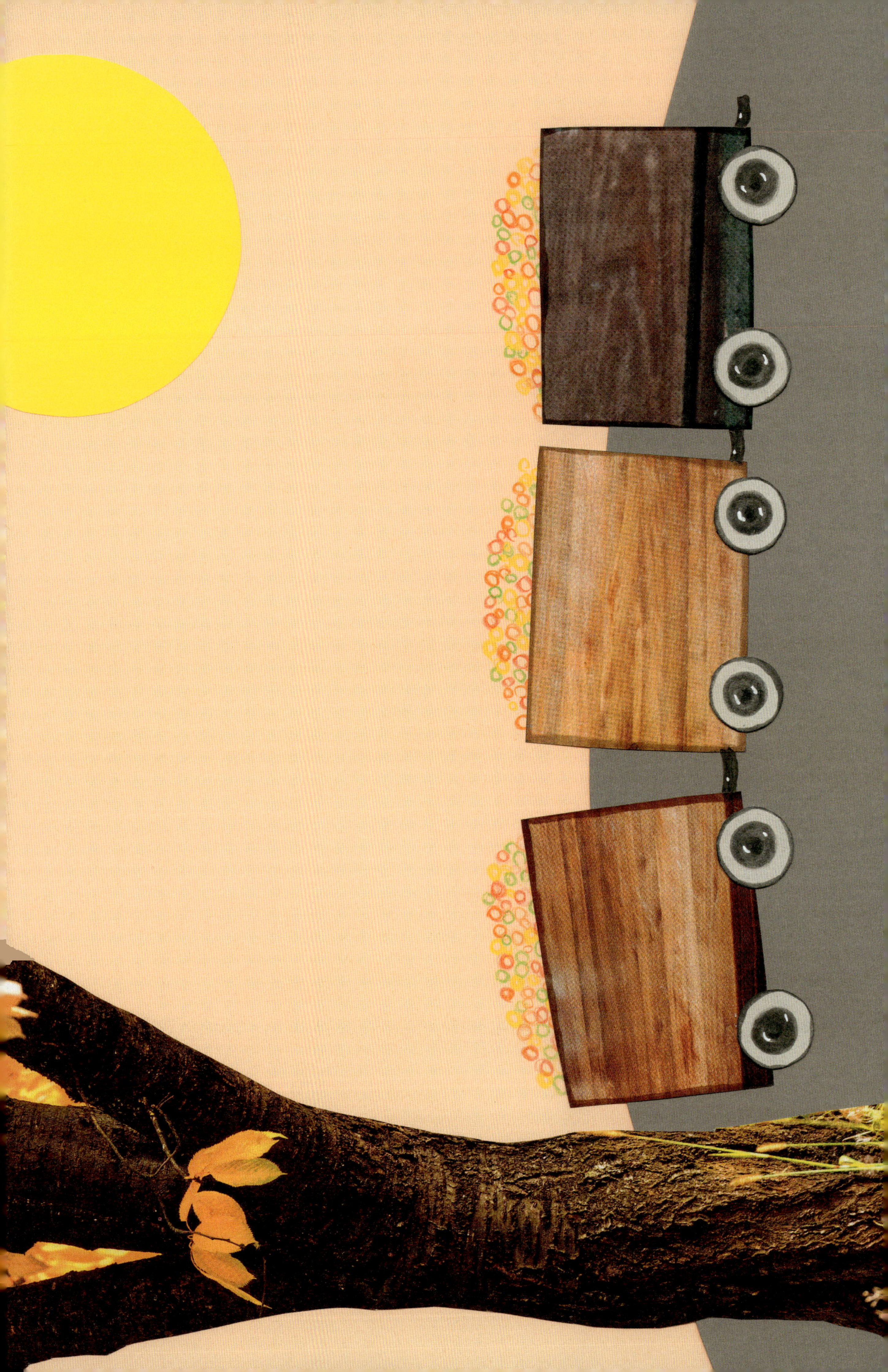

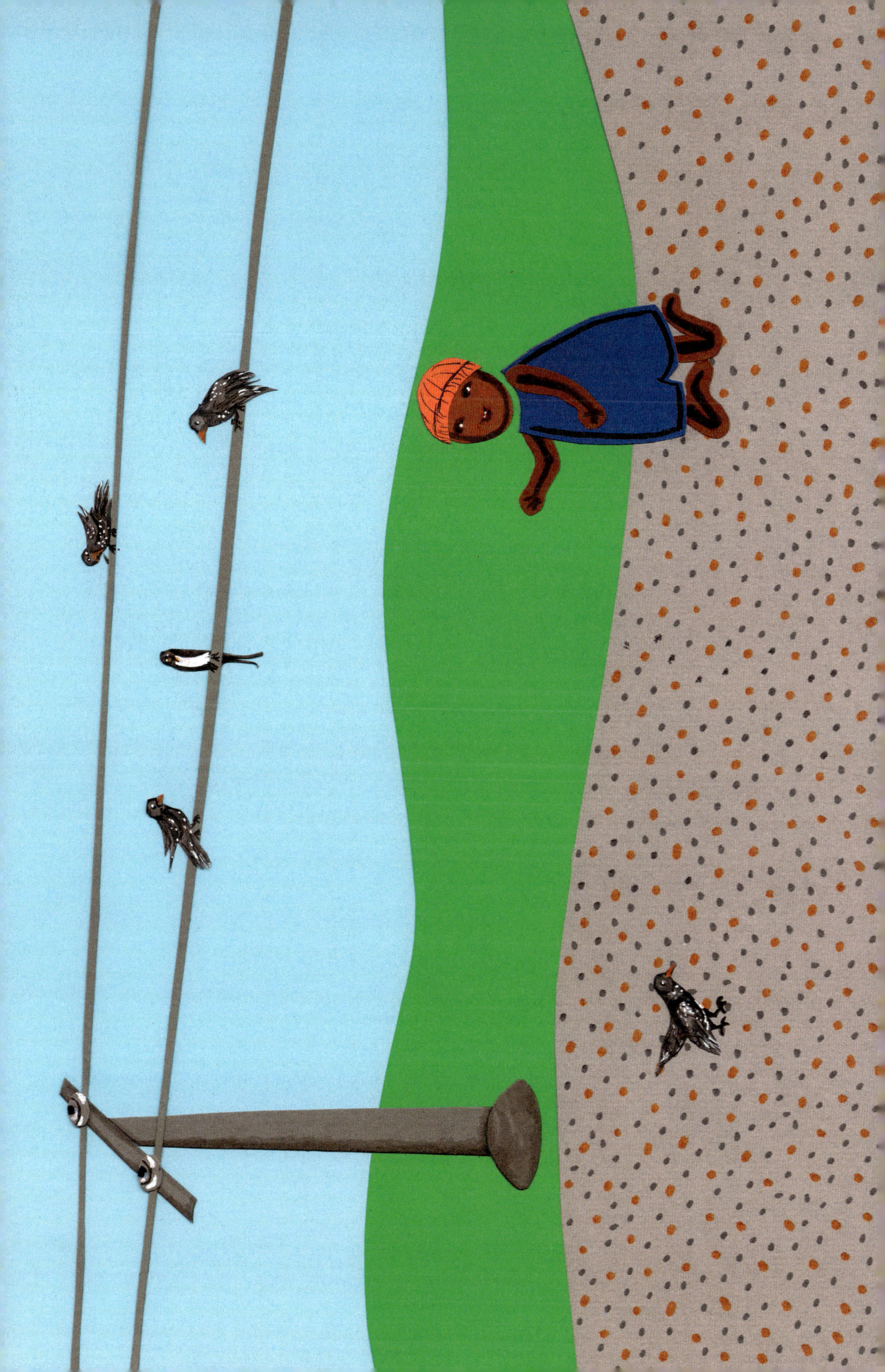

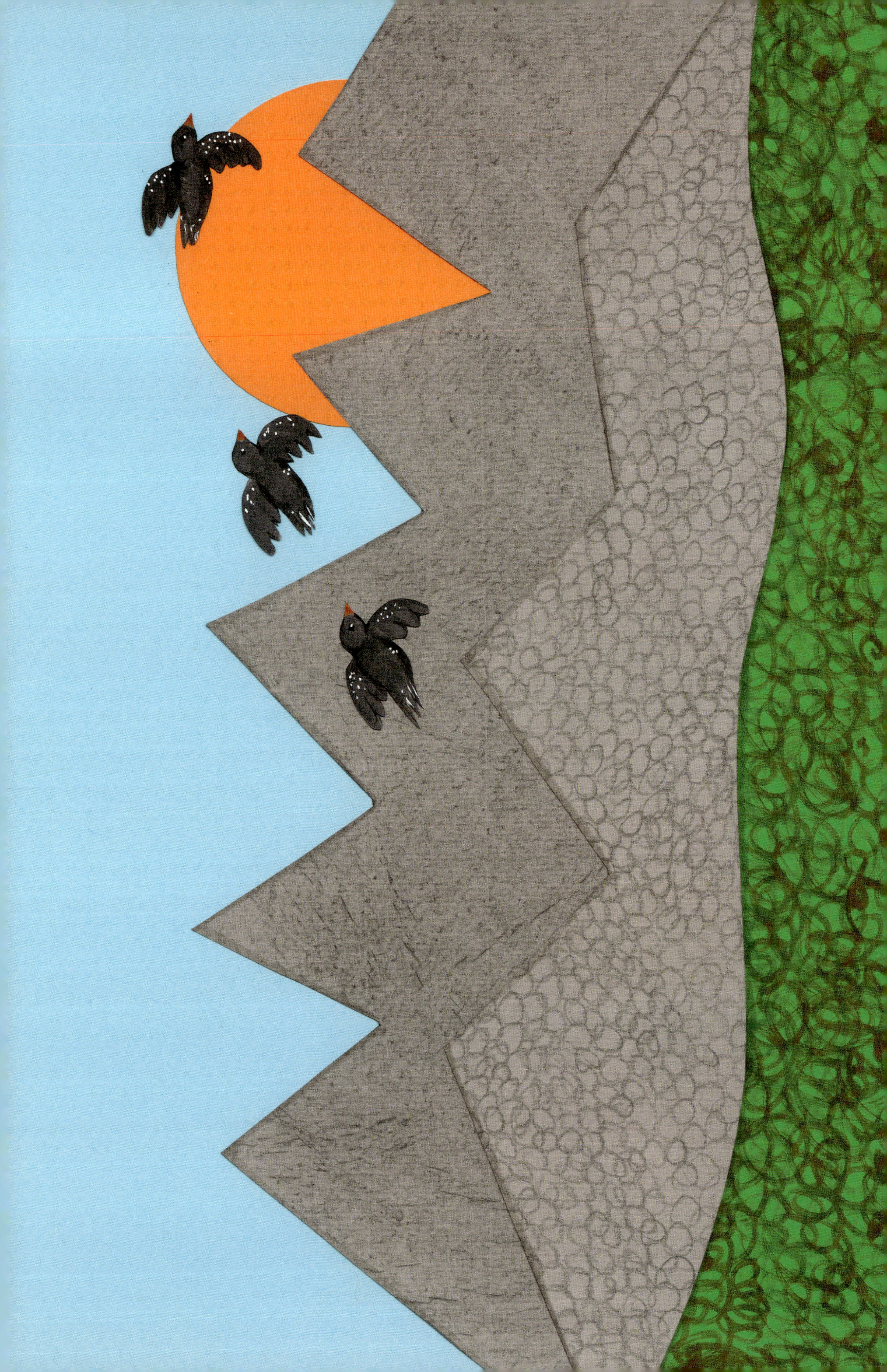

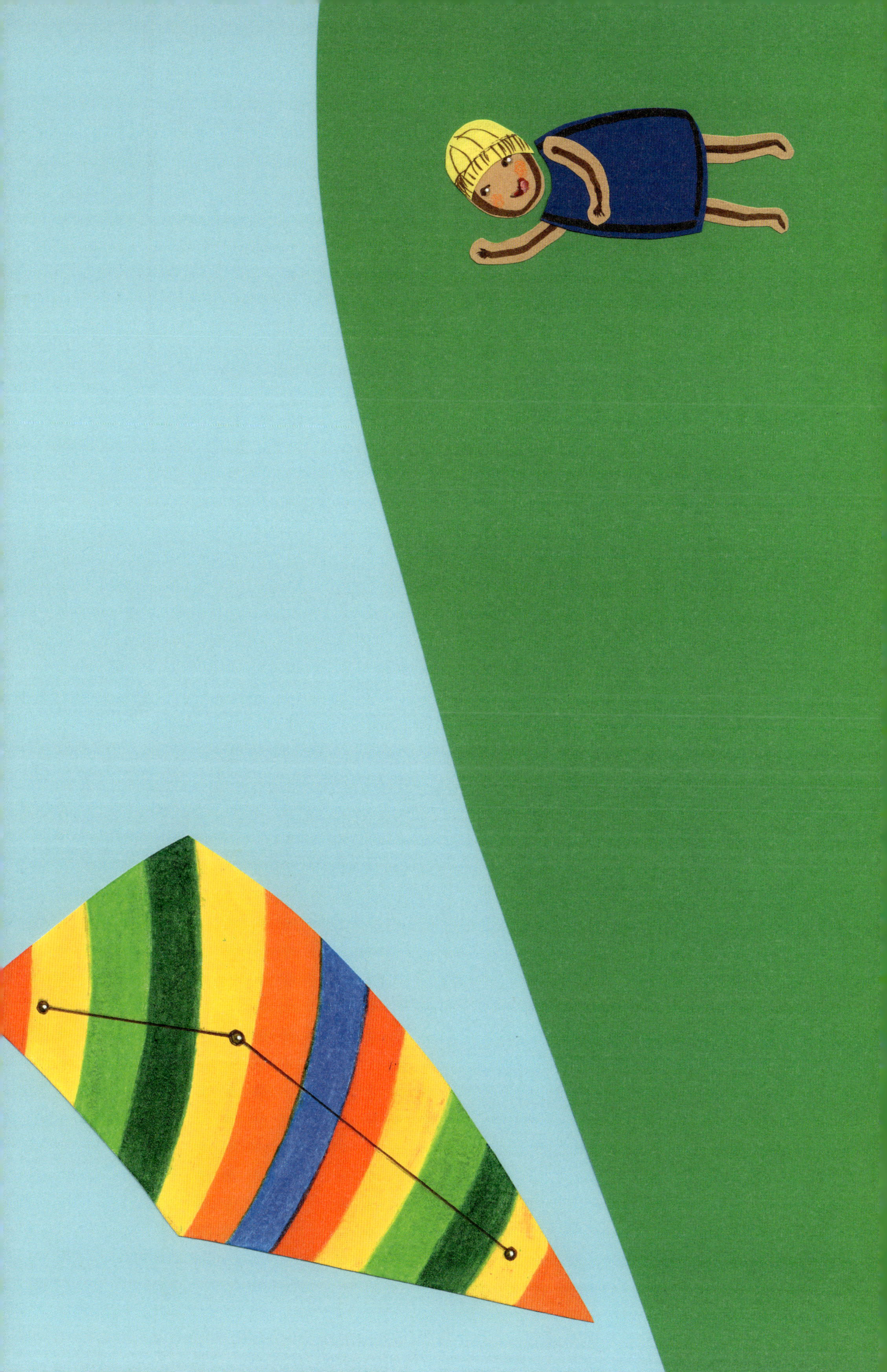

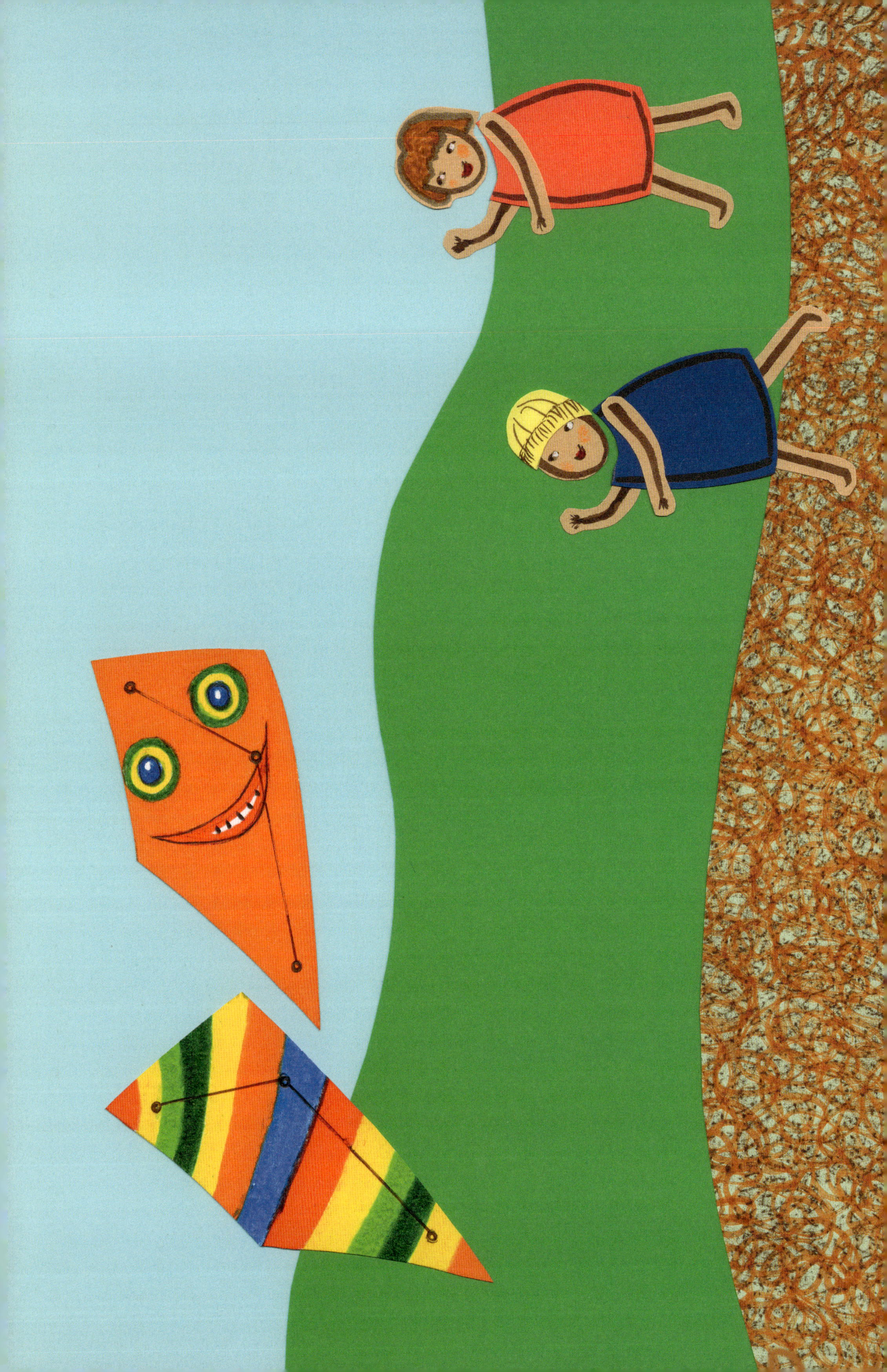

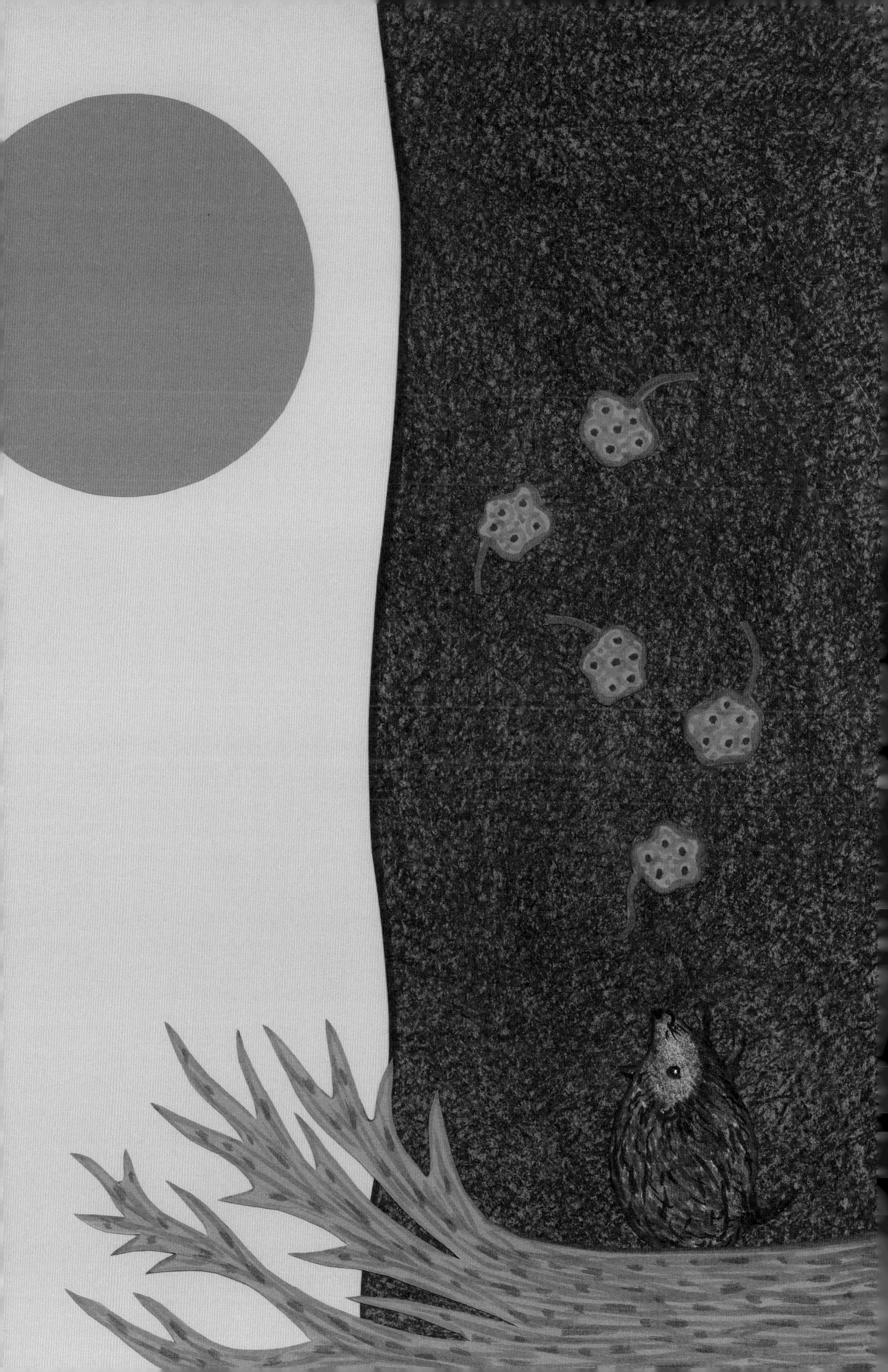

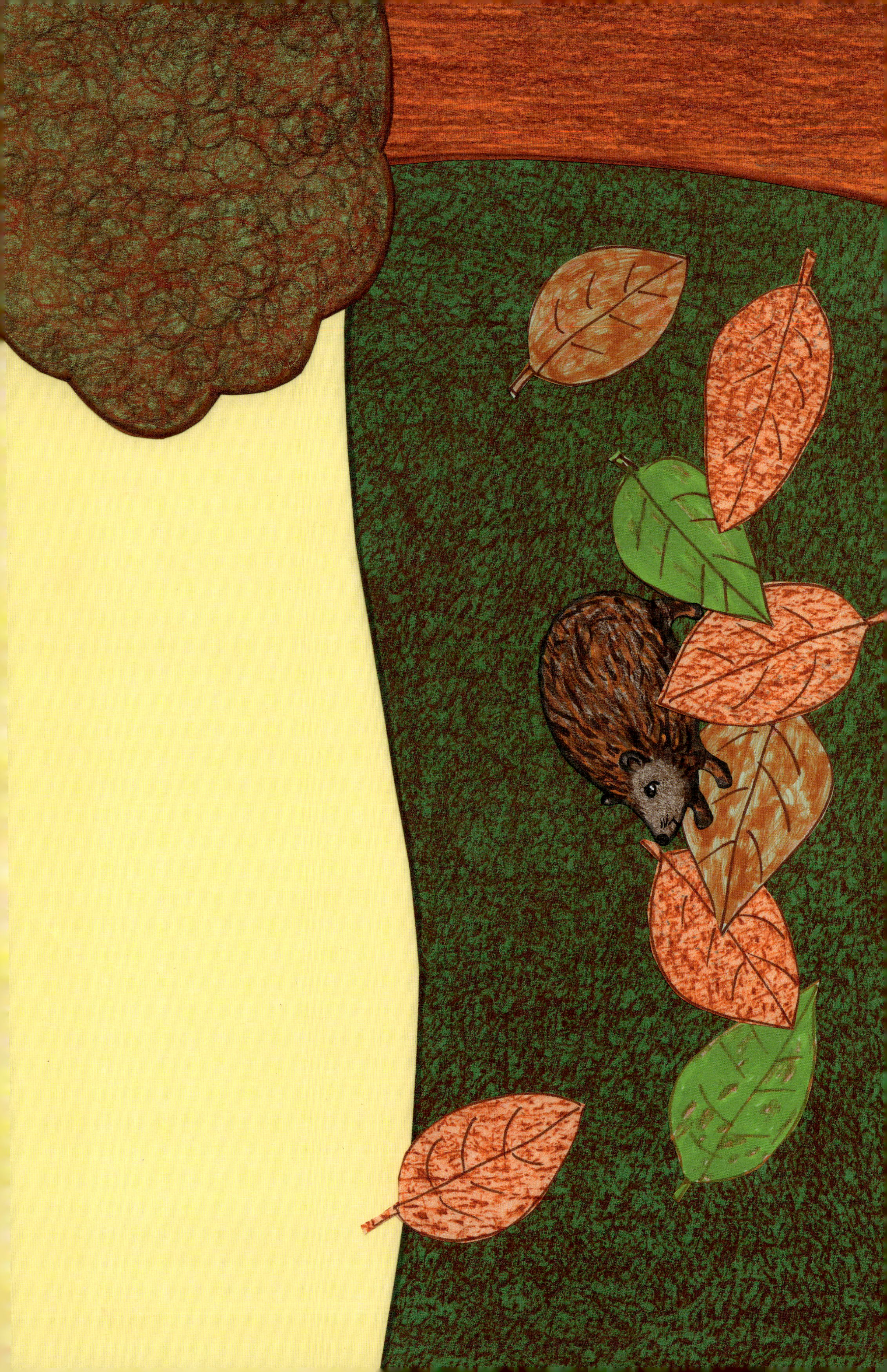

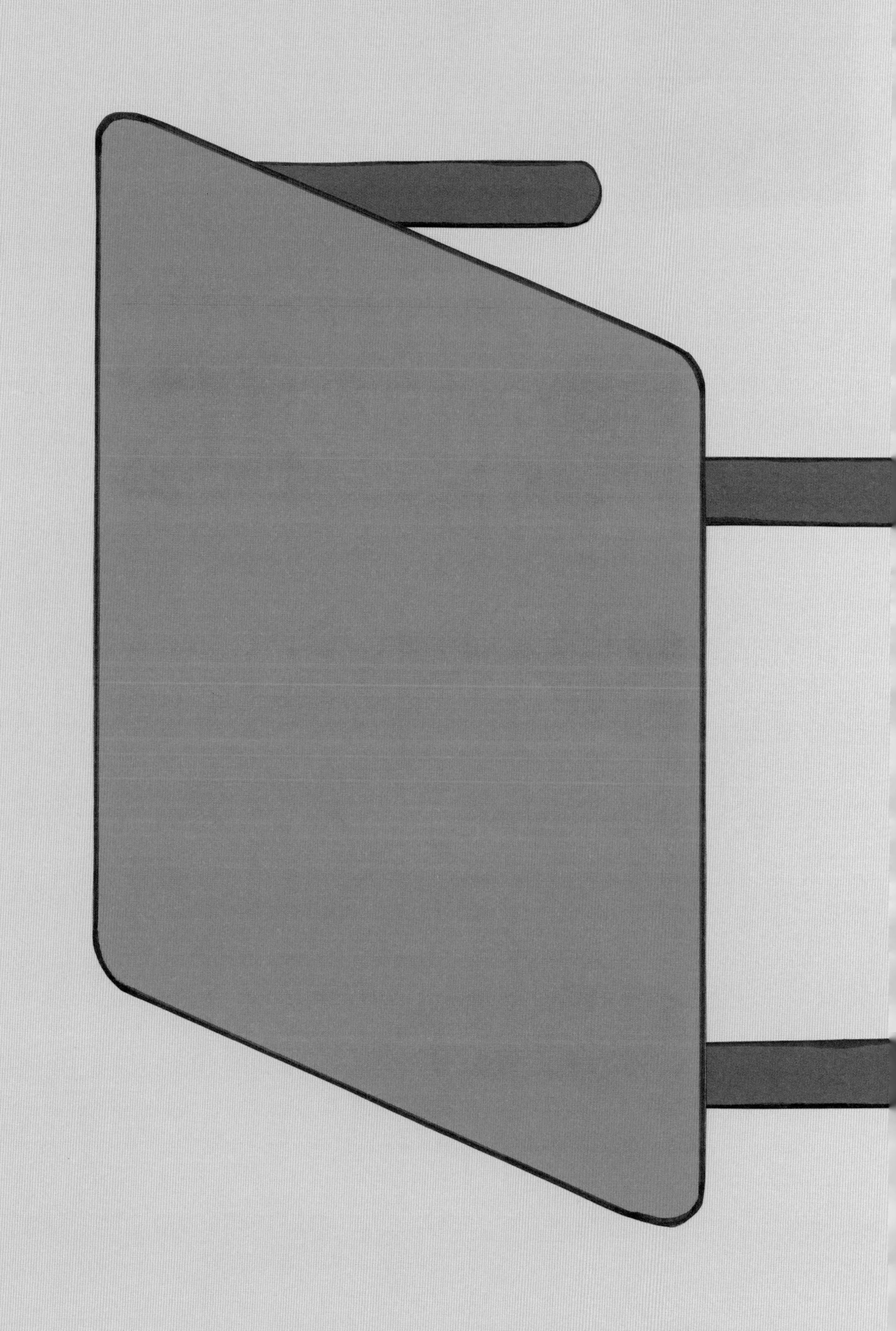

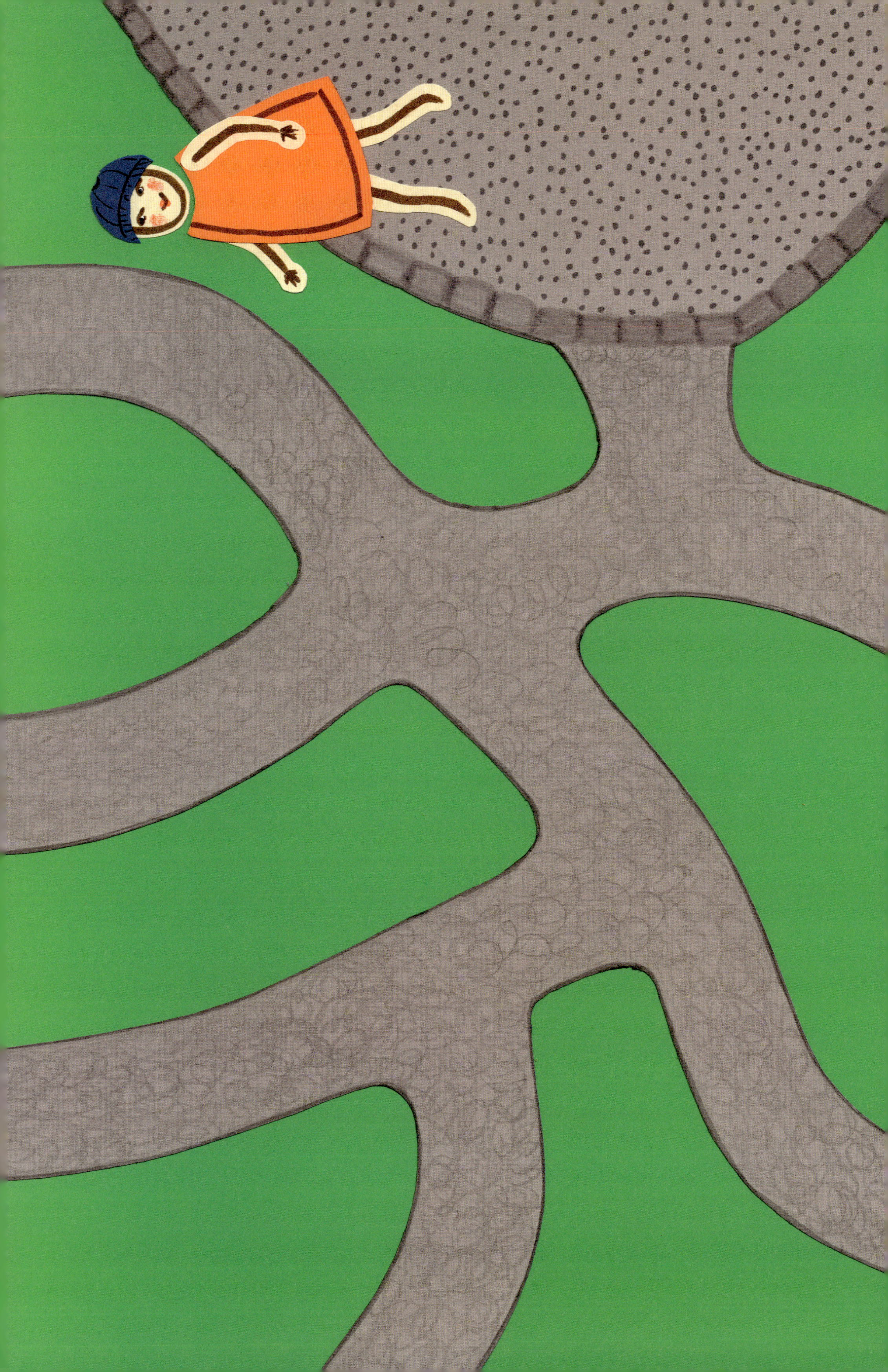

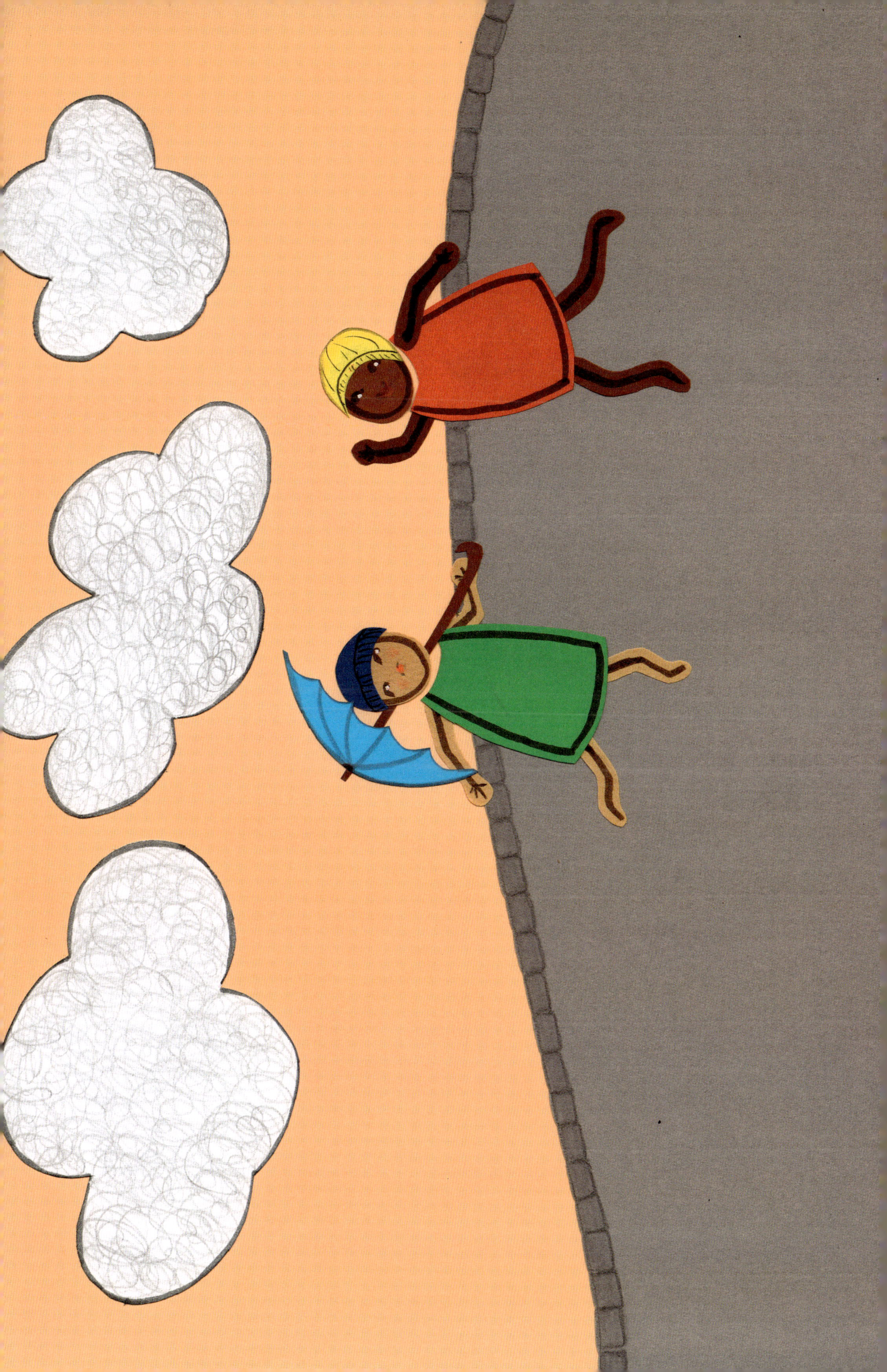

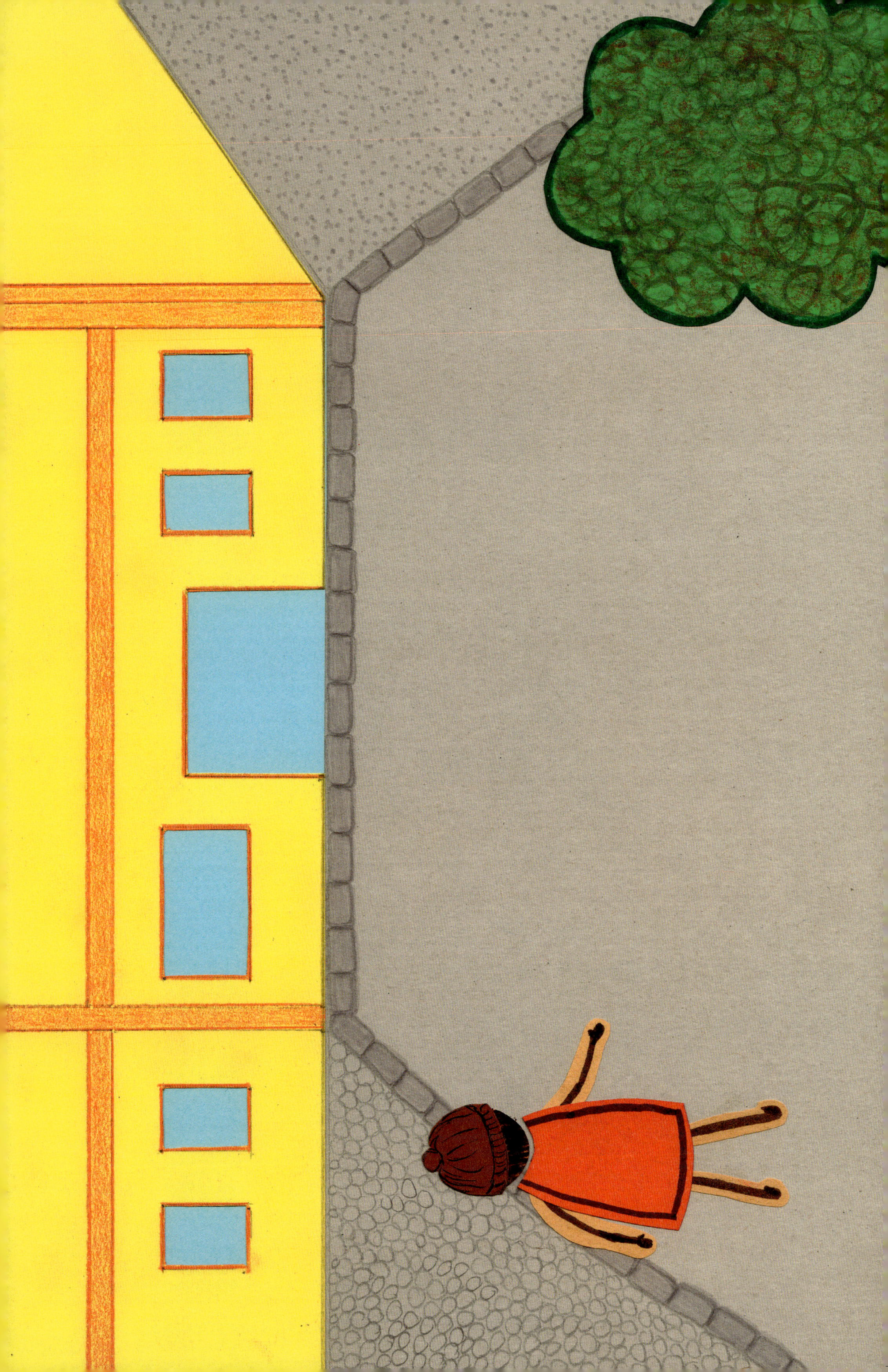

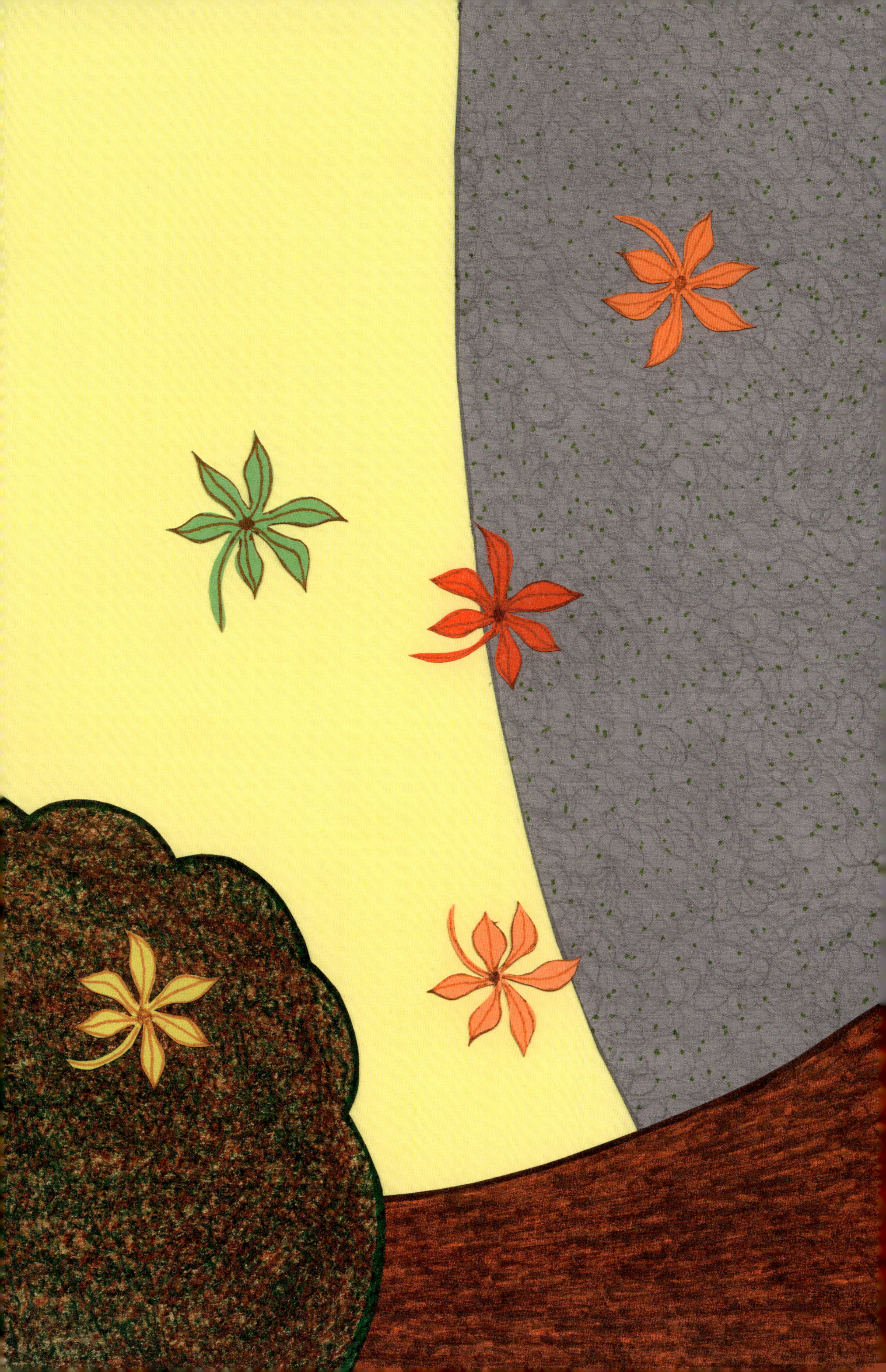

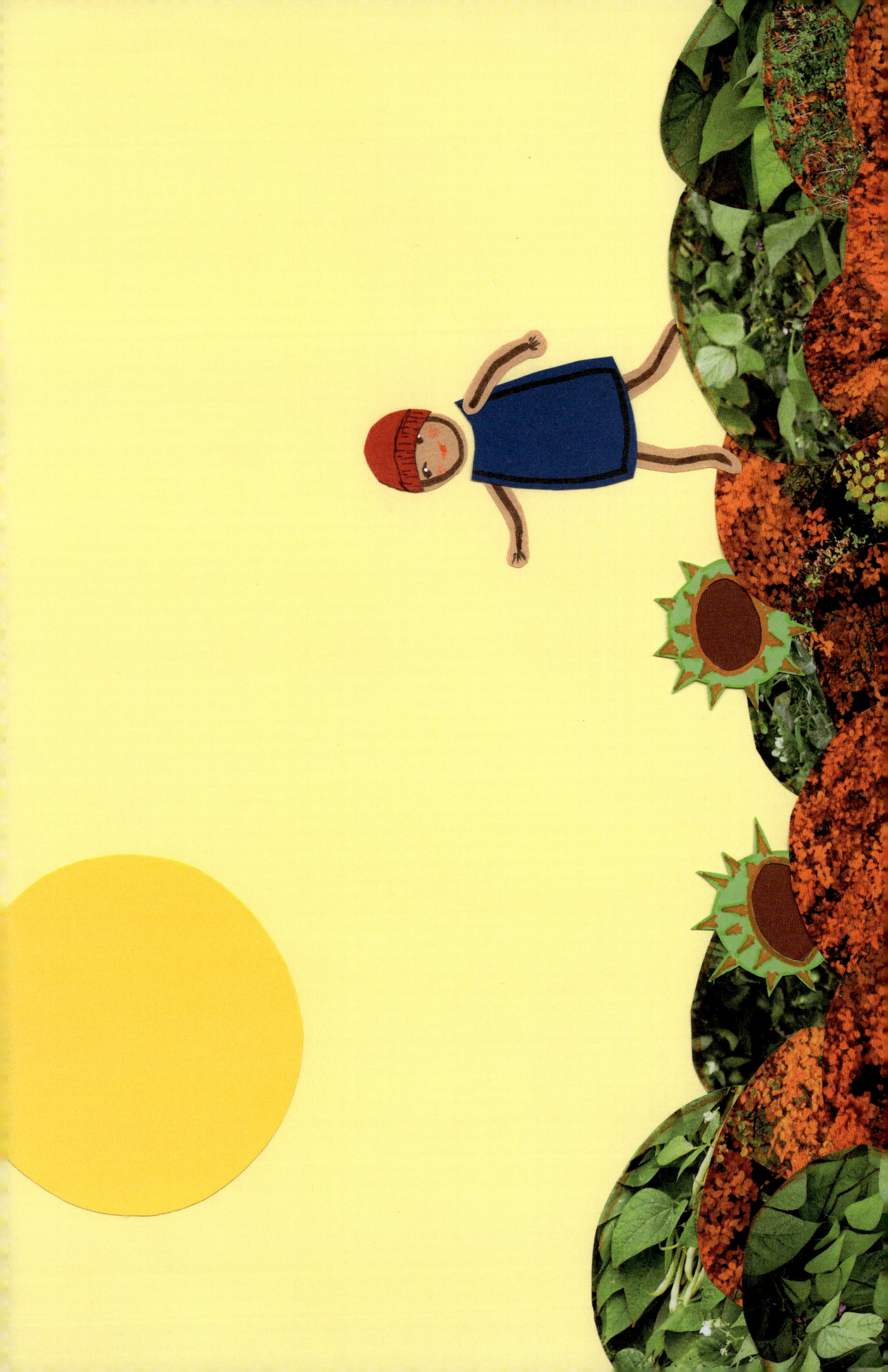

3.11 Spielpläne Winter (D) Einführung / Abbildung und Anleitung

Dieser Spieleteil enthält 14 Spielpläne mit Übungsideen rund um den Winter (D 1–14). Diese werden mit den Übungsblättern zu den 7 Grundmustern kombiniert, jeweils in einer größeren und einer kleineren Ausführung (Ü 1–14).
In der folgenden Aufstellung ist der Titel jedes Spielplans und des passenden Übungsblatts aufgeführt.

D 1 Es schneit / Ü 1 Große Zinnen: Tierspuren im Schnee
D 2 Ein Schneemann wird gebaut / Ü 2 Kleine Zinnen: Viele Spuren im Schnee
D 3 Schneewanderung im Mondlicht / Ü 3 Großer Zickzack: Verschneite Berge
D 4 Schneeballschlacht / Ü 4 Kleiner Zickzack: Viele kleine Berge
D 5 Nikolaus stapft durch den Schnee / Ü 5 Große Wellen: Schlittenspuren im Wald
D 6 Nikolaus bringt Geschenke / Ü 6 Kleine Wellen: Viele Spuren im Garten
D 7 Glatteis auf dem Gehweg / Ü 7 Große Arkaden: Schlittschuhfahrt
D 8 Rodelbahn / Ü 8 Kleine Arkaden: Huckel auf der Rodelbahn
D 9 Die Seilbahn wird repariert / Ü 9 Große Girlanden: Spuren der Schifahrer
D 10 Einkehr im Berggasthaus / Ü 10 Kleine Girlanden: Viele Spuren der Schifahrer
D 11 Kinder kullern durch den Schnee / Ü 11 Große Schlaufen: Spuren der kullernden Kinder
D 12 Kinder bauen ein Iglu / Ü 11 Kleine Schlaufen: Viele Spuren im Schnee
D 13 Kinder bereiten Teig und Stockbrote vor / Ü 13 Große umgedrehte Schlaufen: Stockbrote werden gewickelt
D 14 Grillfeuer wird angezündet / Ü14 Kleine umgedrehte Schlaufen: Rauch kräuselt sich in der Luft

Auf den folgenden Seiten sind die Spielpläne mit den erforderlichen Materialien abgebildet. Der Titel jedes Spielplans, die Auflistung der Materialien, eine kurze Spielanleitung sowie eine passende Erklärung zu den Übungsblättern ermöglichen die einfache Durchführung.

Hinweis zu den Übungsblättern (Ü):
Die gestrichelten Muster nachspuren und die angefangenen Muster weiterzeichnen.

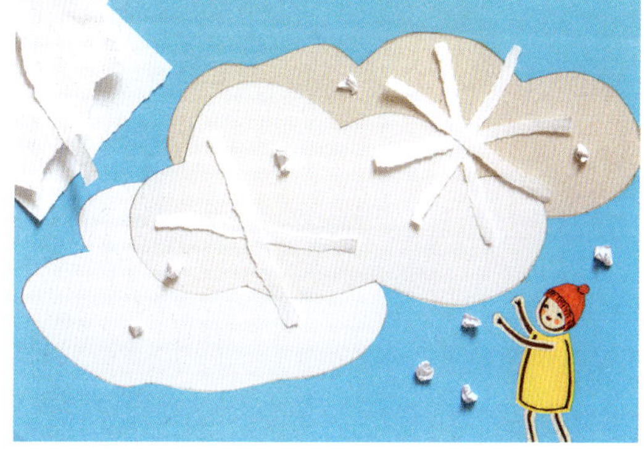

D 1 Es schneit S. 81

Material: weiße Notizzettel

Notizzettel in schmale Streifen reißen und kreuzweise auf die Wolken legen.
Kleine Schnipsel reißen, zusammenknüllen und als Schneeflocken auslegen.

Ü 1 Große Zinnen
Tierspuren im Schnee

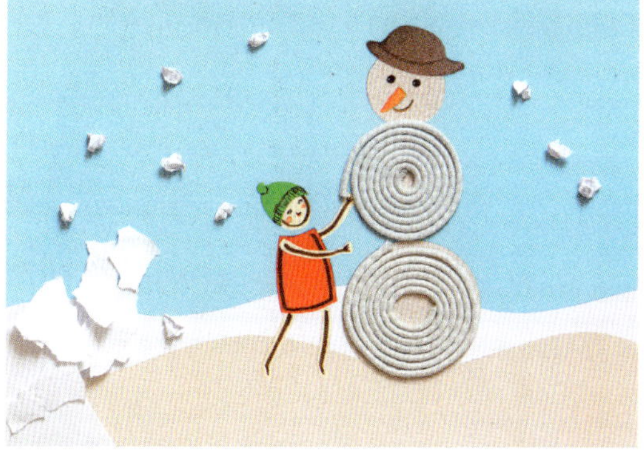

D 2 Ein Schneemann wird gebaut S. 82

Material: 2 Bleischnüre / weiße Notizzettel

Bleischnüre zu Spiralen drehen und auf den Schneemann legen.
Aus Notizzetteln Schnipsel reißen, zusammenknüllen und als Schneeflocken auslegen.

Ü 2 Kleine Zinnen
Viele Spuren im Schnee

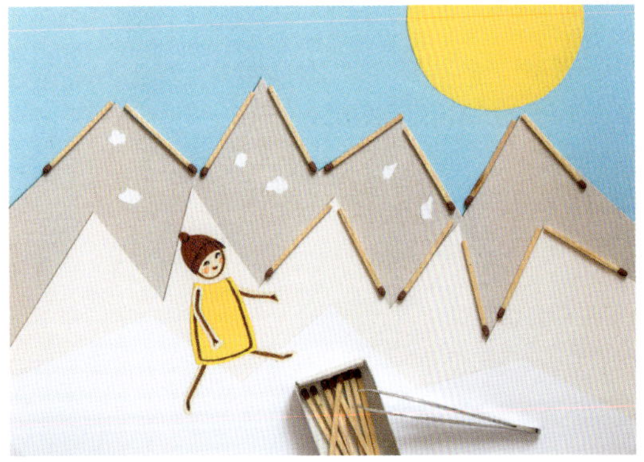

D 3 Schneewanderung im Mondlicht S. 83

Material: Streichhölzer / Pinzette

Mit Fingern oder Pinzette Streichhölzer erfassen und auf die Zacken der Berge legen.

Ü 3 Großer Zickzack
Verschneite Berge

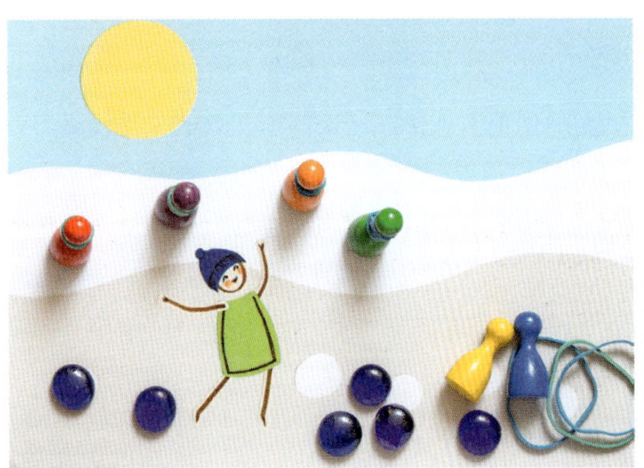

D 4 Schneeballschlacht S. 84

Material: 6 Spielfiguren / Gummiringe / 6 Glasnuggets

Spielfiguren mit Gummiringen (Schal) umwickeln, auf weiße Fläche stellen, Glasnuggets auf weiße Kreise legen. Mit verschiedenen Fingern anschubsen und damit die Spielfiguren umstoßen.

Ü 4 Kleiner Zickzack
Viele kleine Berge

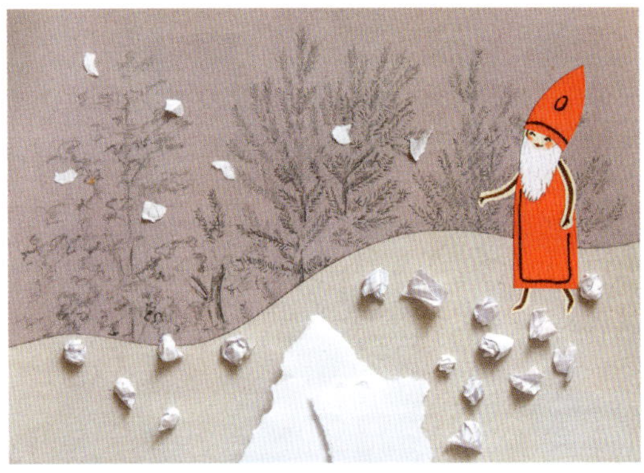

D 5 Nikolaus stapft durch den Schnee S. 85

Material: weiße Notizzettel

Notizzettel in größere Schnipsel reißen, zu Kügelchen knüllen und auf der grauen Fläche verteilen. Kleine Schnipsel reißen und als Schneeflocken verteilen.

Ü 5 Große Wellen
Schlittenspuren im Wald

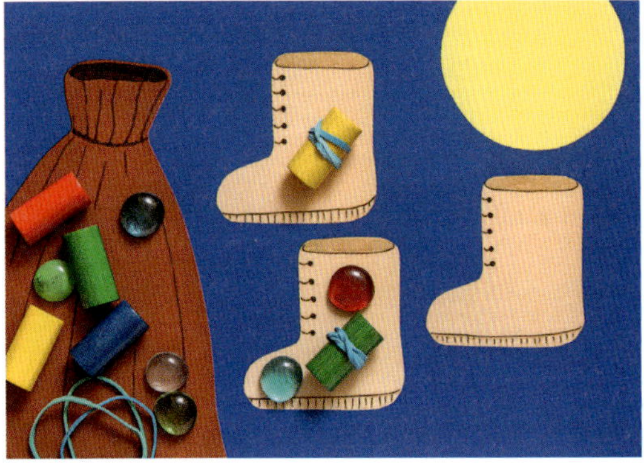

D 6 Nikolaus bringt Geschenke S. 86

Material: Holzzylinder / Gummiringe / Glasnuggets

Gummiringe um Holzzylinder schlingen (Geschenke). Glasnuggets und Geschenke in die Hand sammeln, einzeln auf Stiefeln ablegen.

Ü 6 Kleine Wellen
Viele Spuren im Garten

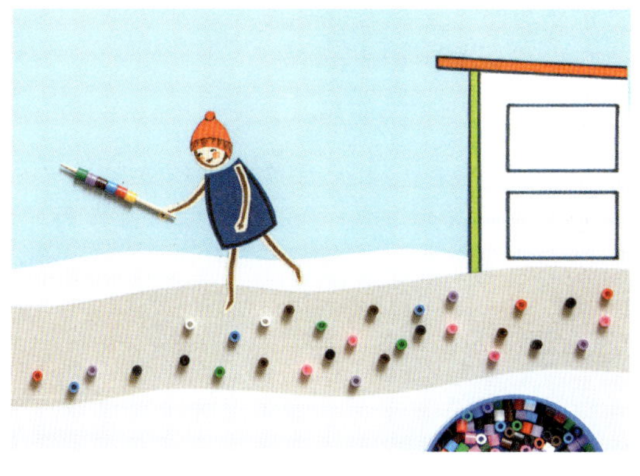

D 7 Glatteis auf dem Gehweg S. 87

Material: Bügelperlen in Gefäß / Zahnstocher

Mehrere Bügelperlen auf einen Zahnstocher „fädeln“, einzeln abstreifen und auf dem Weg abstellen.

Ü 7 Große Arkaden
Schlittschuhfahrt

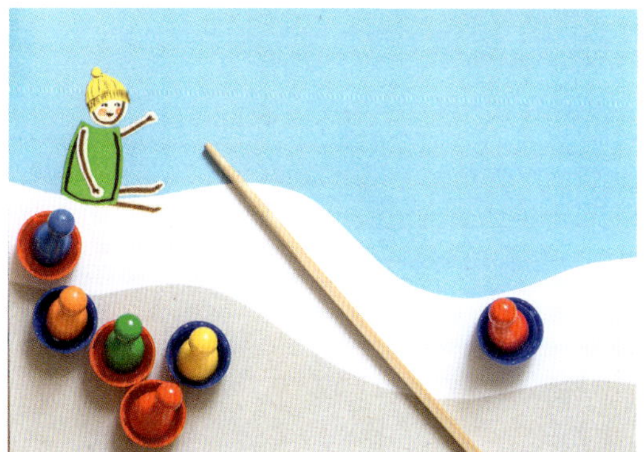

D 8 Rodelbahn S. 88

Material: Flaschenschraubdeckel / Spielfiguren / Essstäbchen

Spielfiguren in Deckel stellen, mit dem Essstäbchen von links nach rechts die Rodelbahn hinunterschieben.

Ü 8 Kleine Arkaden
Huckel auf der Rodelbahn

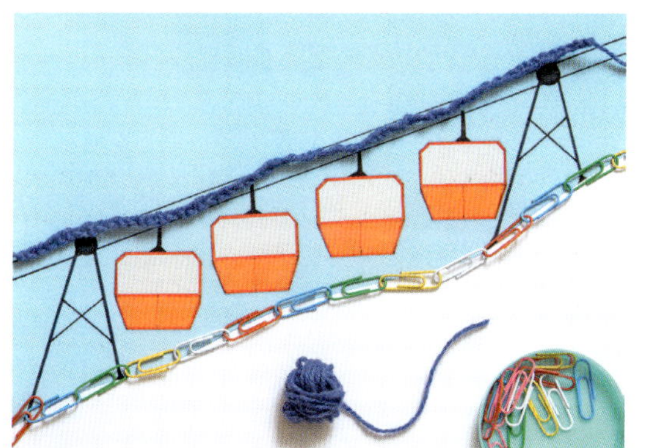

D 9 Die Seilbahn wird repariert S. 89

Material: Schnur / Büroklammern

Schnur mit Fingern „häkeln“, auf die Seile der Bahn legen. Büroklammern ineinander hängen, Kette unter Gondeln legen.

Ü 9 Große Girlanden
Spuren der Schifahrer

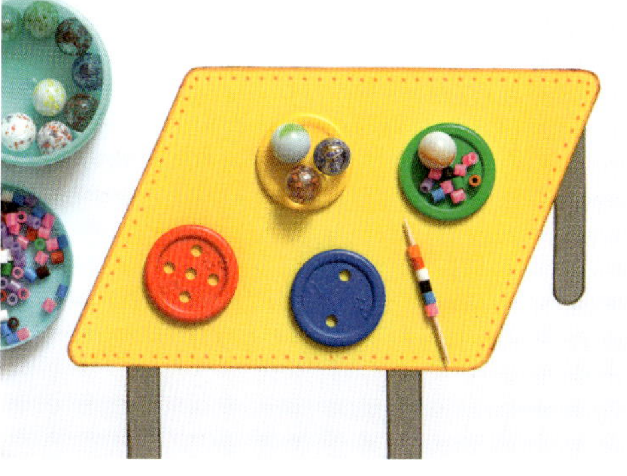

D 10 Einkehr im Berggasthaus S. 90

Material: 4 Spielknöpfe / 12 Murmeln / Bügelperlen in Gefäß / Zahnstocher

Murmeln in dominante Hand sammeln, ohne Hilfe der anderen Hand einzeln auf Teller legen. Mehrere Bügelperlen mit Zahnstocher aufspießen, einzeln abstreifen und auf Teller verteilen (Gewürze).

Ü 10 Kleine Girlanden
Viele Spuren der Schifahrer

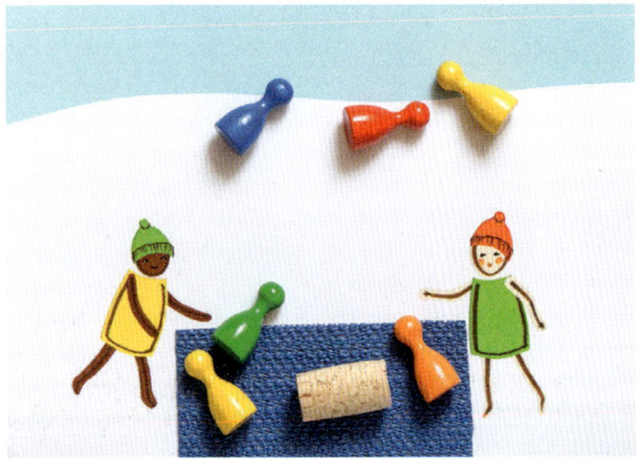

D 11 Kinder kullern durch den Schnee S. 91

Material: Rutschfeste Unterlage / 1 Flaschenkorken / 6 Spielfiguren

Je eine Spielfigur mit Klein- und Ringfinger festhalten. Korken mit Zeige- und Mittelfinger über Unterlage nach hinten rollen, Spielfigur ablegen, usw.

Ü 11 Große Schlaufen
Spuren der kullernden Kinder

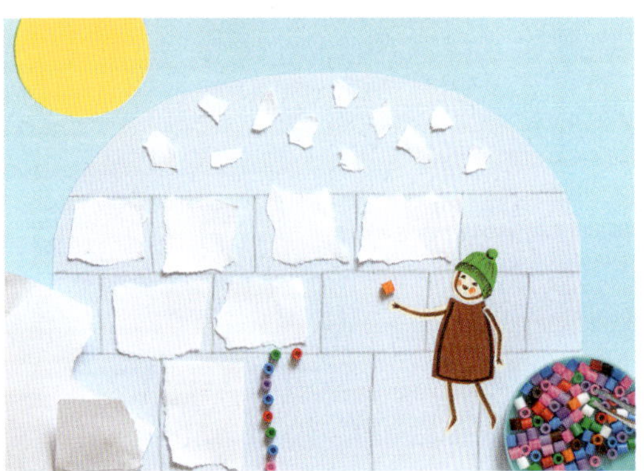

D 12 Kinder bauen ein Iglu S. 92

Material: Weiße Notizzettel / Bügelperlen in Gefäß / Pinzette

Vierecke als Wand und Schnipsel fürs Dach reißen und auf das Iglu legen. Bügelperlen mit Fingern oder Pinzette als Türrahmen aufstellen.

Ü 12 Kleine Schlaufen
Viele Spuren im Schnee

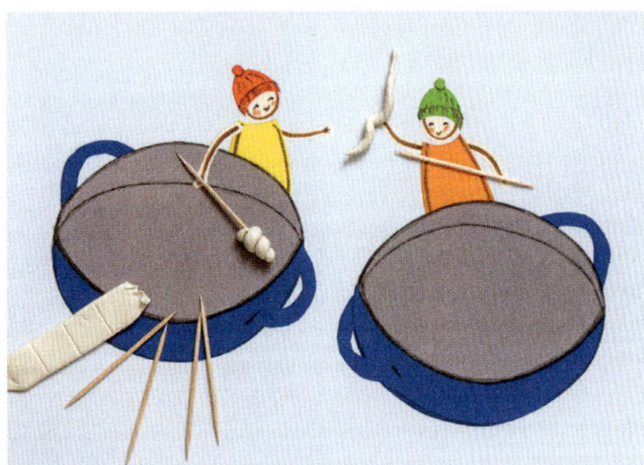

D 13 Kinder bereiten Teig und Stockbrote vor S. 93

Material: Patafix / Zahnstocher

Aus Patafix Würstchen rollen, um Enden der Zahnstocher wickeln.

Ü 13 Große umgedrehte Schlaufen
Stockbrote werden gewickelt

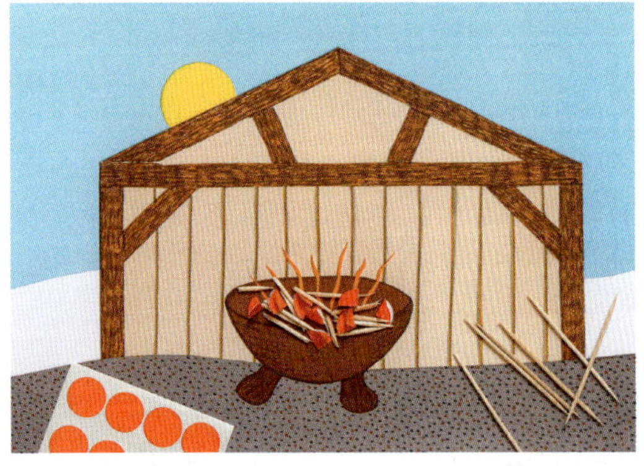

D 14 Grillfeuer wird angezündet S. 94

Material: Zahnstocher / rote Klebepunkte

Zahnstocher in Stücke brechen, auf Feuerschale legen. Klebepunkte hälftig zusammenkleben, nochmals knicken und als Glut ins Feuer legen.

Ü 14 Kleine umgedrehte Schlaufen
Rauch kräuselt sich in der Luft

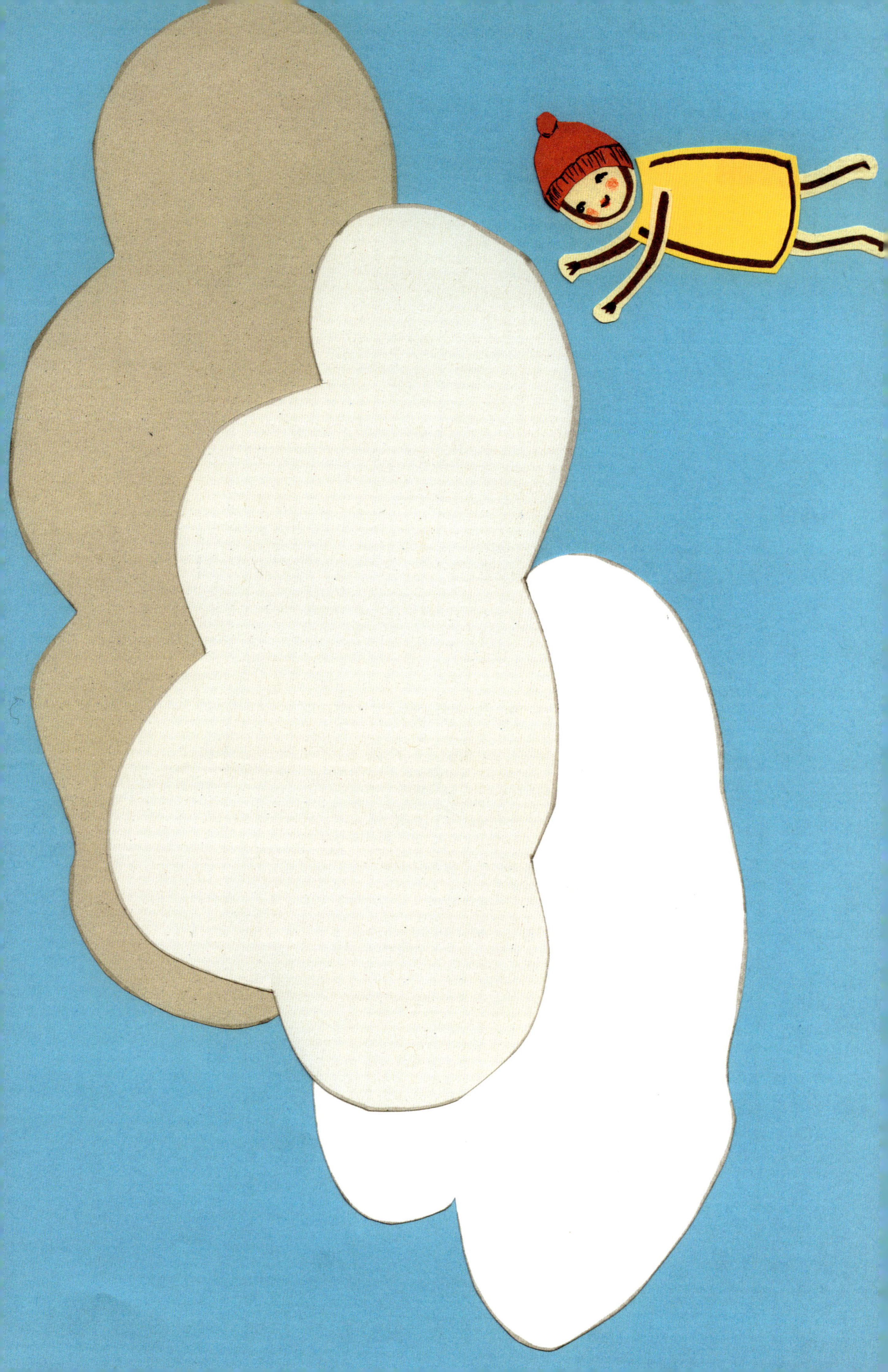

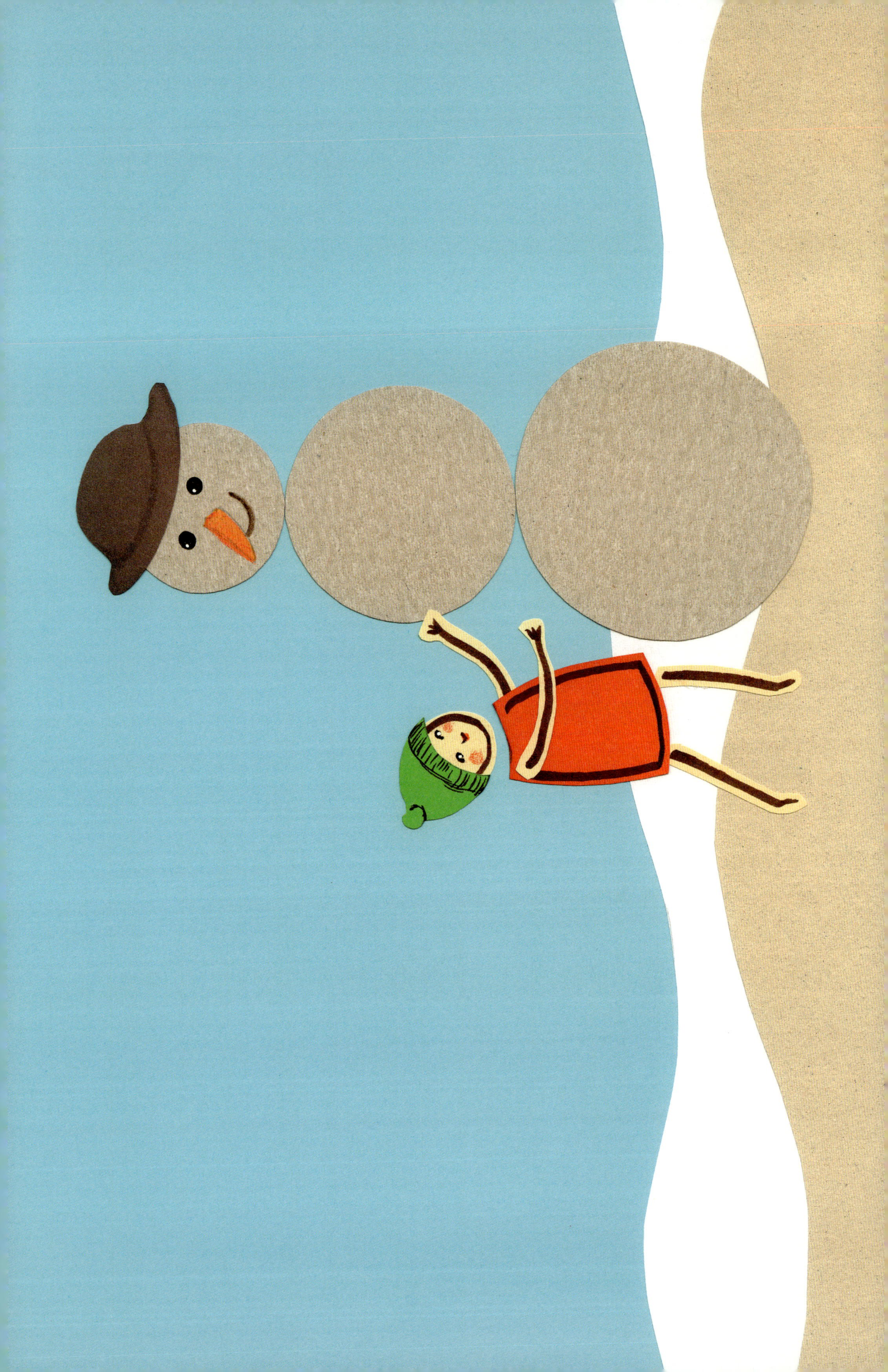

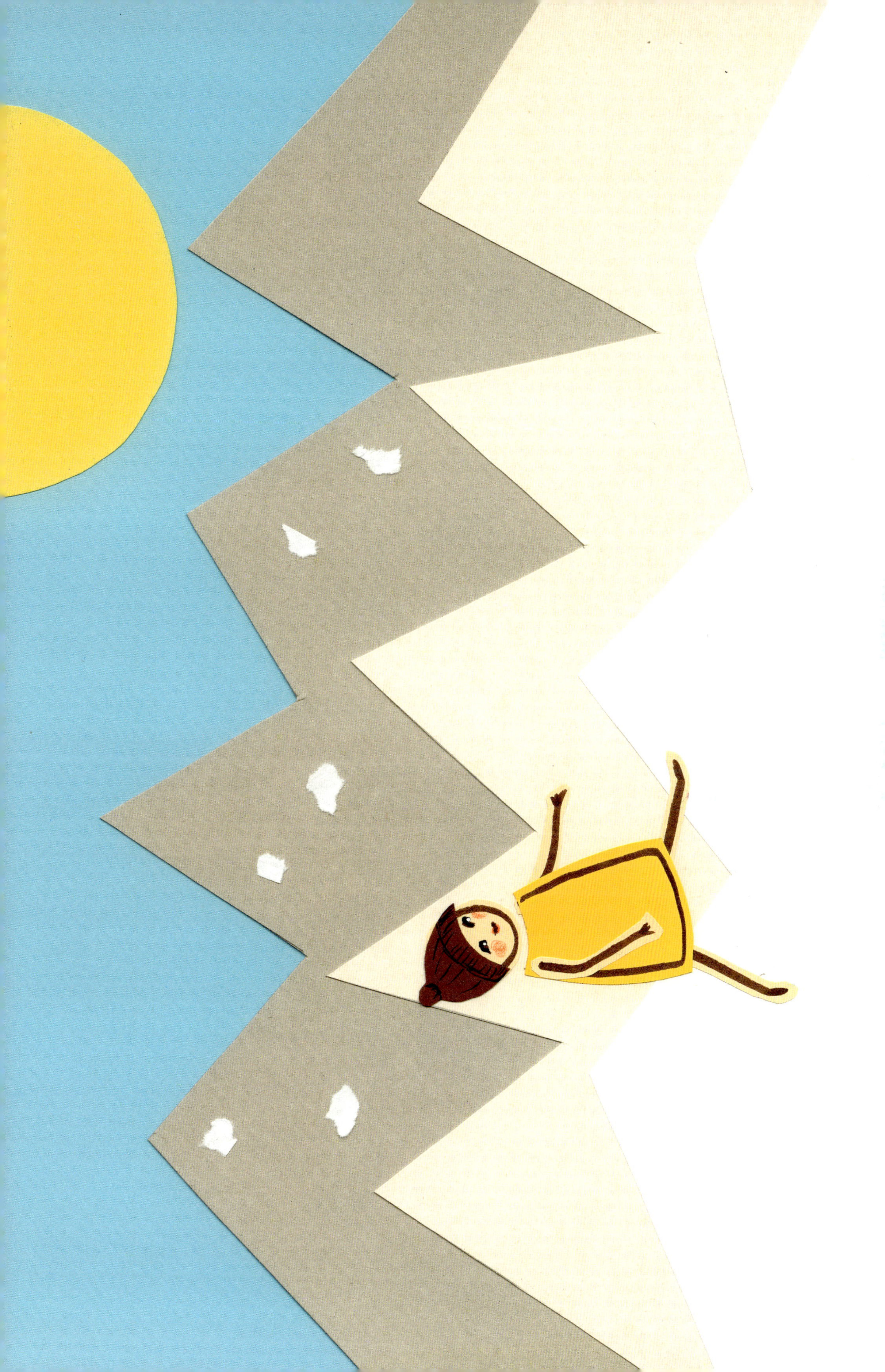

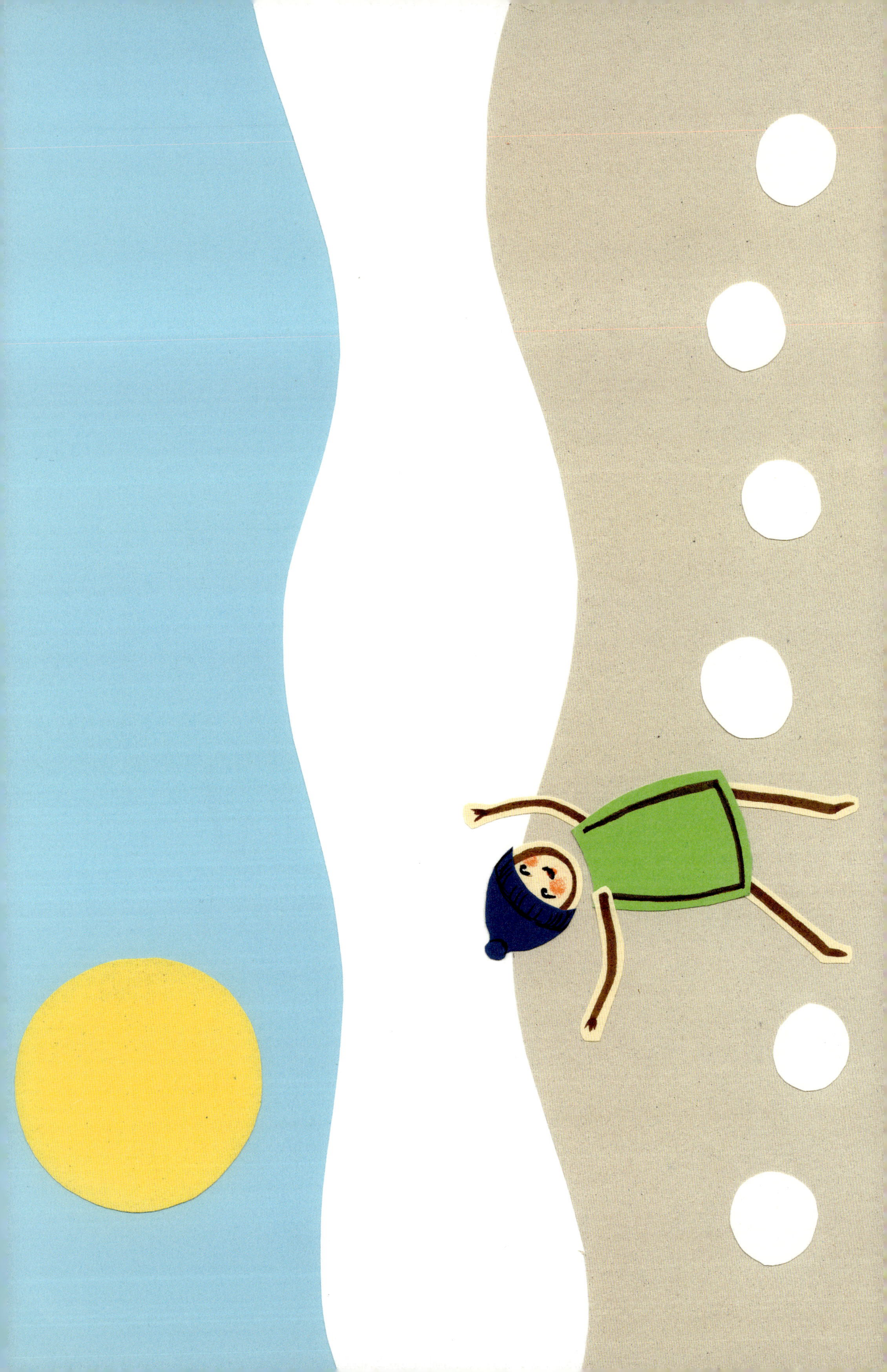

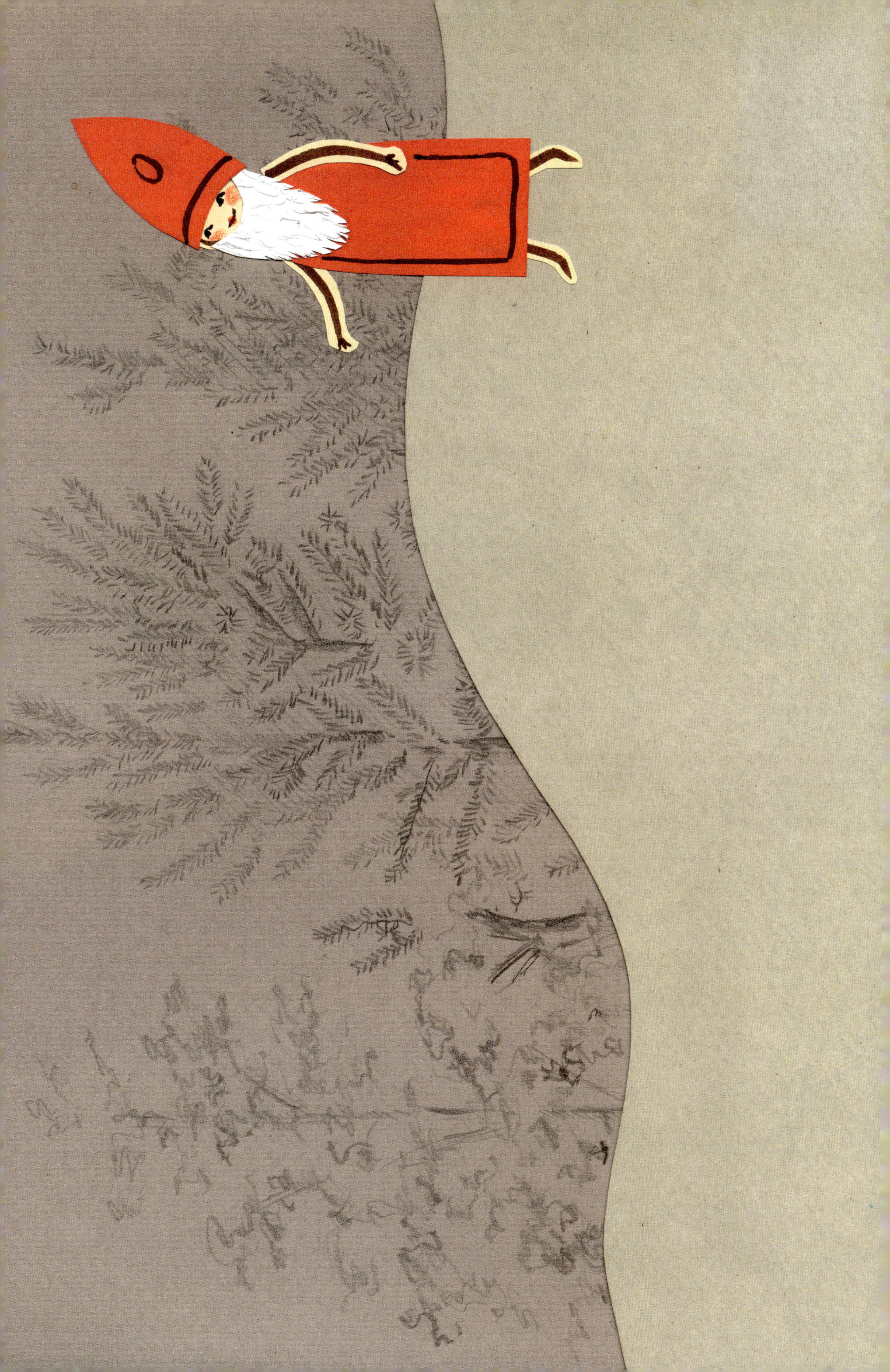

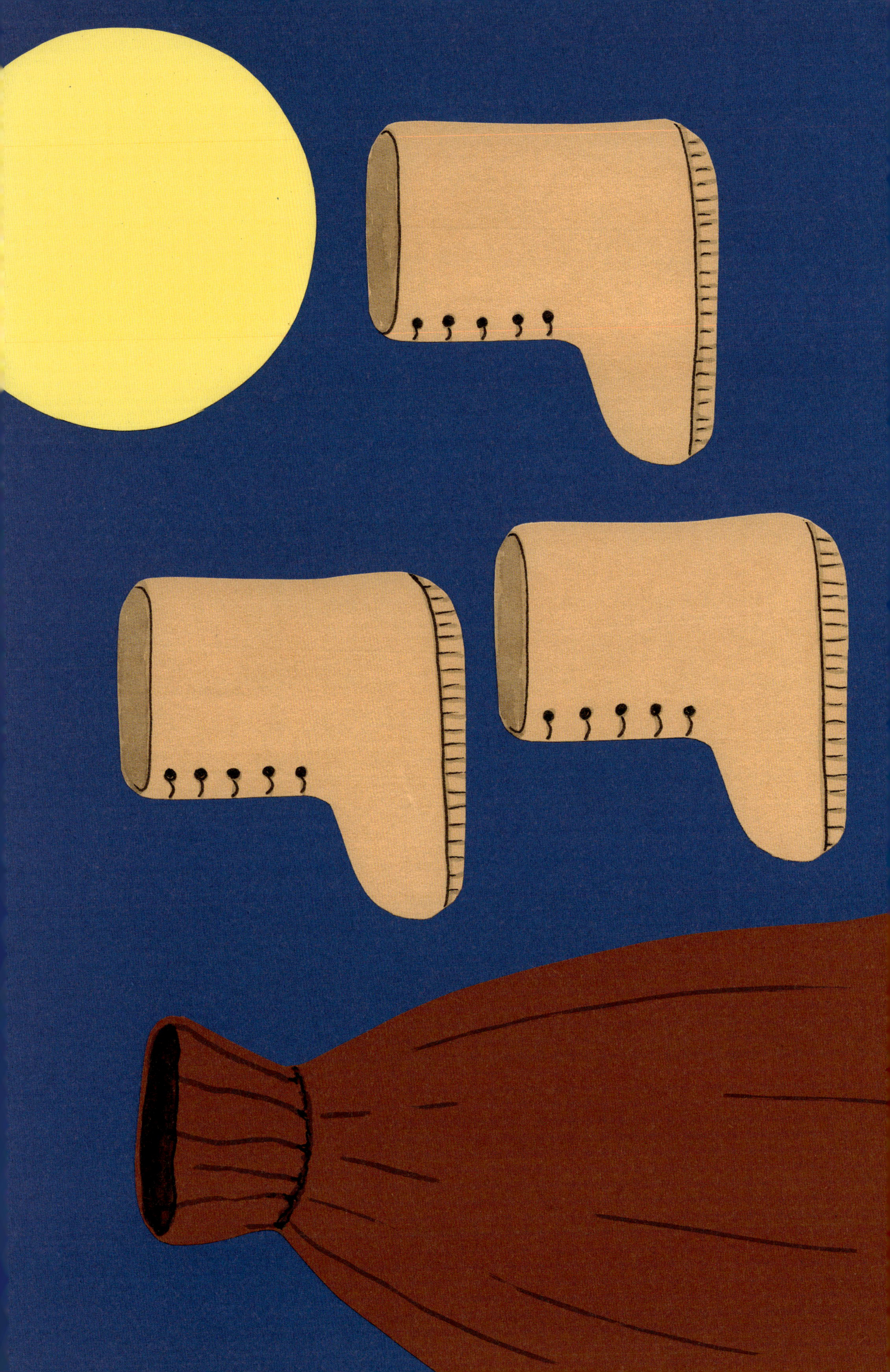

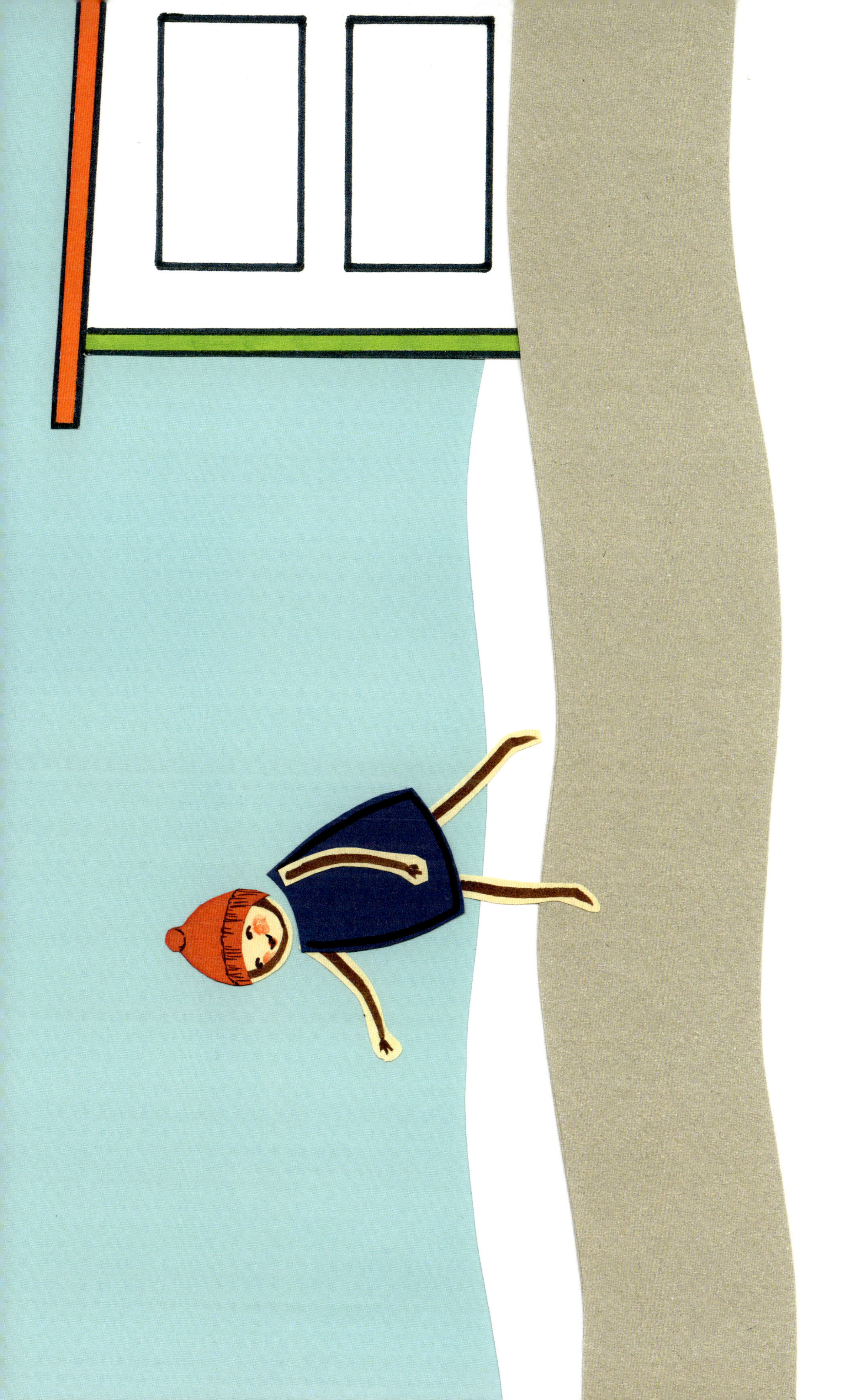

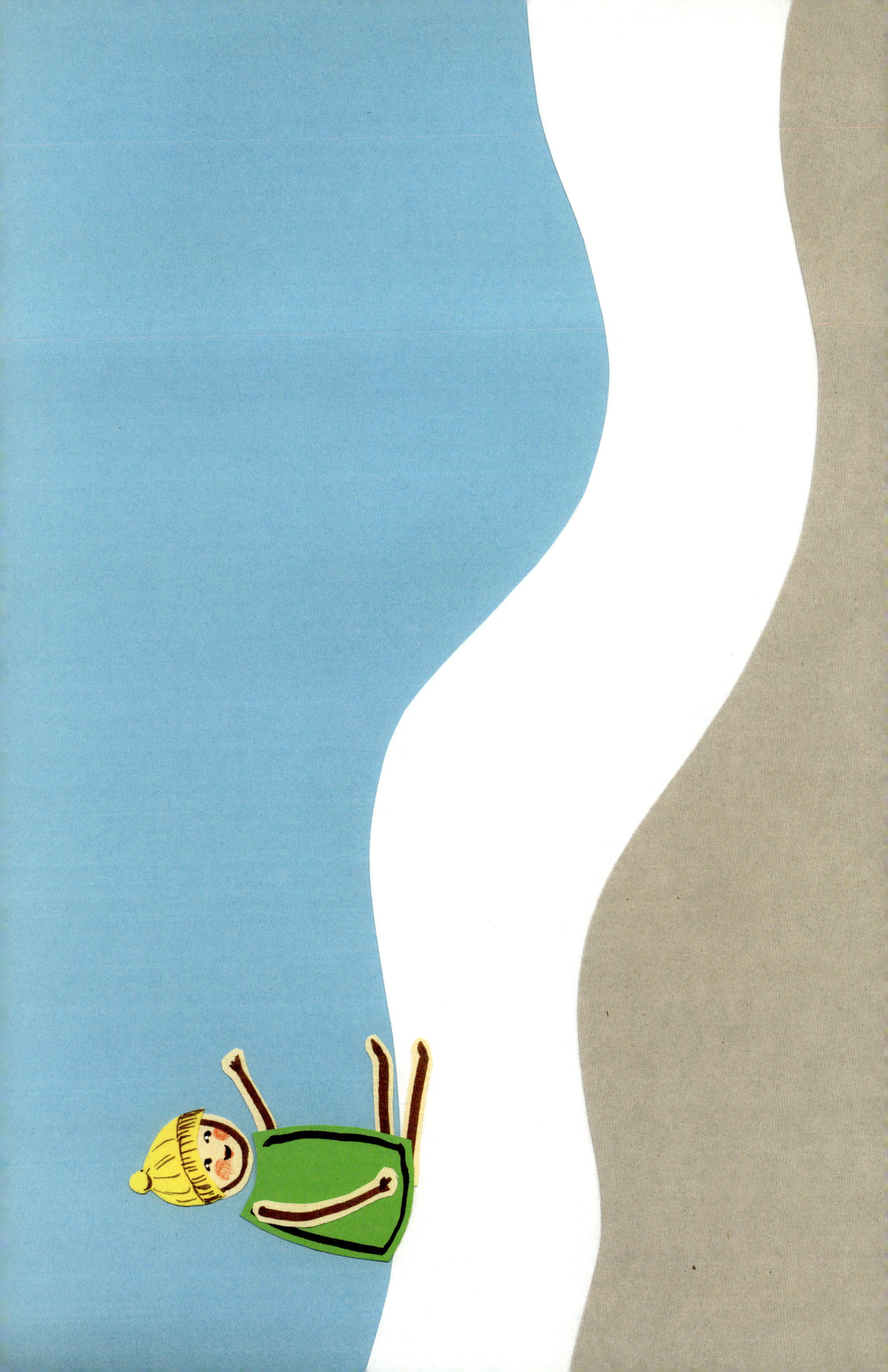

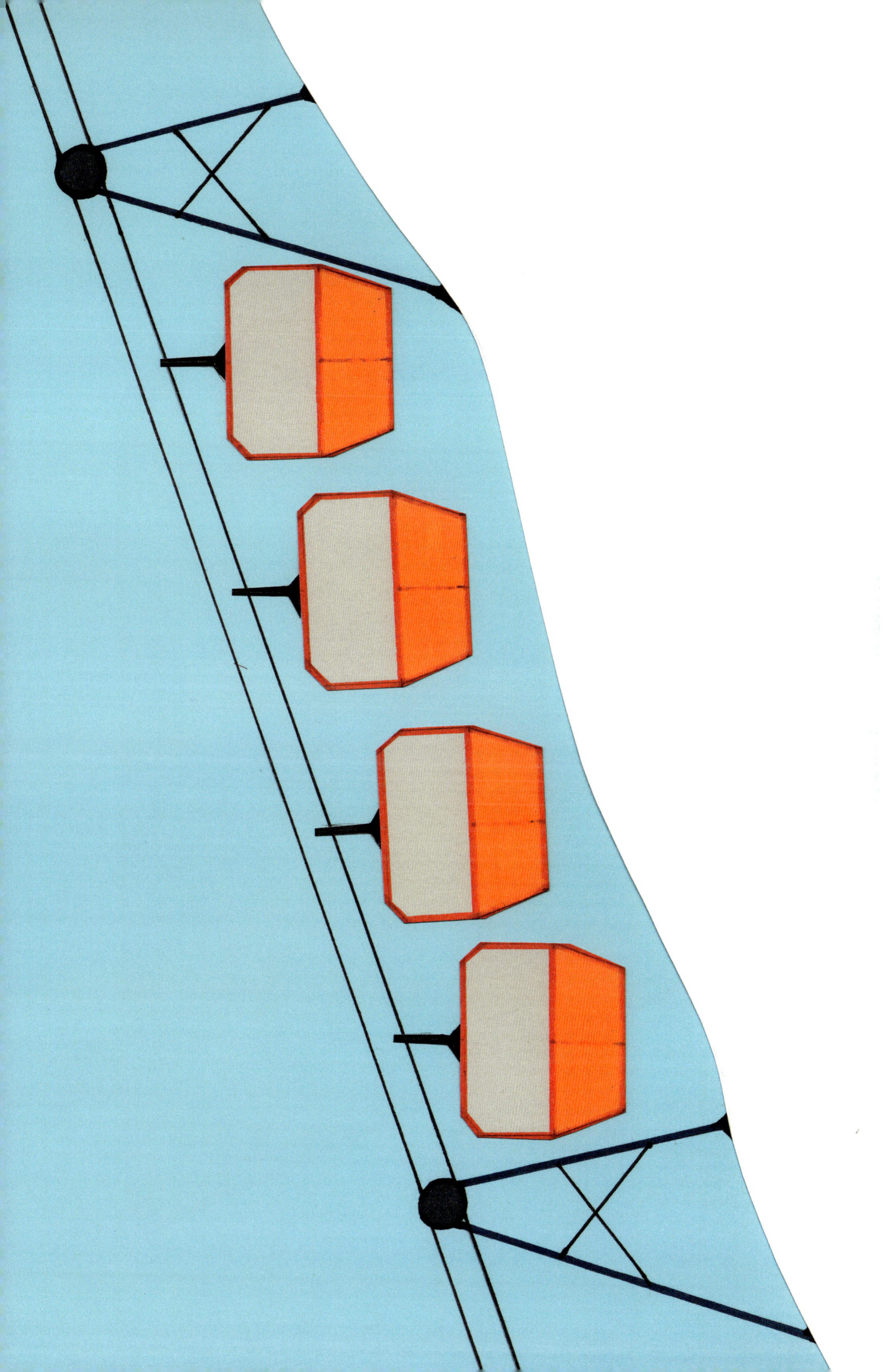

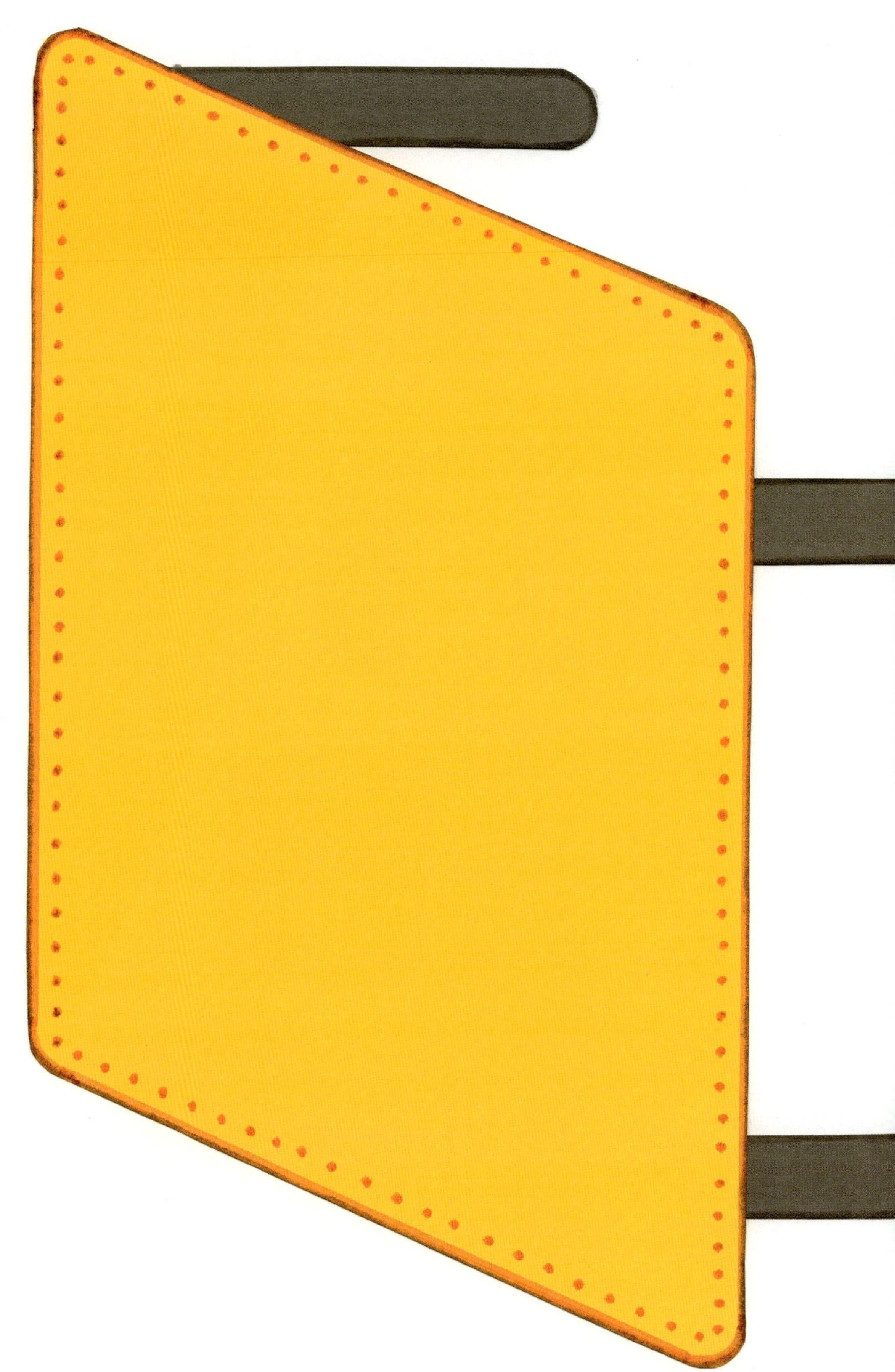

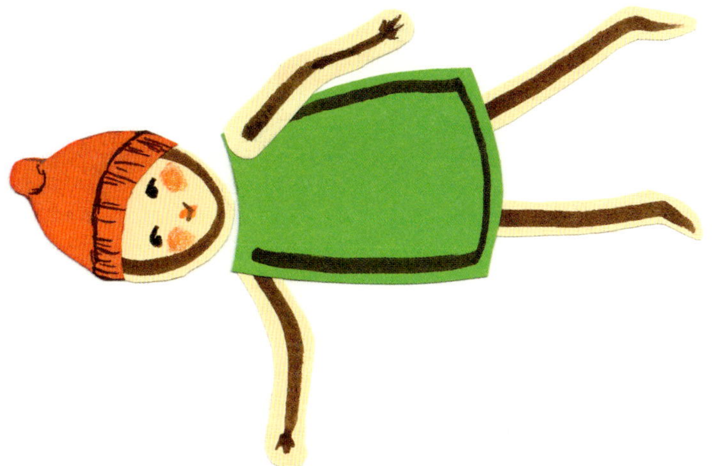

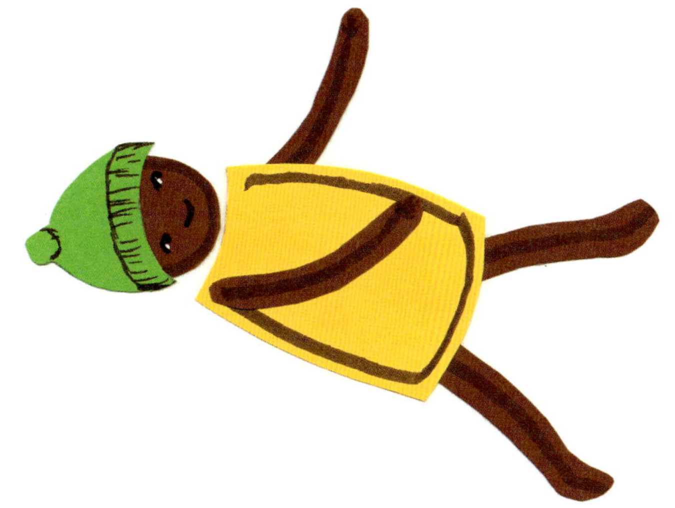

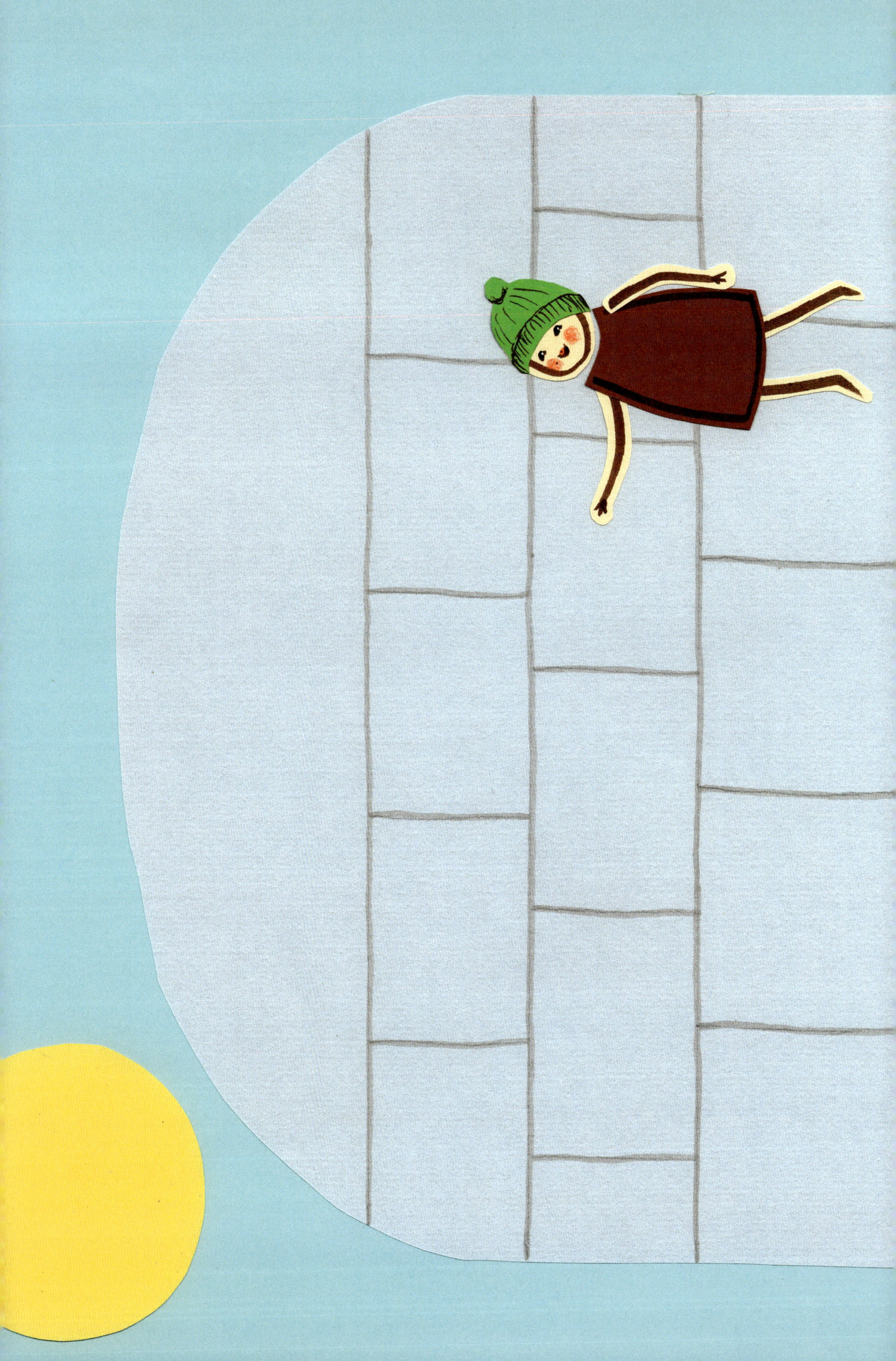

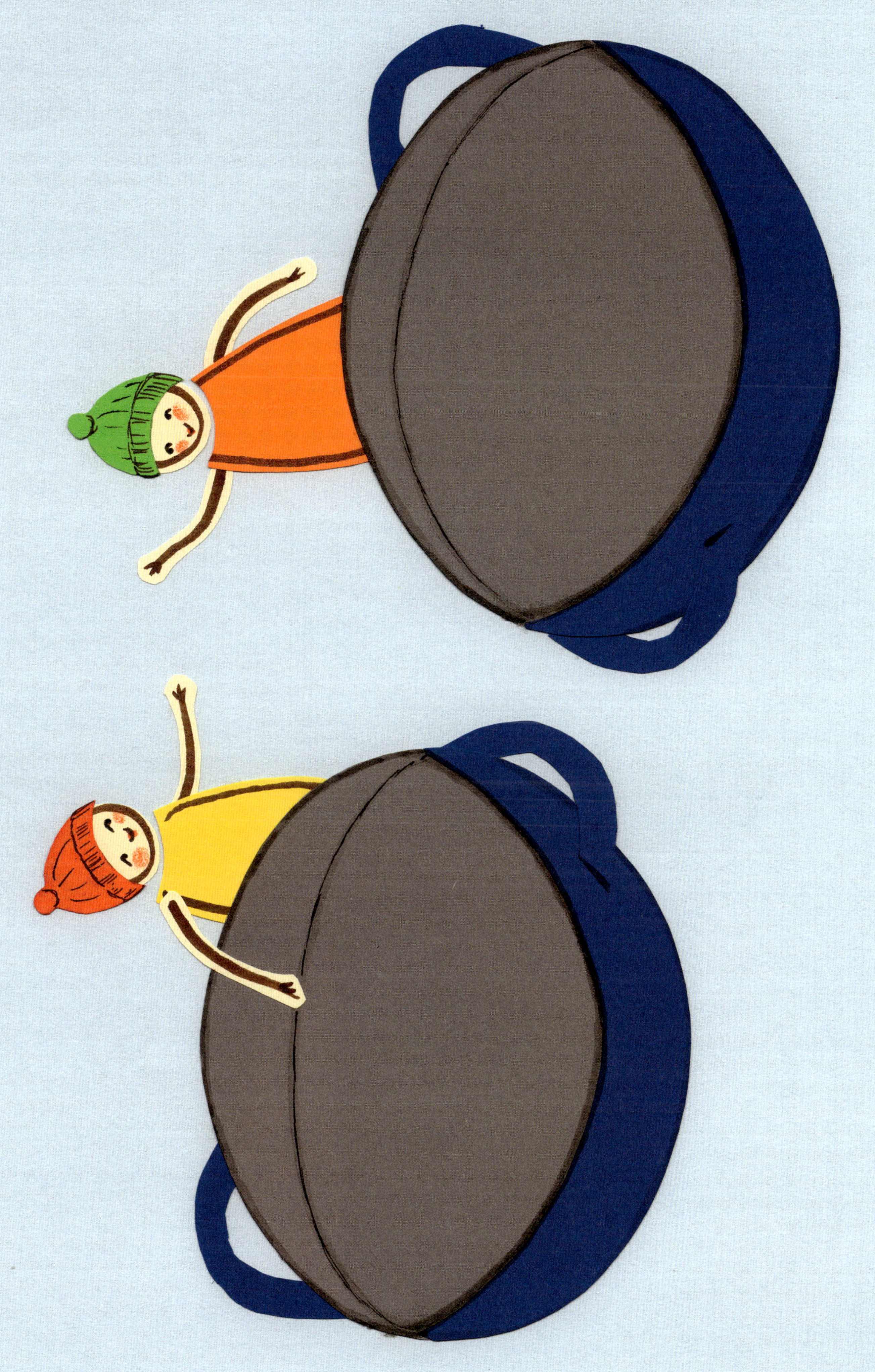

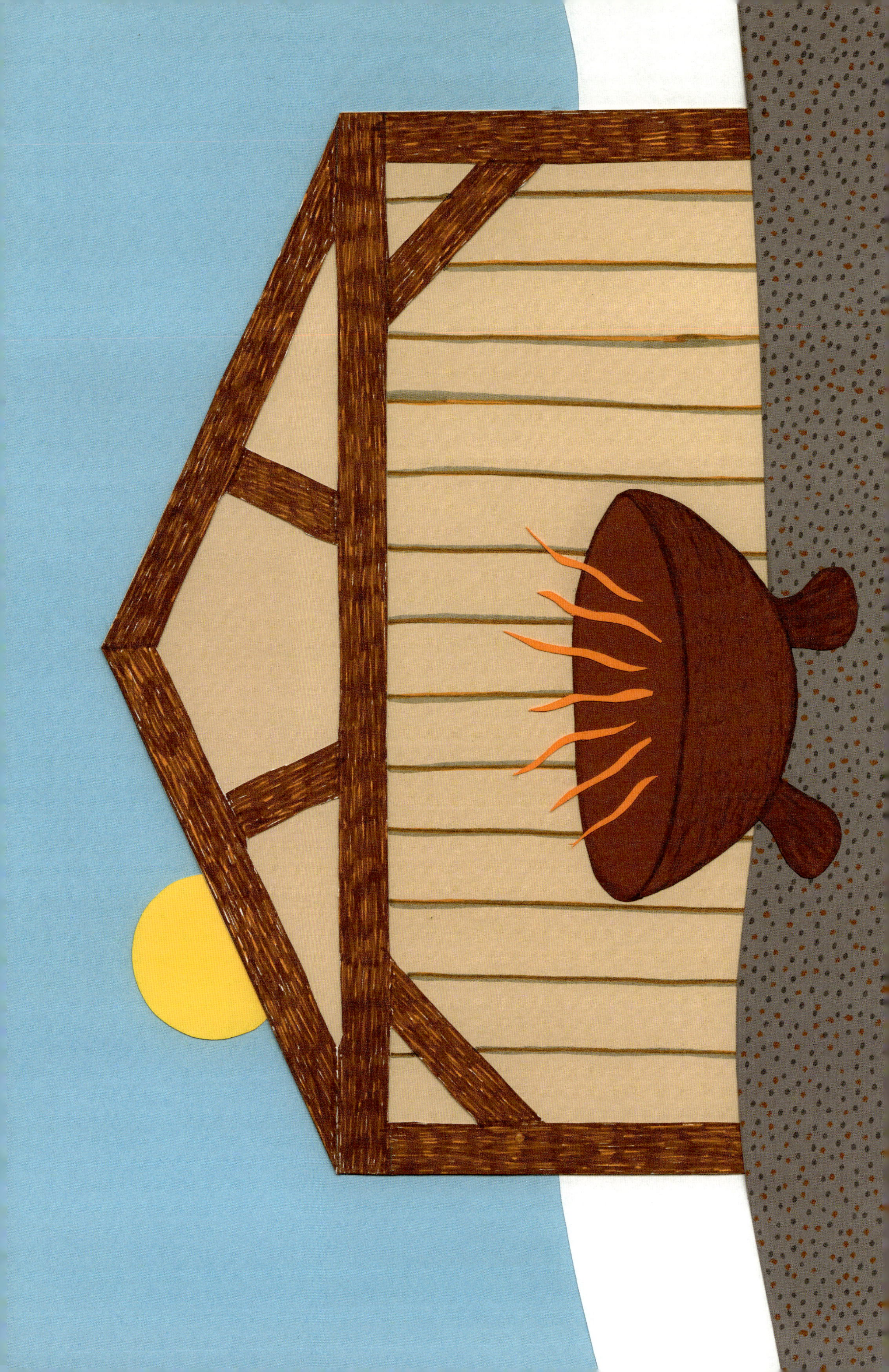

3.12 Übungsblätter Grafomotorik Einführung / Übungsblätter

Dieser Teil des Buchs enthält Übungsblätter für systematische Übungen zur Grafomotorik. Mit den sieben Grundmustern der Schrift erwerben Kinder die Fähigkeiten, um Buchstaben und Buchstabenverbindungen dynamisch auszuführen.

Die Grundmuster enthalten sämtliche Formelemente, aus denen sich die Buchstaben zusammensetzen. Bis zum Ende der ersten Klasse sollten Kinder diese Muster in größerer und kleinerer Version ausführen können. Die Übungsblätter werden im Wechsel mit den feinmotorischen Tätigkeiten auf den Spielplänen durchgeführt. Weitere Erläuterungen befinden sich auf den Seiten 17 / 18.

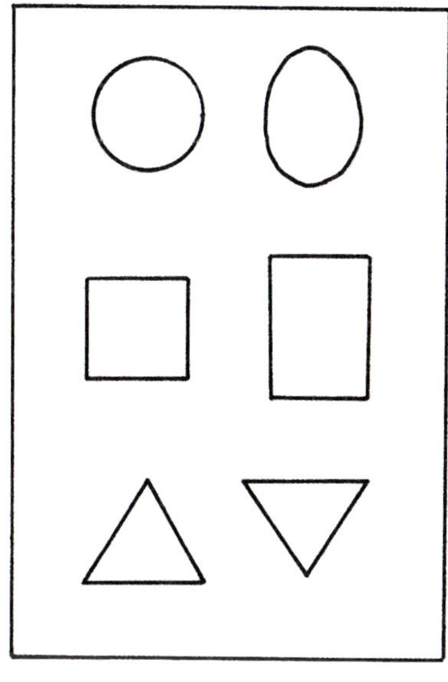

Grundformen

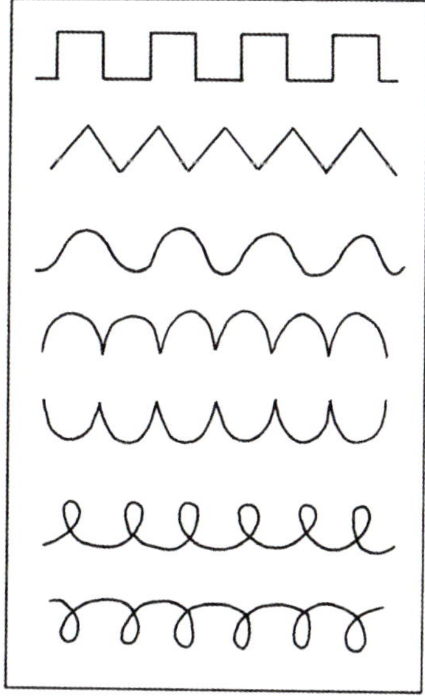

Grundmuster

Die grafomotorischen Übungsblätter in den Spielen dieses Buchs orientieren sich an den sieben „Grundmustern der Schrift".

Diese sind:

1. Zinnen
2. Zickzack
3. Wellen
4. Arkaden
5. Girlanden
6. Schlaufen
7. Umgedrehte Schlaufen

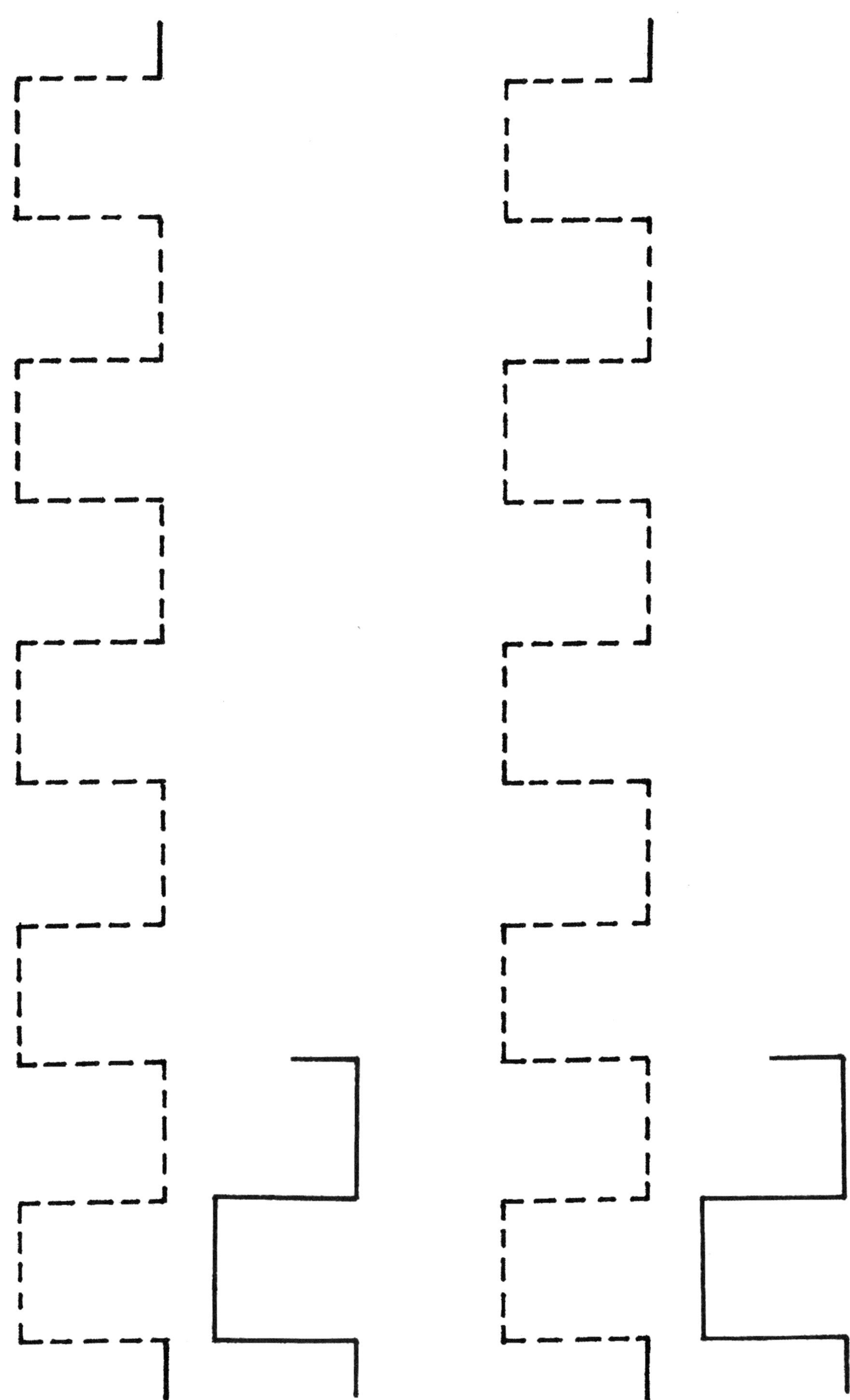

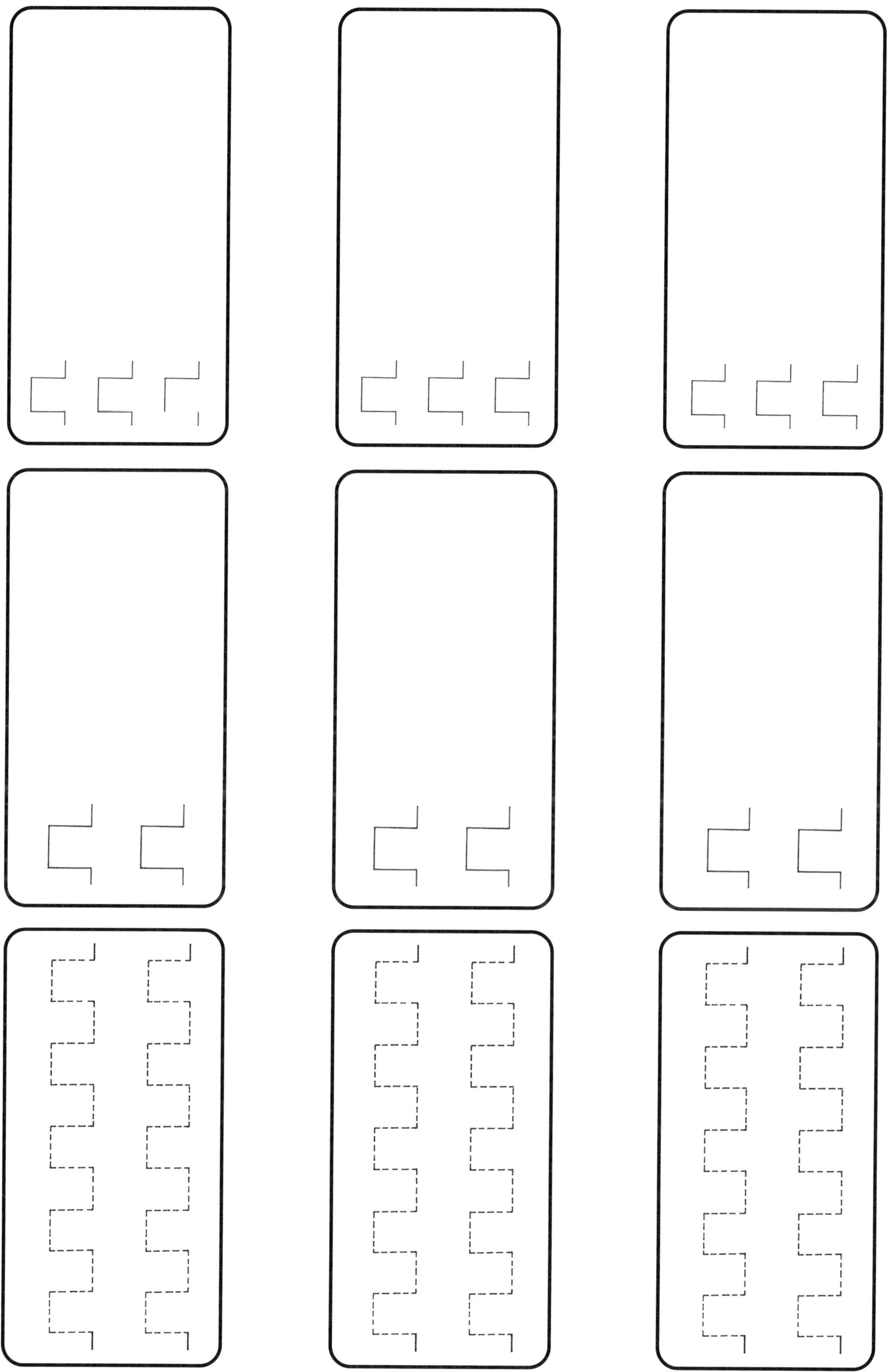

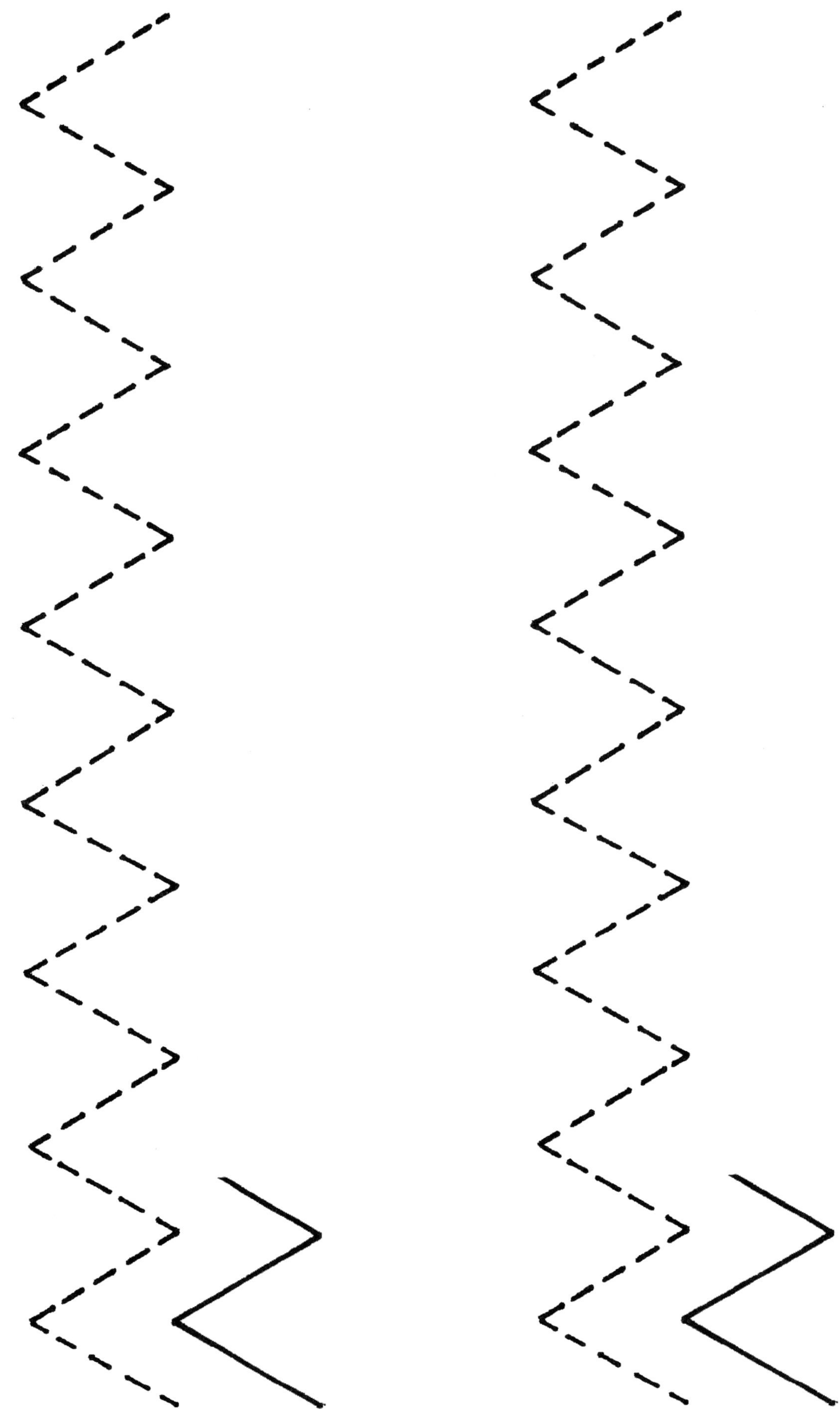

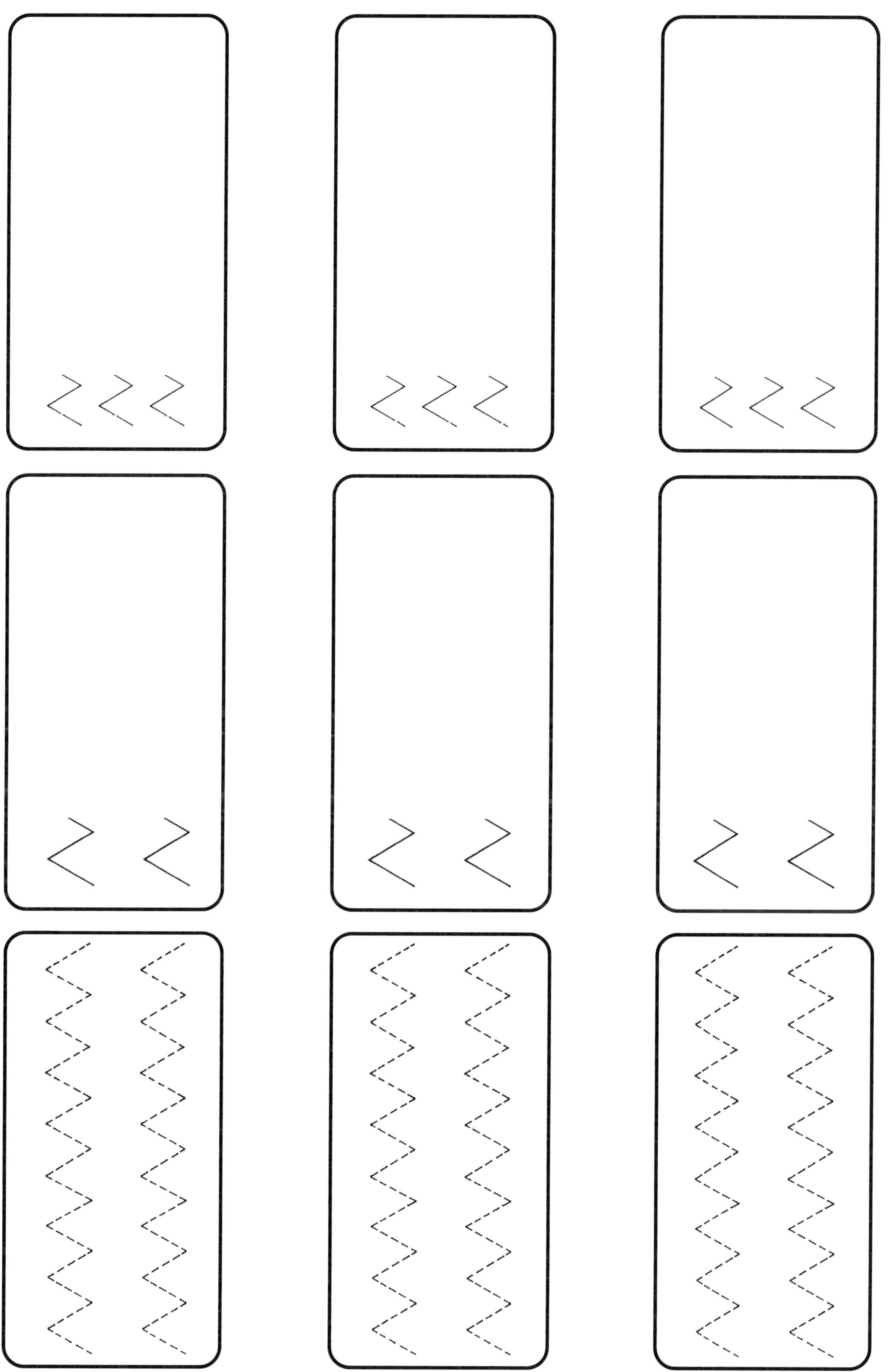

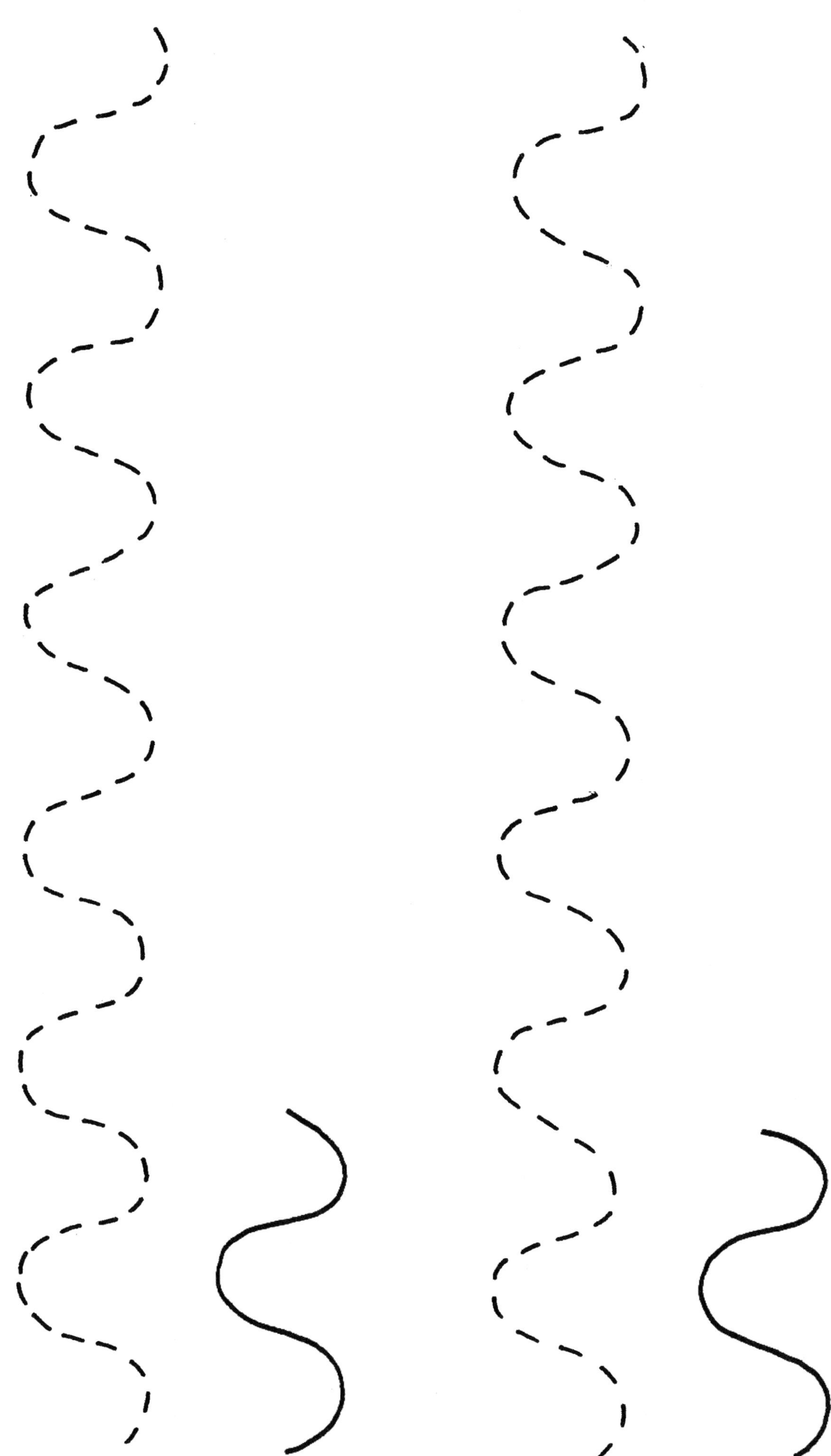

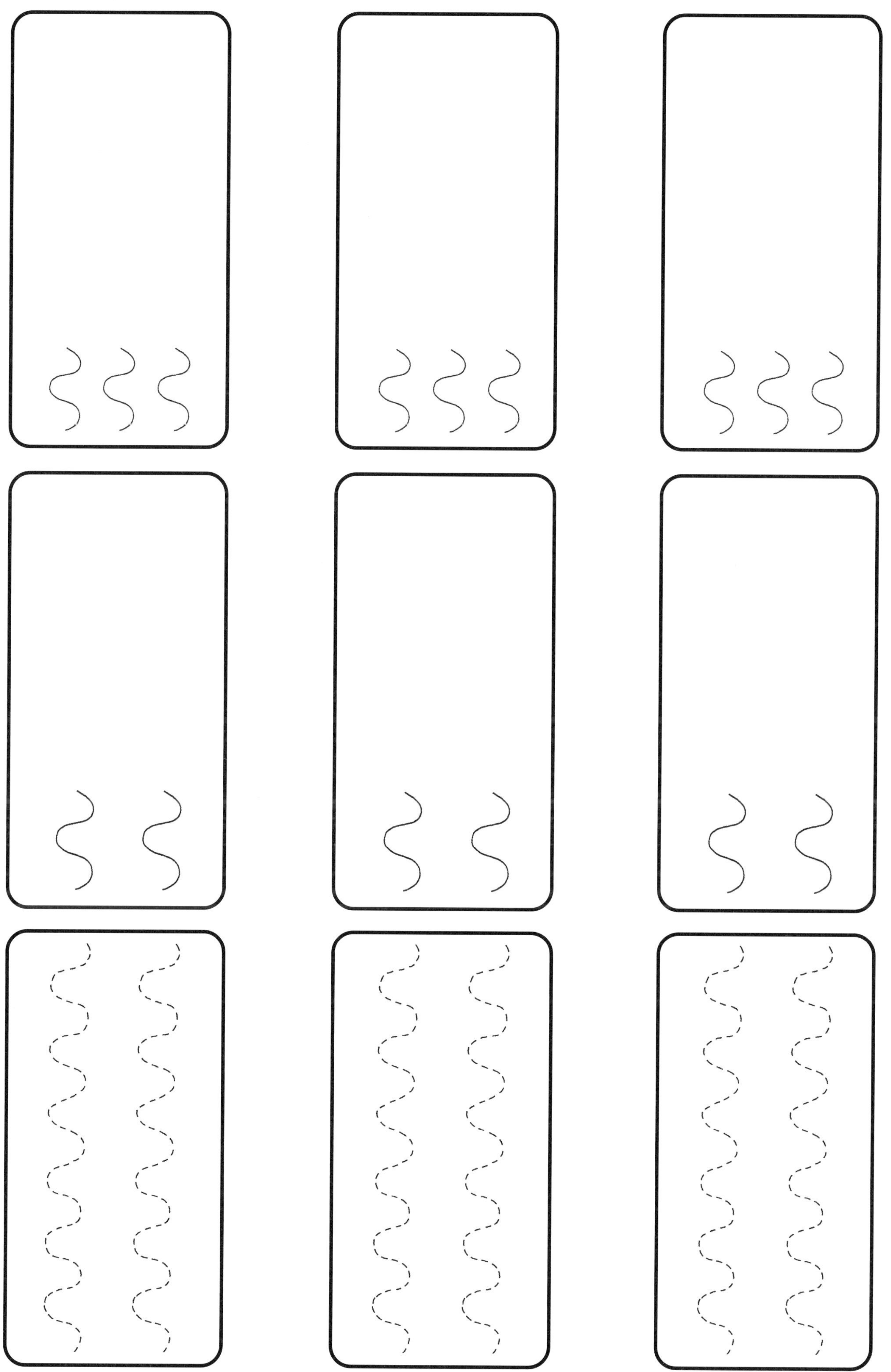

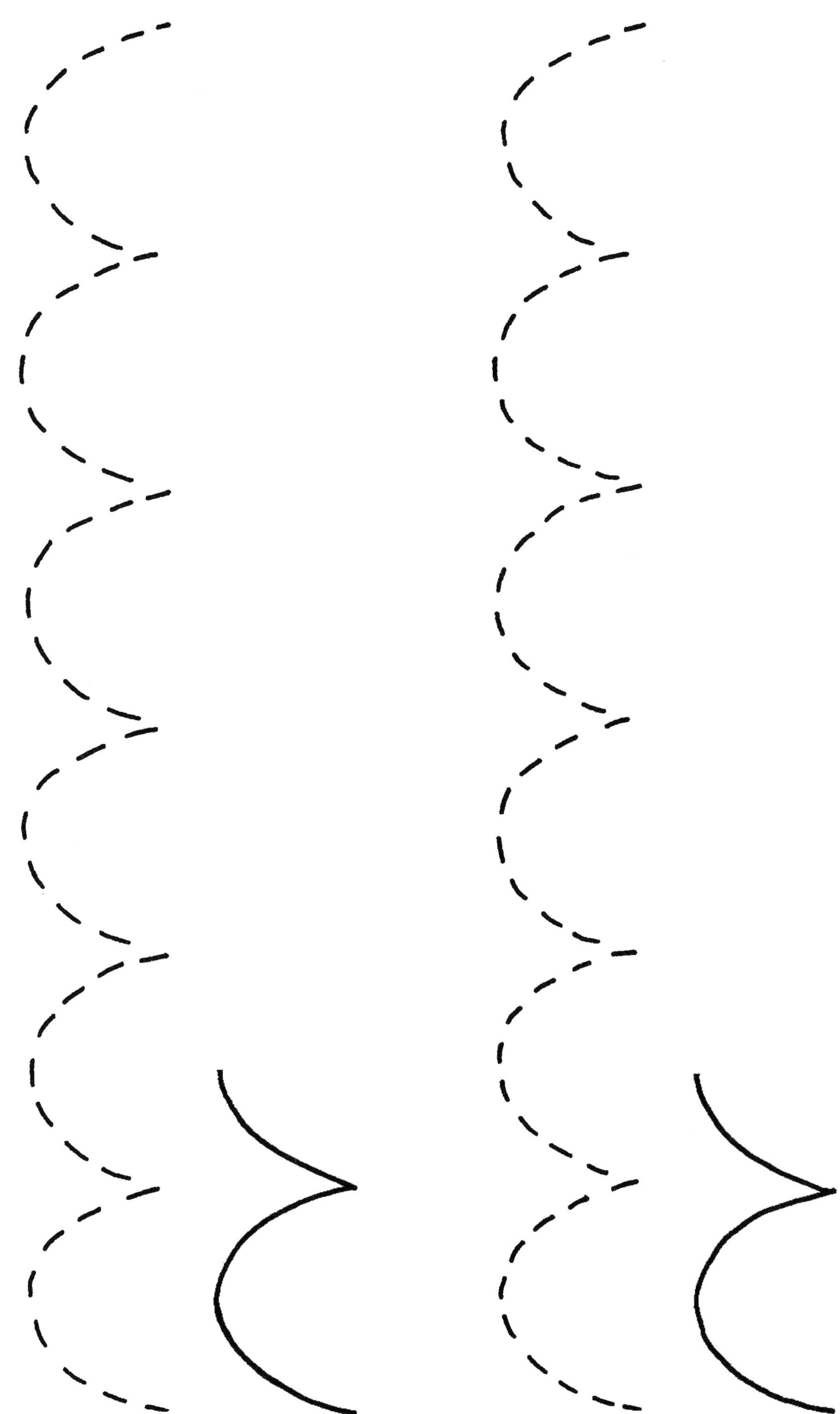

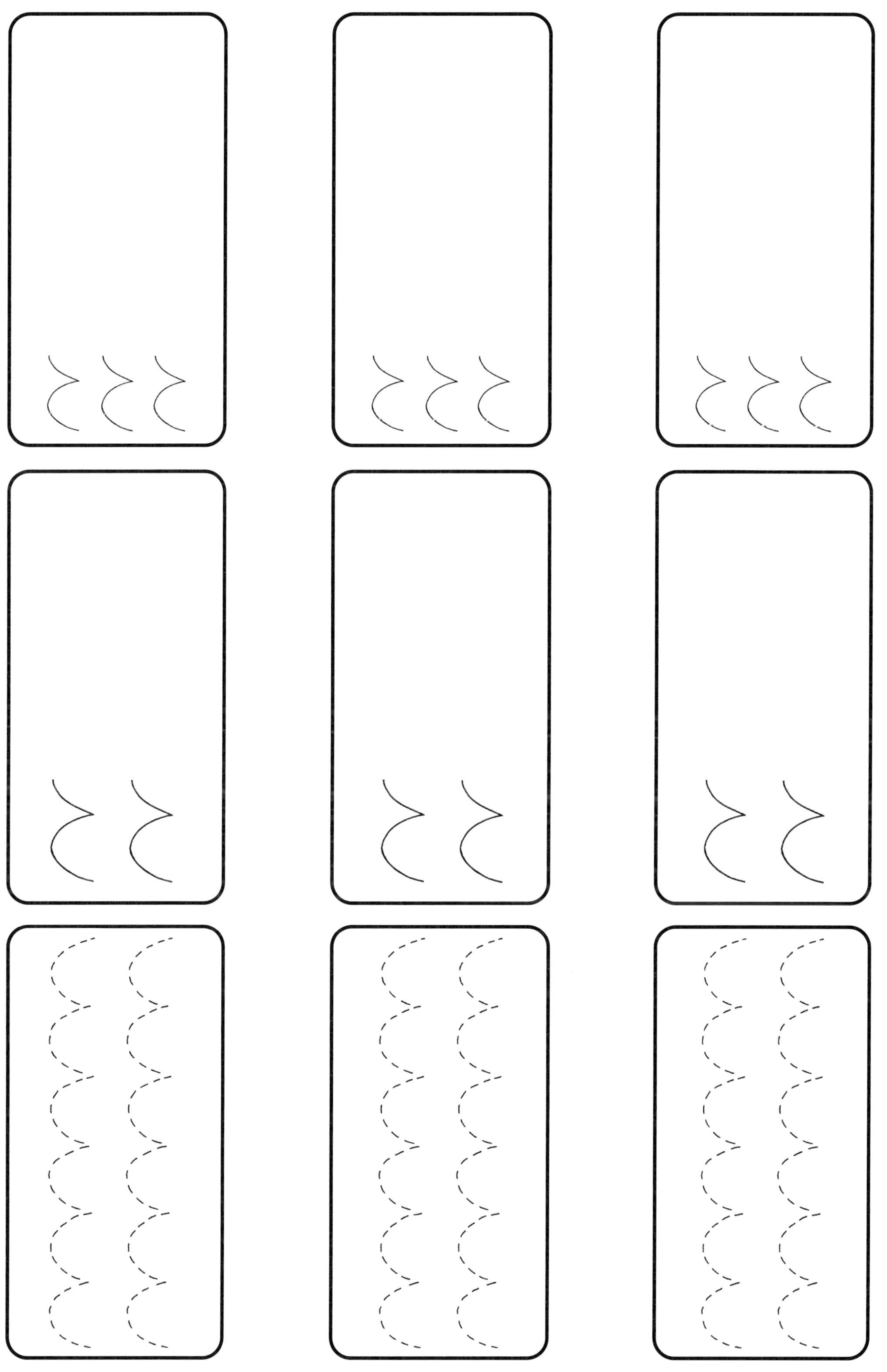

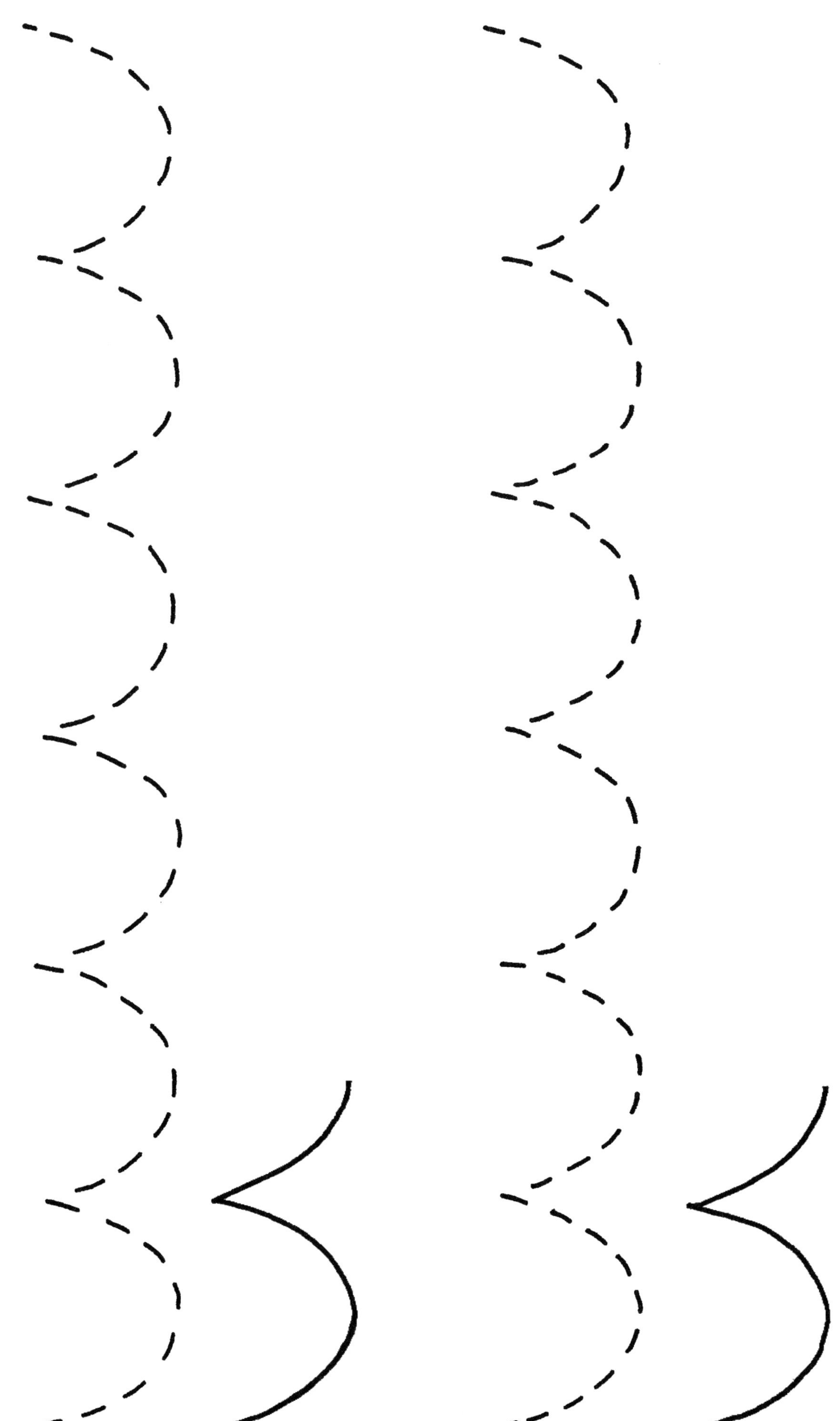

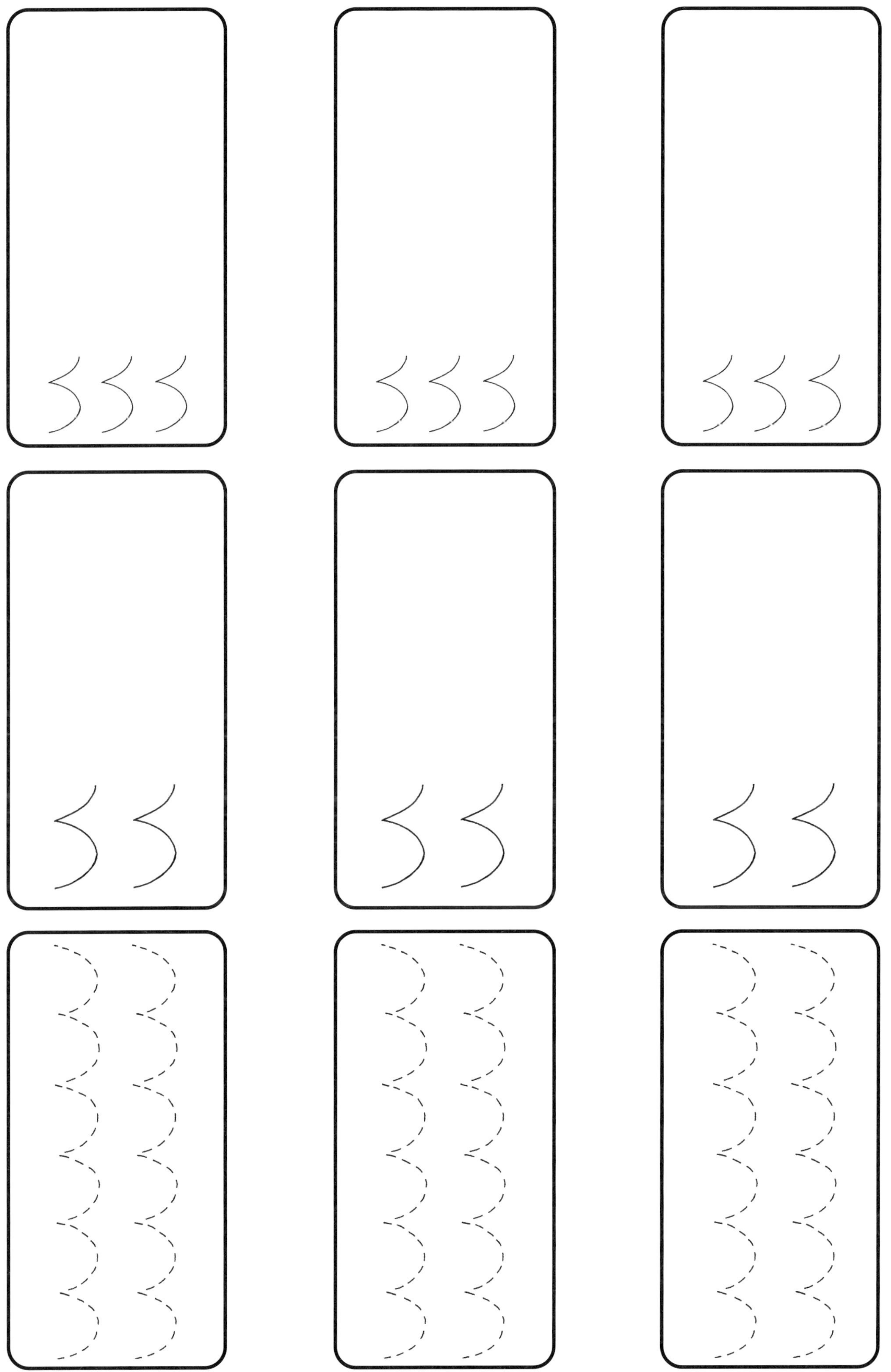

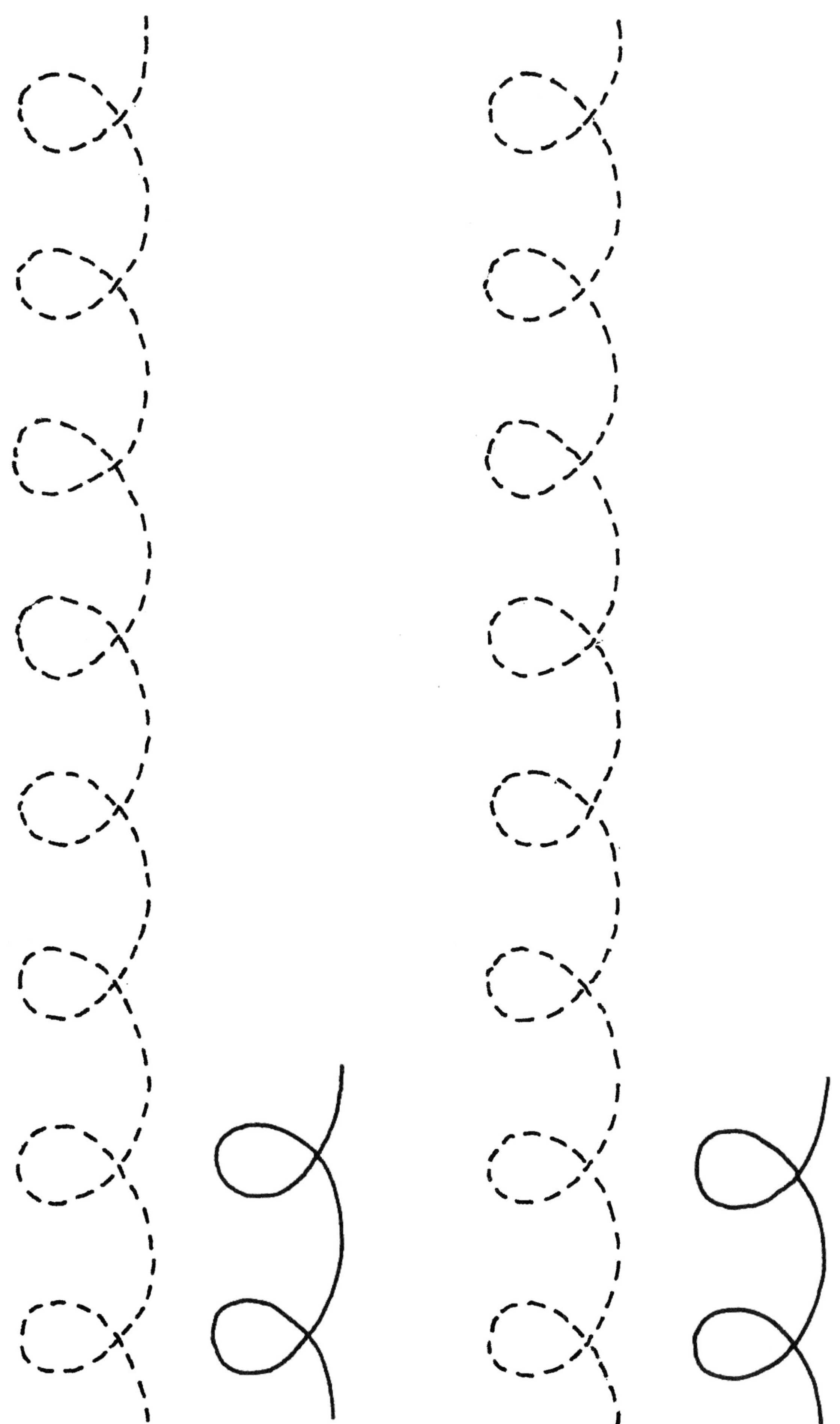

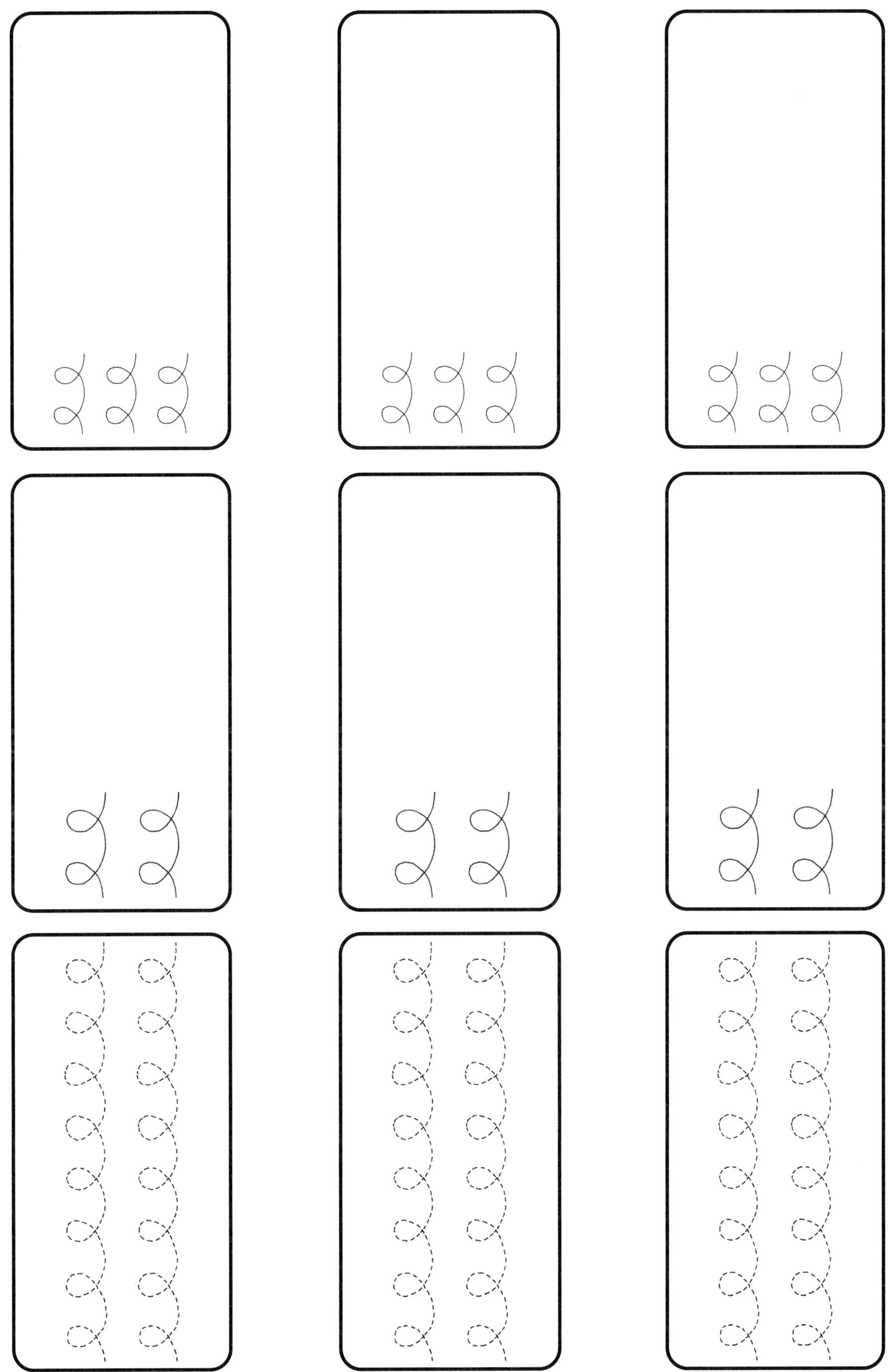

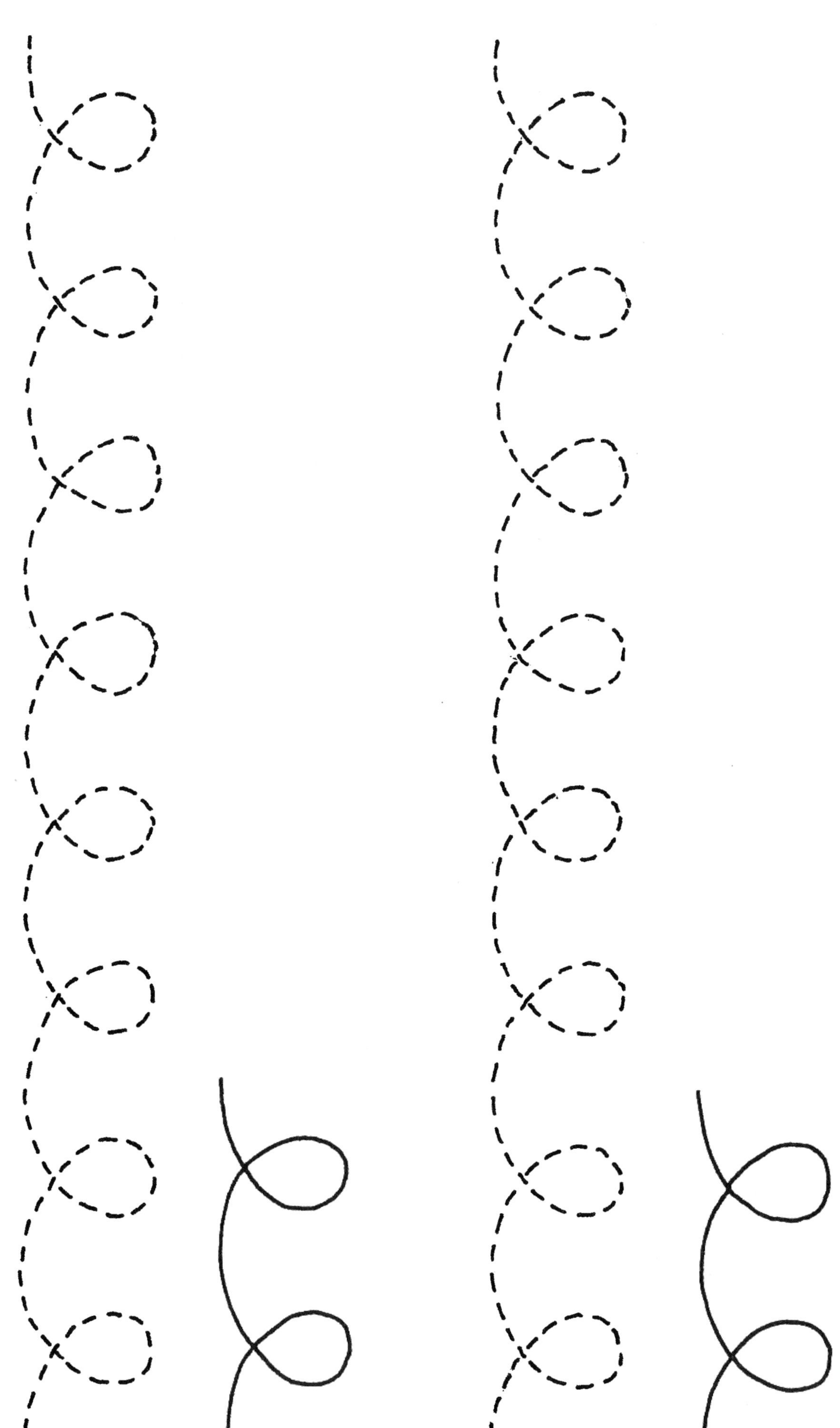

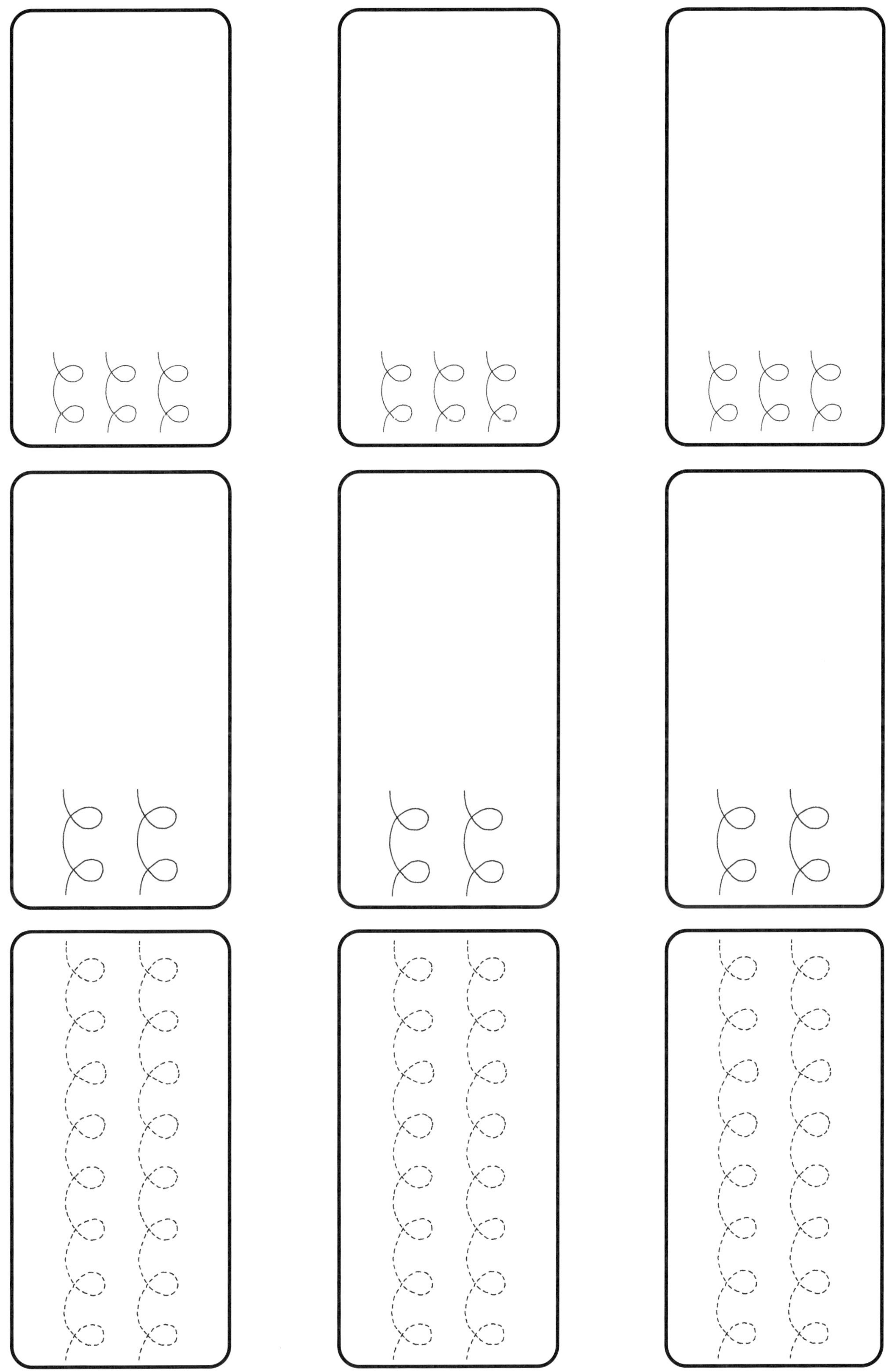

4. Spiele mit Stift und Papier

4.1 Einführung

Diese Spiele dienen zur Förderung der Stifthaltung und Stiftführung. Auf vorgegebenen Spielplänen werden mit Stiften zu zweit Spiele durchgeführt. Ohne weitere inhaltliche Aufgaben, wie z. B. beim Malen oder Schreiben, können hiermit Kinder in spielerischer Weise ihren Umgang mit Stiften trainieren. Dadurch, dass mit Stiften gespielt wird, und die Stifte sichtbare Spuren hinterlassen, bekommt das Kind direkte Rückmeldungen über seinen Stiftdruck, das Tempo und die Bewegungsausführung.

Die Spiele sind so konzipiert, dass eine häufige Wiederholung der Stiftbewegung während des Spiels stattfindet. Dadurch kann das Kind seine Kompetenz im Umgang mit Stiften steigern.

Viele Kinder haben Schwierigkeiten mit dem Halten und Führen von Stiften. Dadurch vermeiden sie teilweise bereits in der Vorschulzeit, zu malen und zu zeichnen.

Somit fehlt ihnen eine wichtige Kompetenz zum Schreibenlernen, die Erfassung und Wiedergabe der Grundformen und Grundmuster der Schrift. Am Schulanfang geraten sie schnell unter Druck und es ist ihnen nicht möglich, in der zur Verfügung stehenden Zeit schreiben zu lernen. Häufig üben sie großen Druck auf Stift und Papier aus, verkrampfen sich zunehmend und ihnen vergeht schnell die anfängliche Freude am Schreibenlernen.

Diesen Kindern kann zusätzlich zu Übungen zur Erfassung und Wiedergabe der Grundformen, Grundmuster und Buchstaben die Arbeit mit diesen Spielen helfen, Stifte locker und leicht zu halten und zu führen.

4.2 Stifthaltung / Stiftführung

Die Stifthaltung im dynamischen Dreipunktgriff bietet die größtmögliche Beweglichkeit von Daumen, Zeige- und Mittelfinger bei der Stiftführung. Eine andere Stifthaltung, zum Beispiel mit vier Fingern oder mit überschlagenem Daumen, ist nur dann akzeptabel, wenn dadurch die Fingerbeweglichkeit nicht eingeschränkt wird. Wenn jedoch die Beweglichkeit eingeschränkt ist und dadurch dynamische Fingerbewegungen kaum möglich sind, ist eine Korrektur der Stifthaltung und deren Einübung notwendig. Ein Stiftaufsatz kann die ergonomische Stifthaltung unterstützen.

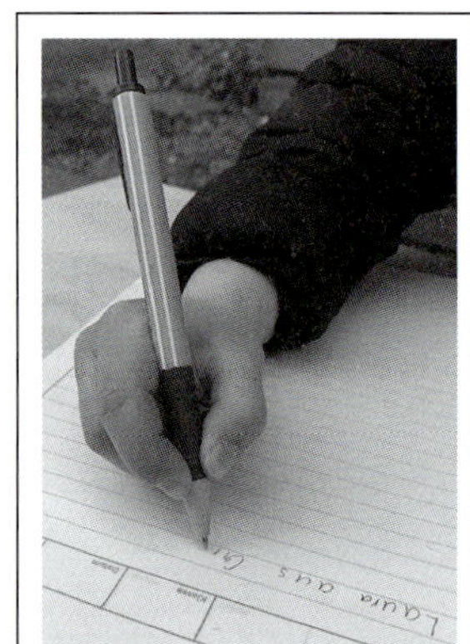	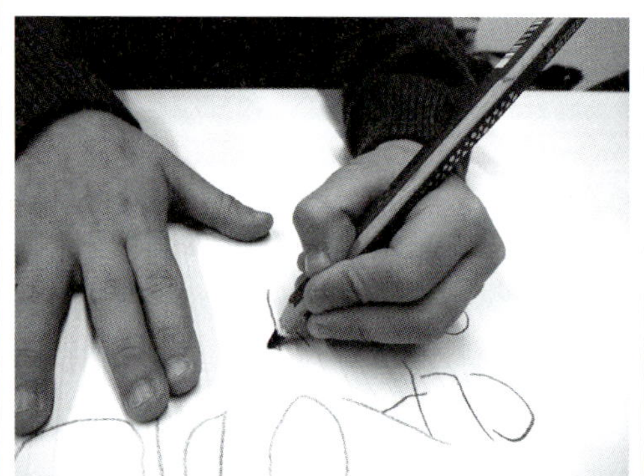	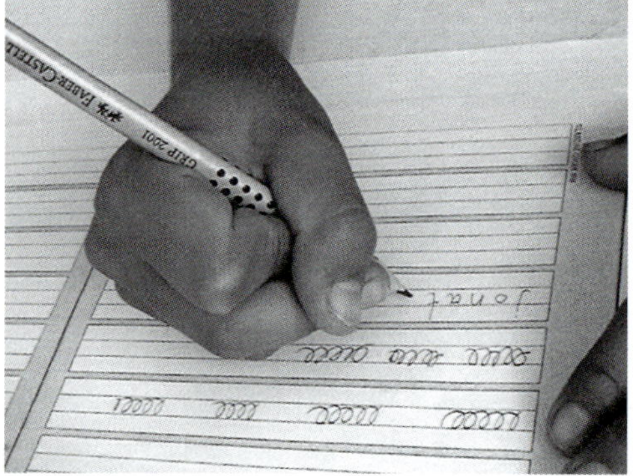
Dynamischer Dreipunktgriff	Statischer Vierpunktgriff	Überschlagener Daumen / zu stark gebeugte Finger

4.3 Vorbereitung der Spiele

Die Spielpläne werden auf Papier in DIN A4, oder auch auf DIN A3 vergrößert, ausgedruckt. Weiterhin können die Pläne nach Belieben angemalt, ausgeschmückt oder auf farbigem Papier ausgedruckt werden.

4.4 Durchführung der Spiele

Zwei Spieler sitzen sich gegenüber an einem Tisch. Tischhöhe und Abstand der Spieler sollten ein ergonomisches Sitzen und Spielen ermöglichen. Ein Spielplan wird auf den Tisch gelegt und kann ggf. auch darauf festgeklebt werden, damit er nicht verrutscht. Jeder Spieler erhält einen gut gespitzten Stift, bei einigen Spielen in einer anderen, gut sichtbaren Farbe. Weitere erforderliche Materialien werden bereitgestellt.

Zunächst wird dem Kind der Spielablauf erklärt und das Vorgehen erläutert, z.B., wann ein Partnerwechsel erfolgt.

4.5 Vorlagen Anleitung / Vorlagen

Im Folgenden werden die einzelnen Spiele und deren Ablauf erläutert. Weiterhin wird dargestellt, welche Hauptaspekte die Übung beinhaltet.

Triff das Tor
Ein Glasnugget wird jeweils auf die Mittellinie des Spielplans gelegt. Abwechselnd kickt jeder Spieler mit dem Stift das Nugget in das gegnerische Tor. Als Treffer zählt, wenn das Nugget innerhalb des Tors landet. Die Treffer werden durch Kreuze in den Kästchen neben dem eigenen Tor dokumentiert.
In diesem Spiel geht es um Zielgenauigkeit und Kraftdosierung.

Fang den Strich
Der erste Spieler platziert einen ca. 1 cm langen Strich in beliebiger Richtung irgendwo auf dem Spielplan. Der zweite durchkreuzt diesen so schnell wie möglich. Wenn der Strich nicht getroffen wird, oder erst nach einer vereinbarten Zeit, findet ein Partnerwechsel statt.
In diesem Spiel geht es um Reaktionsgeschwindigkeit, Zielgenauigkeit, visuomotorische Koordination und Richtungswahrnehmung.

Fang die Form
Der erste Spieler platziert irgendwo auf dem Spielplan eine der vorgegebenen Grundformen (Kreis, Oval, Viereck, Dreieck und Raute) in der Größe der Vorgabe. Der zweite Spieler umfährt diese Form in geringem Abstand, ohne die Vorgabe zu berühren. Wird die Form berührt, ist die Ausführung sehr ungenau, oder erst nach einer vereinbarten Zeit, findet ein Partnerwechsel statt.
Ein Exemplar der Spielpläne enthält keine Formvorgabe. Hiermit können die Spielpartner weitere Formen frei wählen.
In diesem Spiel geht es um Formwiedergabe, Zielgenauigkeit und visuomotorische Koordination.

Schraffieren
Jeder Spieler bekommt zwei verschiedene Buntstifte. Damit schraffiert sie /er je ein Kästchen im karierten Feld auf seiner Seite. Mit jeder der beiden Farben wird in die andere Richtung schraffiert. Der zweite Spieler würfelt mit einem Würfel so lange, bis sie / er eine Sechs hat. Dann findet ein Partnerwechsel statt. Wer sein Feld zuerst ganz ausschraffiert hat, gewinnt.
In diesem Spiel geht es um flüssige, gleichmäßige Stiftführung, visuomotorische Koordination und Geschwindigkeit.

Schatzsuche
Zunächst schneidet die Förderperson Quadrate und / oder Dreiecke aus Kreppklebeband und klebt sie innerhalb der „Schatzkarte" auf die Rückseite der Vorlage. Das Kind schraffiert die „Schatzkarte" locker mit einem Farb- oder Bleistift, bis alle „Schätze" sichtbar geworden sind.
Bei diesem Spiel geht es um lockere, gleichmäßige Stiftführung und das Gespür für die feine Vibration des Stifts, während dieser über die Kanten der aufgeklebten Formen gleitet. Damit wird das Gefühl für die Kraftdosierung bei der Stiftführung gefördert.

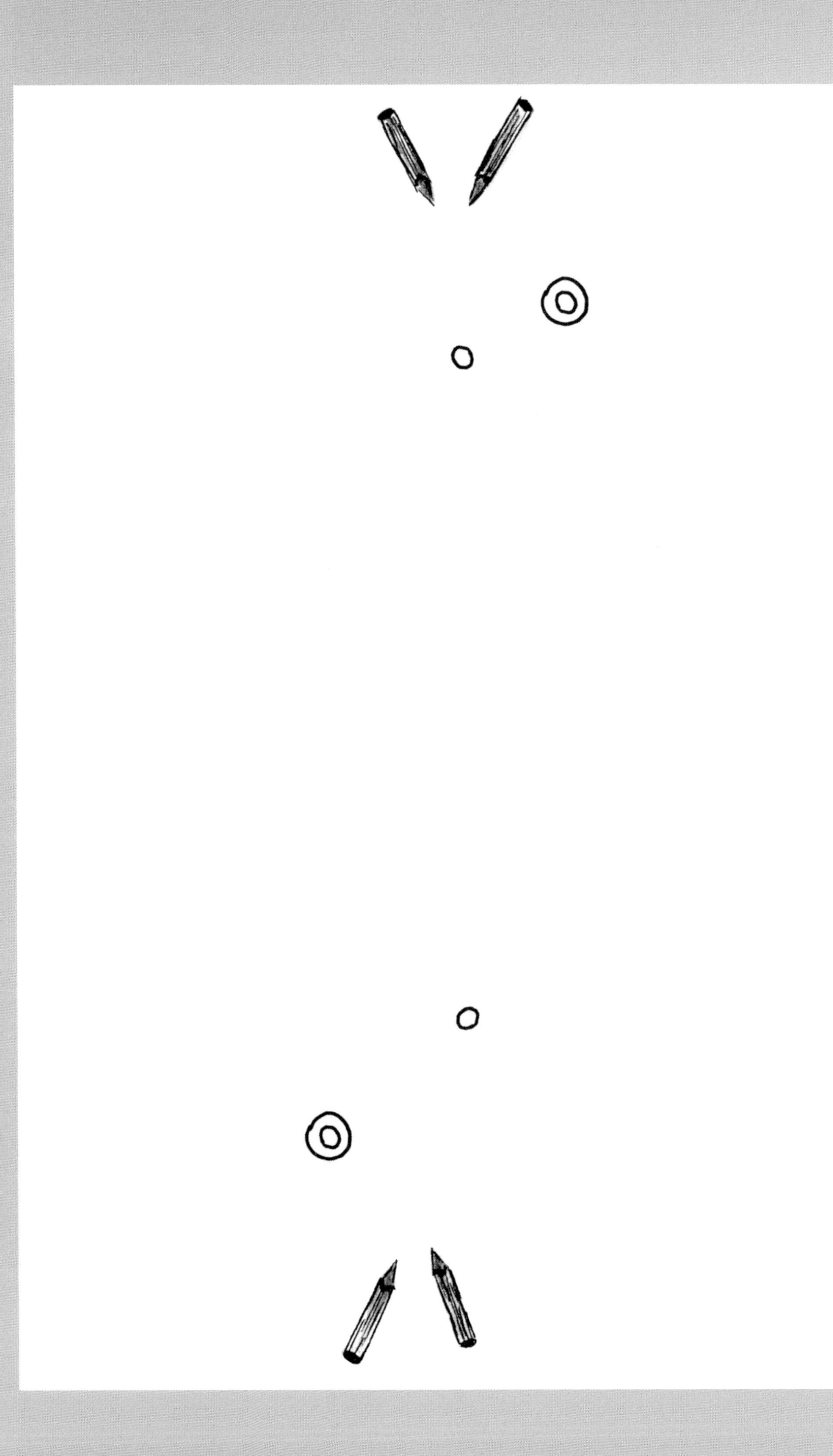

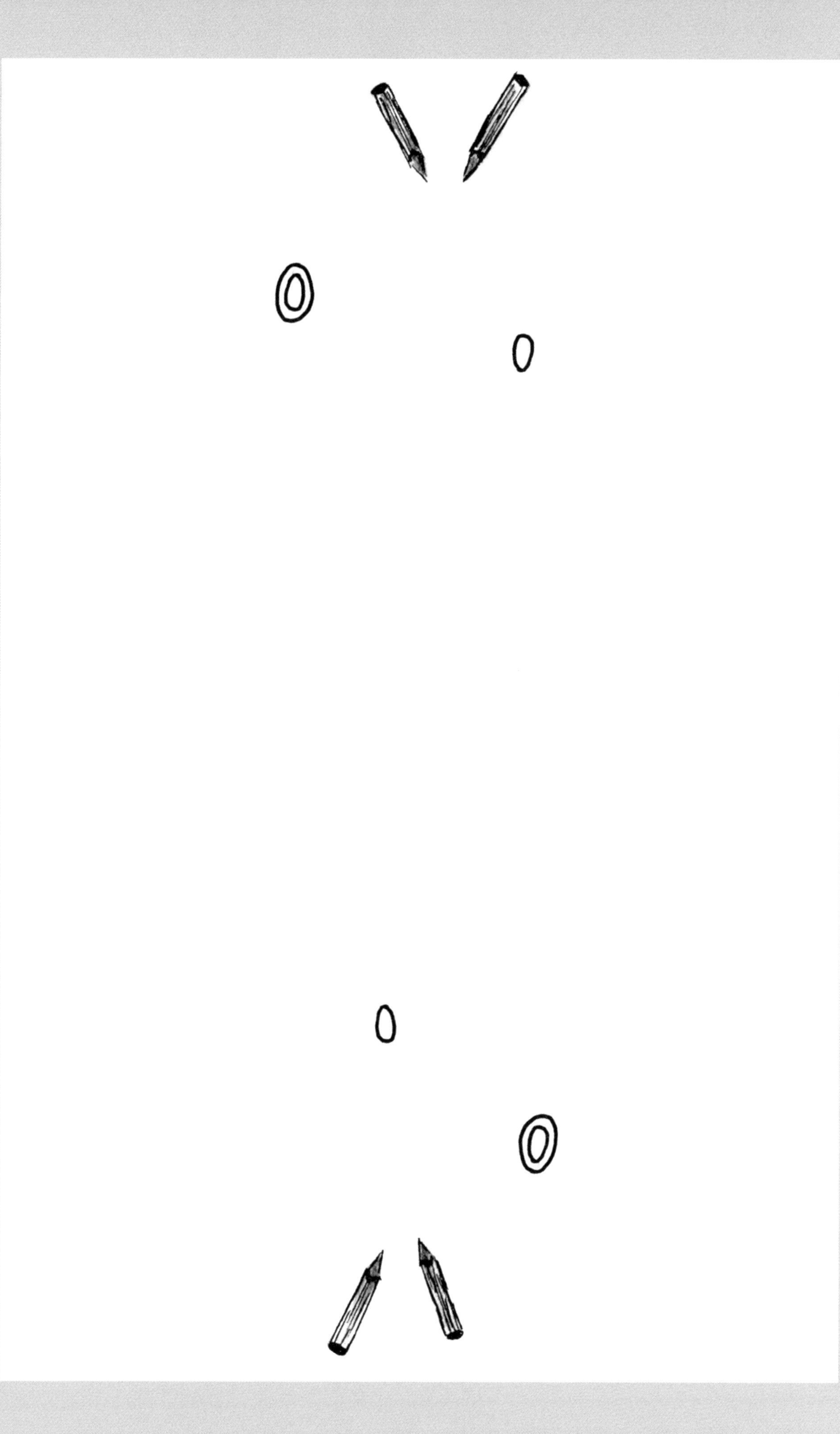

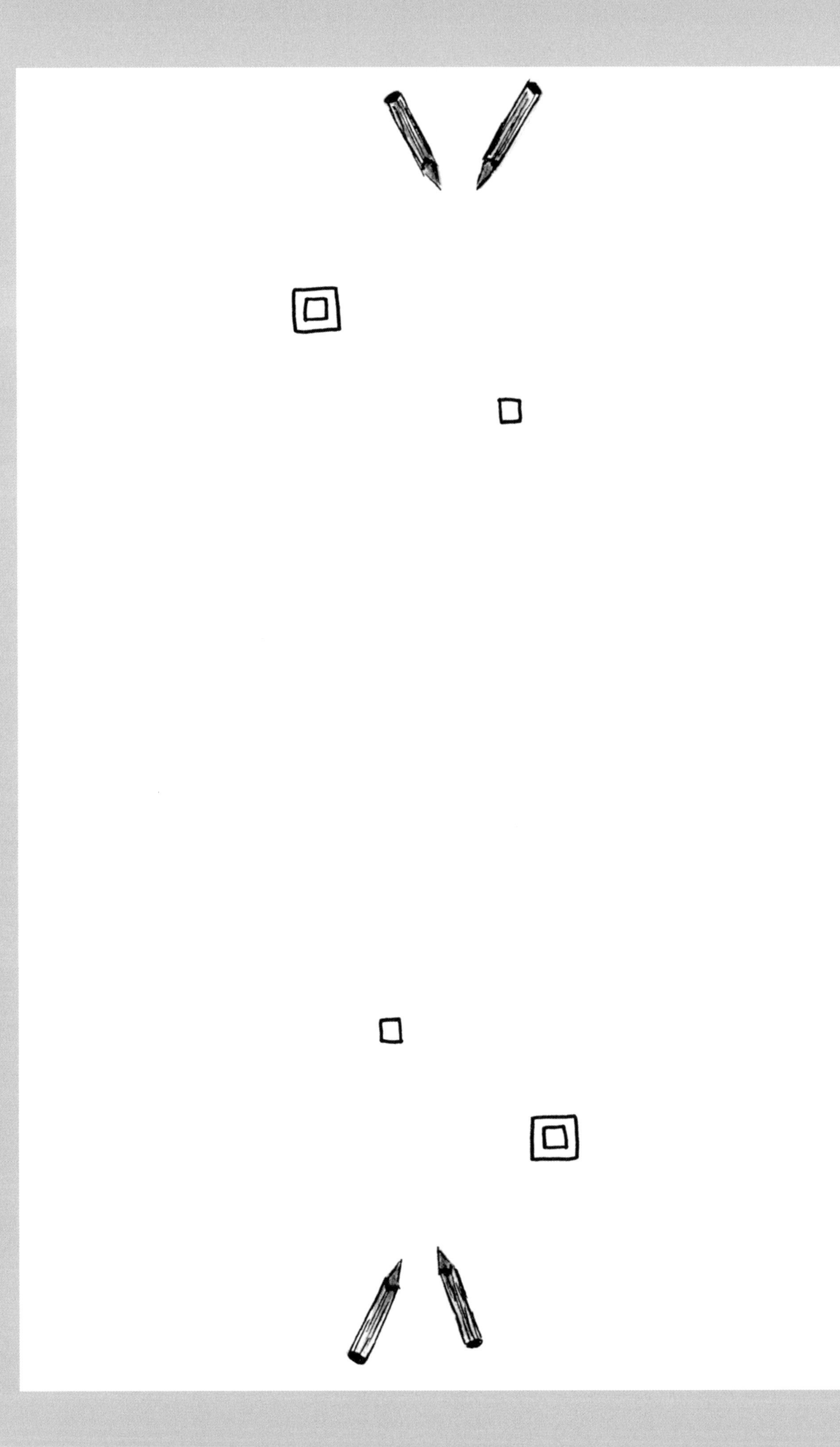

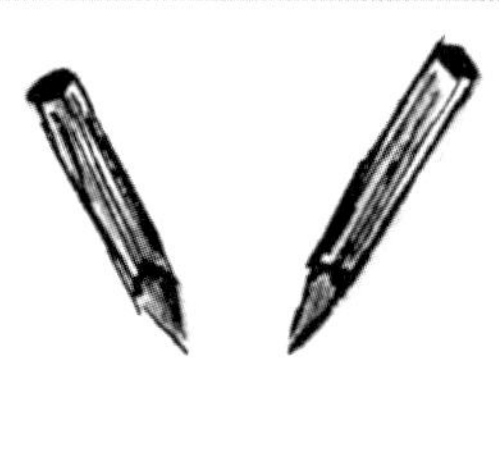
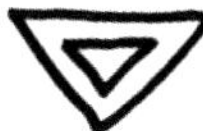
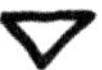

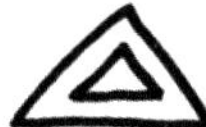
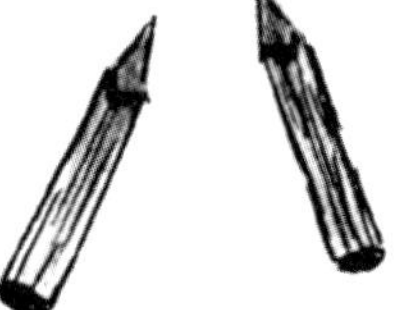

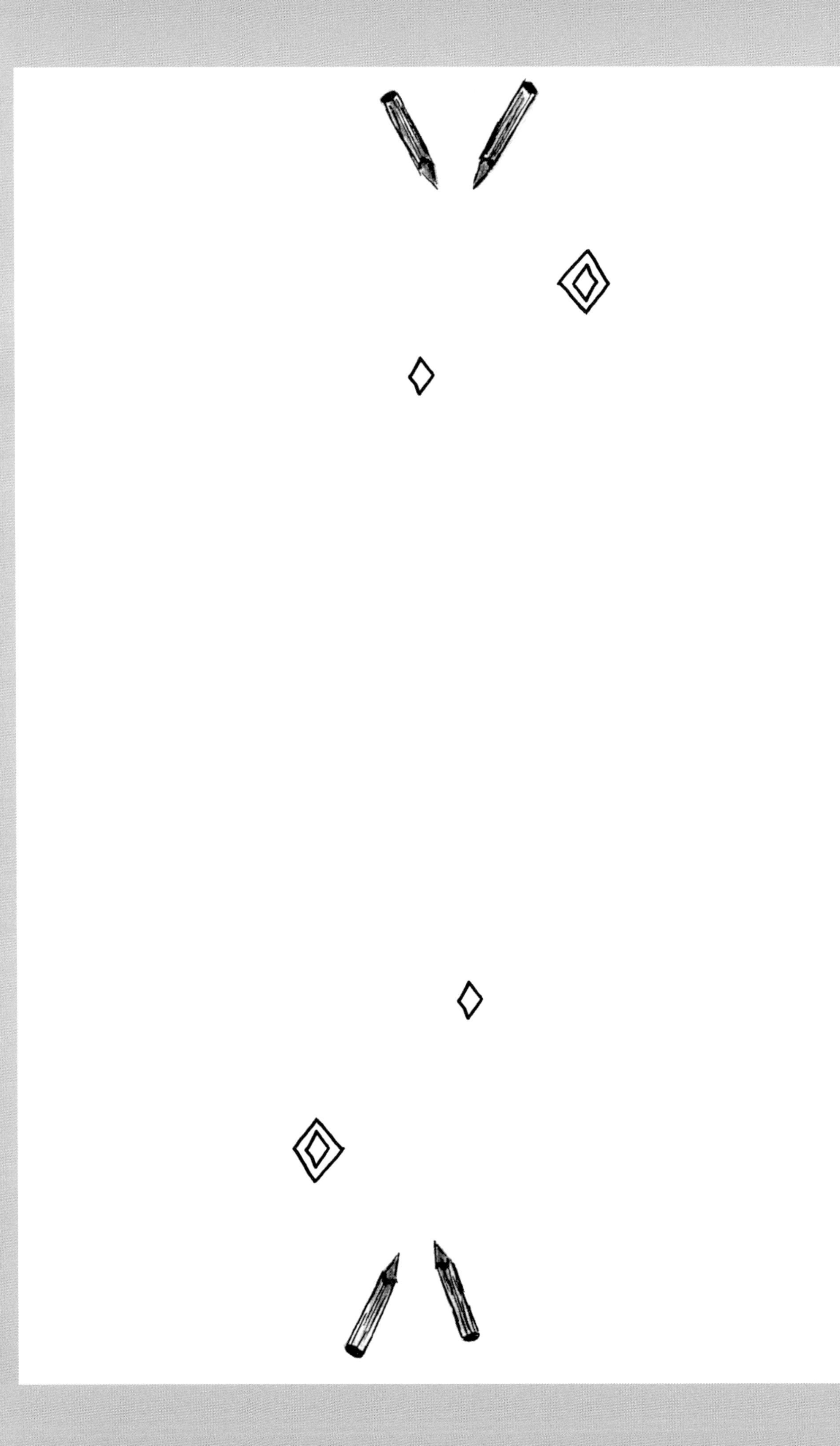

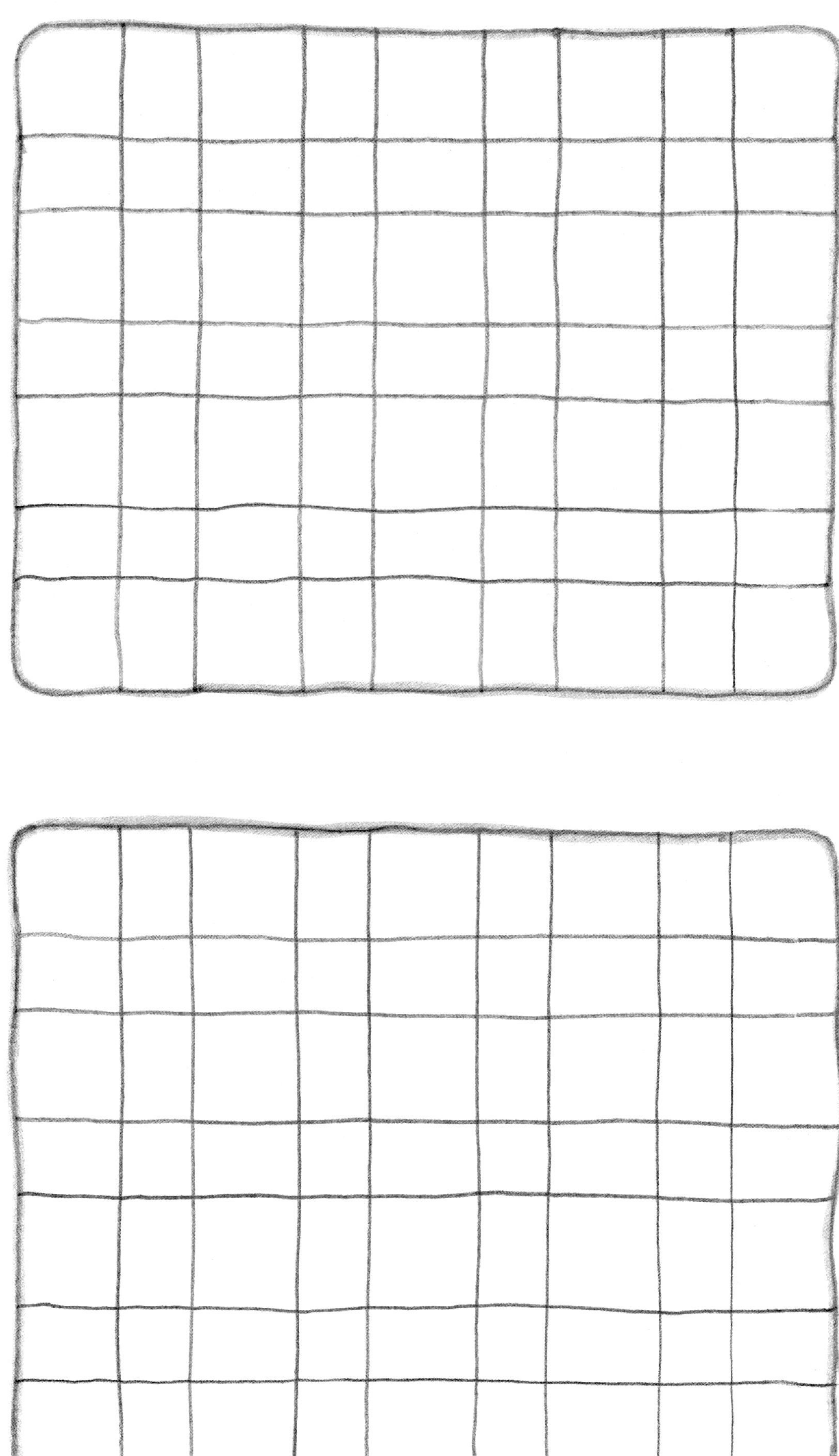

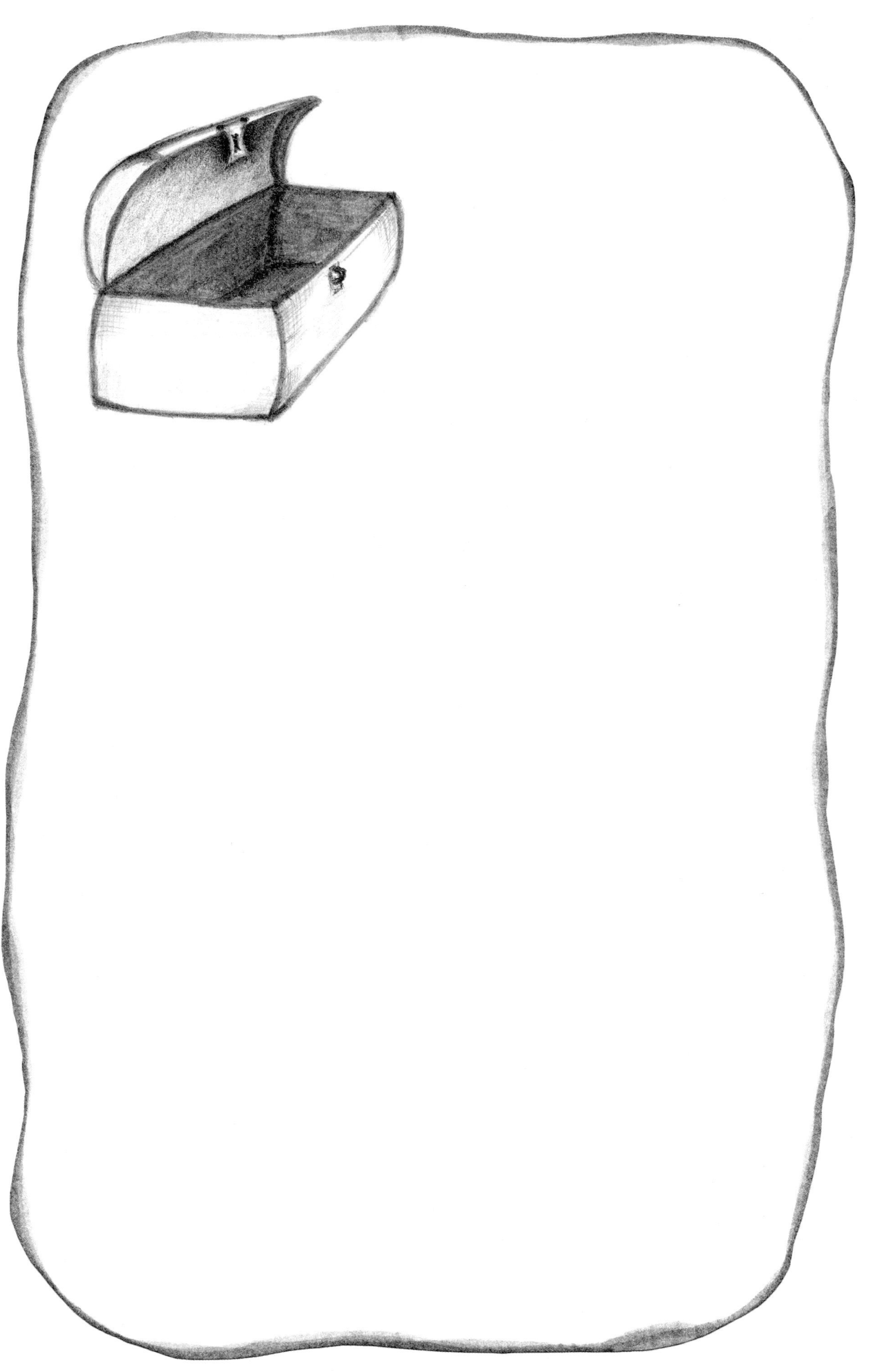

5. Schneiden mit der Schere

5.1 Einführung

Das Schneiden mit der Schere ist eine komplexe Fertigkeit, die einige Übung braucht, damit die gewünschte Tätigkeit gelingt.

Mehrere Fähigkeiten sind hierbei erforderlich:

- Störungsfreies Sehen
- Altersentsprechende feinmotorische Geschicklichkeit
- Intakte visuelle Wahrnehmung bezüglich Figur- Grundwahrnehmung, Auge- Hand- Koordination, Raumlage, räumliche Beziehungen und Formkonstanz
- Ausgeprägte Handdominanz

5.2 Altersentsprechende Entwicklung des Schneidens

Mit etwa drei Jahren beginnt das Kind, eine Schere zu halten und zu führen.

Bereits davor beginnt der sogenannte Werkzeuggebrauch, und es kommen verschiedene werkzeugartige Gegenstände wie Besteck, Haarbürste oder Stöcke zum Einsatz. Darin zeigt sich, dass sowohl von der kognitiven Entwicklung als auch von der Handgeschicklichkeit her, nicht mehr nur direkt mit den Händen agiert wird, sondern das Kind verschiedenste Fertigkeiten im Bereich Werkzeuggebrauch erprobt und übt.

Durchschnittlich entwickelt sich das Schneiden mit der Schere in folgender Weise:

3–3½ Jahre
Das Kind beginnt, Schnipsel aus Papierstreifen zu schneiden. Das Halten und Führen der Schere ist noch unsicher, verschiedene Greifarten, auch beidhändig, werden ausprobiert. Die Koordination beider Hände und die Visuomotorik sind noch nicht sehr ausgeprägt, sodass das Kind oft daneben schneidet.

Hinweis: Wenn das Kind eindeutig Linkshänder ist und es die linke Hand auch zum Schneiden benutzt, sollte ihm jetzt schon eine Linkshänderschere gegeben werden.

3½–4 Jahre
Das Kind beginnt, großräumig einfache Formen wie Viereck und Kreis auszuschneiden. Dabei schneidet es teilweise Ecken ab und der Kreis wird zum „Vieleck“, weil die Schere meist komplett geschlossen wird und die Richtungsänderung während des Schließens der Schere noch nicht gelingt. Greifart und Haltung der Schere stabilisieren sich.

4–4½ Jahre
Das Ausschneiden wird zunehmend präziser. Das Kind findet die Richtung heraus, in der sich Formen besser ausschneiden lassen. Die Feinsteuerung der Bewegungen, Koordination beider Hände und Visuomotorik entwickeln sich weiter, sodass Halte- und Arbeitshand gut zusammenarbeiten.

4½–5 Jahre
Das Kind schneidet nun relativ genau an einer Linie entlang. Dies gelingt, weil es durch die fortgeschrittene Koordinationsfähigkeit beim Schließen der Schere das Bewegungstempo exakter dosieren und durch die zunehmende visuelle Kontrolle die Schneiderichtung adäquat anpassen kann.

5–5½ Jahre
Das Kind schneidet Formen wie Viereck und Kreis exakt auf der Linie aus. Durch die geübte Handgeschicklichkeit und die weiterentwickelte visuelle Wahrnehmung kann es das Schließen der Schere sehr genau steuern, die Schneiderichtung jederzeit anpassen oder stoppen.

5½ – 6 Jahre
Das Kind kann nun schwierigere Formen wie z. B. Tiere ausschneiden, auch aus dickerem Papier. Darin zeigt sich, dass es nun die Schere sicher führen, und die Kraftdosierung sowie das Bewegungstempo exakt steuern kann.

Einem linkshändigen Kind gelingt dies nur, wenn es gelernt hat, mit einer Linkshänderschere zu schneiden.

5.3 Scheren / Schneiderichtung bei Links- und Rechtshändern

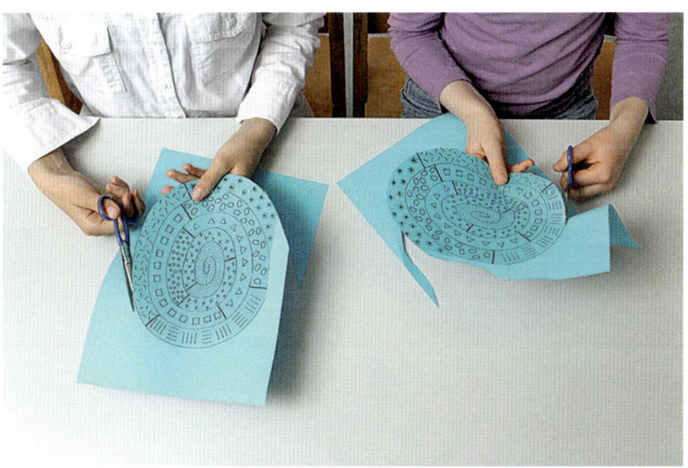

Rechtshändiges Schneiden mit der Rechtshänderschere

Linkshändiges Schneiden mit der Linkshänderschere

Linkshänder sollten beim Ausschneiden unbedingt mit der Form unten links beginnen und nach oben rechts schneiden. Rechtshänder sollten unten rechts beginnen und nach oben links schneiden.
Die Anleitung zum Ausschneiden muss sowohl für Links- als auch für Rechtshänder differenziert erfolgen. Schneiden sie in die andere Richtung, müssen sie das Handgelenk, Arm und tlw. auch den Rumpf in ungünstiger Weise verdrehen. Zudem verdecken sie den Blick auf das untere Scherenblatt und können somit nicht exakt ausschneiden.

Die meisten linkshändigen Kinder finden von selbst heraus, dass sie mit einer Linkshänderschere besser schneiden können. Deshalb muss diese unbedingt frühzeitig zur Verfügung stehen.

Links- und Rechtshänderscheren unterscheiden sich in folgender Weise:

- Beim Schneiden mit der Linkshänderschere zeigt das linke Scherenblatt nach oben. Die Schnittlinie ist sichtbar, wenn von rechts her darauf geschaut wird.

- Bei der Rechtshänderschere zeigt das rechte Scherenblatt nach oben. Die Schnittlinie ist sichtbar, wenn von links her darauf geschaut wird.

Schneidet das linkshändige Kind mit einer Rechtshänderschere, wird es vor allem beim Schneiden von festeren Materialien wie Pappe, Stoff, Leder, etc. folgende Schwierigkeiten haben: Die Schere verkantet sich und das Material klemmt sich zwischen die Scherenblätter. Der linke Teil des abgeschnittenen Materials rutscht in ungünstiger Weise nach oben und nicht, wie es praktisch ist, nach unten.

Hinweis: Kinder mit unklarer Händigkeit wechseln häufig beim Schneiden die Arbeits- und Haltehand und die Schneiderichtung. Sie finden nicht heraus, mit welcher Schere sie am besten schneiden können. Somit bleibt ihre Schneideleistung ungenau und ungeübt. Hier sollte frühzeitig, und spätestens, wenn das Kind 5 Jahre alt ist, eine professionelle Testung und Beratung stattfinden, damit das Kind in der Ausprägung seiner angeborenen Handdominanz unterstützt und die allgemeine Handgeschicklichkeit gefördert wird.

5.4 Vorlagen Erläuterungen / Vorlagen

Die folgenden Vorlagen bieten verschiedene Schneideübungen, die im Schwierigkeitsgrad ansteigen. Von einfachen Linien über Grundformen bis hin zu komplexeren Formen können Kinder damit ihre Fähigkeit, mit der Schere zu schneiden, entwickeln.

Linien

Zu Beginn werden Linien in folgenden Formen angeboten: Gerade Linien, Zickzack und Wellen. Die Übungsblätter können auf farbigem Papier ausgedruckt oder vor dem Schneiden angemalt werden. Daraus ergeben sich entsprechend geformte Streifen. Diese können z. B. zu Kollagen weiterverarbeitet oder zu anderen dekorativen Zwecken verwendet werden.

Einige Beispiele:

- Aus den Wellenstreifen eine Wasseroberfläche auf eine Pappe kleben. Mit Faltschiffchen, ausgeschnittenen Fischen und weiteren gemalten oder gebastelten Elementen ein Bild gestalten.

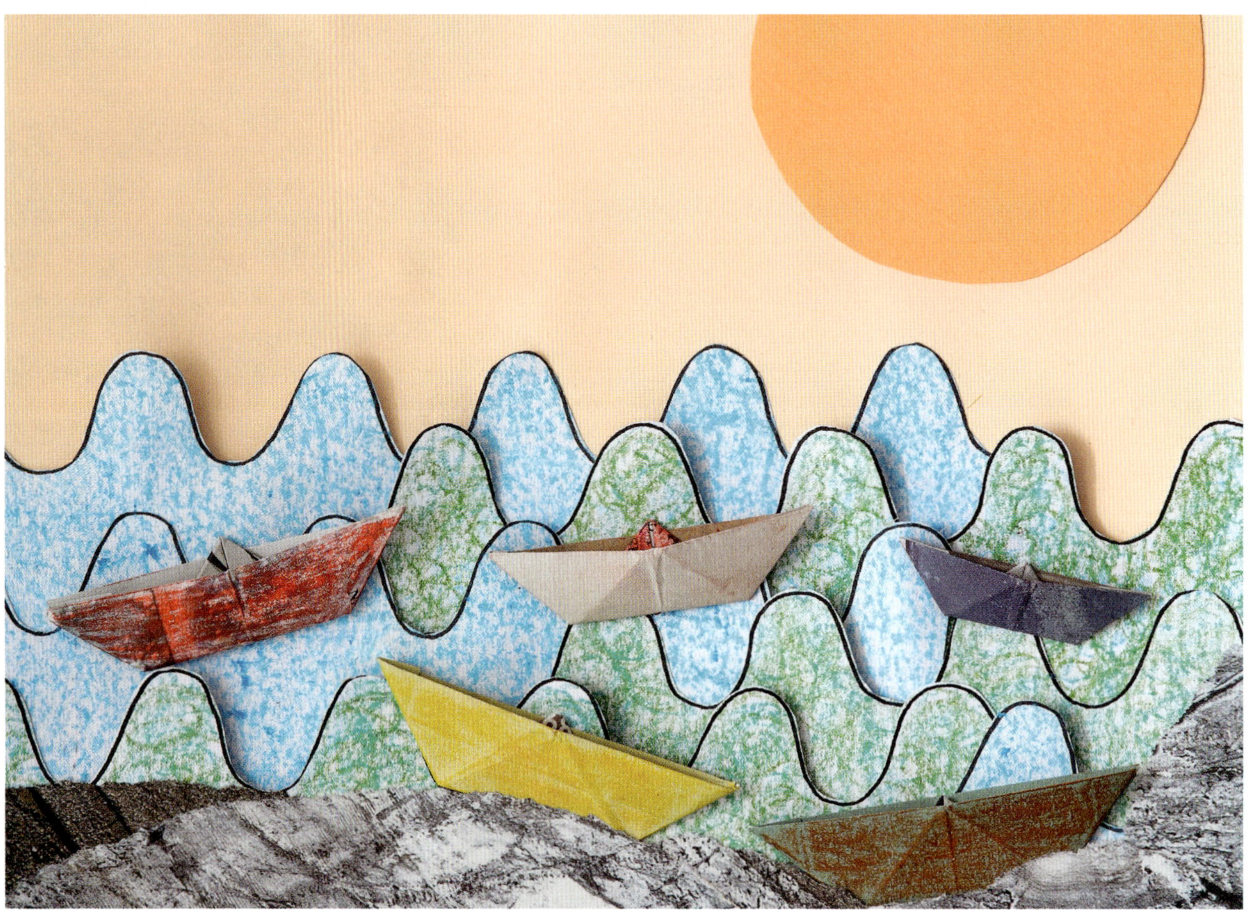

- Aus den geraden Streifen Ringe formen, ineinander hängen und als Weihnachtsketten an den Weihnachtsbaum hängen.
- Aus den Zickzackstreifen eine Berglandschaft auf eine Pappe kleben. Mit ausgeschnittenen Bäumen, Berghütten und weiteren gemalten oder gebastelten Elementen ein Bild gestalten.

Grundformen

Es folgen Vorlagen für die Grundformen Kreis, Quadrat, Dreieck und Raute. Für die Grundformen steht je eine Vorlage mit einer Vorgabe und eine zur freien Gestaltung zur Verfügung. So können z. B. die Quadrate, die wie Hauswände aussehen, zusammen mit den als Dächer bedruckten Dreiecken und selbst gestalteten weiteren

Formen zu fantatsievollen Dorf- oder Stadtbildern zusammengefügt werden. In Einzel- oder Gruppenarbeit entstehen somit ästhetische Kollagen.
Sämtliche Formen sollten zunächst erst grob, danach exakt ausgeschnitten werden.

Komplexe Formen

Weitere Vorlagen enthalten komplexere Formen wie Herzen, Sterne und Blüten. Aus diesen Formen können, zusammen mit selbst gemalten oder gezeichneten Motiven, jahreszeitliche Kollagen erstellt werden.
Auch diese komplexen Formen sollten zunächst erst grob, danach exakt ausgeschnitten werden.

Spiralen

Eine Spirale für Rechtshänder und eine für Linkshänder ist besonders geeignet, um die günstige Schneiderichtung zu üben. Die Spiralen können vor oder nach dem Ausschneiden dekorativ bemalt und dann als Mobile an einer Schnur z. B. vor ein Fenster gehängt werden.

Puzzle große / kleine Teile

Diese Vorlagen sollten auf dünnem Karton ausgedruckt werden. Zunächst bemalt das Kind die Rückseite der Vorlage oder beklebt sie als Kollage. Dann werden die Puzzleteile ausgeschnitten. Das fertige Puzzle, in einem Umschlag oder einem Kästchen verpackt, eignet sich als Geschenk.

Reihenformen

Das Schneiden der Reihenformen bedeutet eine Steigerung des Schwierigkeitsgrades, weil hierbei 4-fach gefaltetes Papier geschnitten wird.
Jedes Motivblatt enthält zwei Reihen mit je vier zusammenhängenden Formen.

Zunächst die Vorlage an den gestrichelten Linien knicken, gut falzen, und die beiden Motivreihen auseinanderschneiden. Das nun 4-fach aufeinanderliegende Motiv ausschneiden; dabei darauf achten, die zusammenhängende Form an der Verbindungsstelle nicht auseinander zu schneiden.
Die Motivreihe auseinanderfalten und die Überstände an Anfang und Ende entsprechend der Punktierung abschneiden.

Folgende Motive stehen zur Verfügung: Häuser, Menschen, Laubbäume, Tannenbäume, Blumen und Herzen.

Eine der Vorlagen enthält kein Motiv, sondern lediglich die gestrichelten Linien zum Falten. Dieses Exemplar eignet sich zur freien Gestaltung. Es empfiehlt sich, die Faltlinien zuerst zu knicken, damit die Verbindungsstelle des selbst gestalteten Motivs richtig platziert werden kann.

Die Reihenformen können kreativ bemalt und zu verschiedenen dekorativen Zwecken verwendet werden.

Einige Beispiele:

- Tannenbaumreihen zu Weihnachten ans Fenstern kleben.
- Herzen auf Papier kleben und z. B. an die Großeltern einen Brief schicken.
- Blumen auf Ordner oder ans Fenster kleben.
- Menschen auf Einladungen zum Kindergeburtstag kleben.

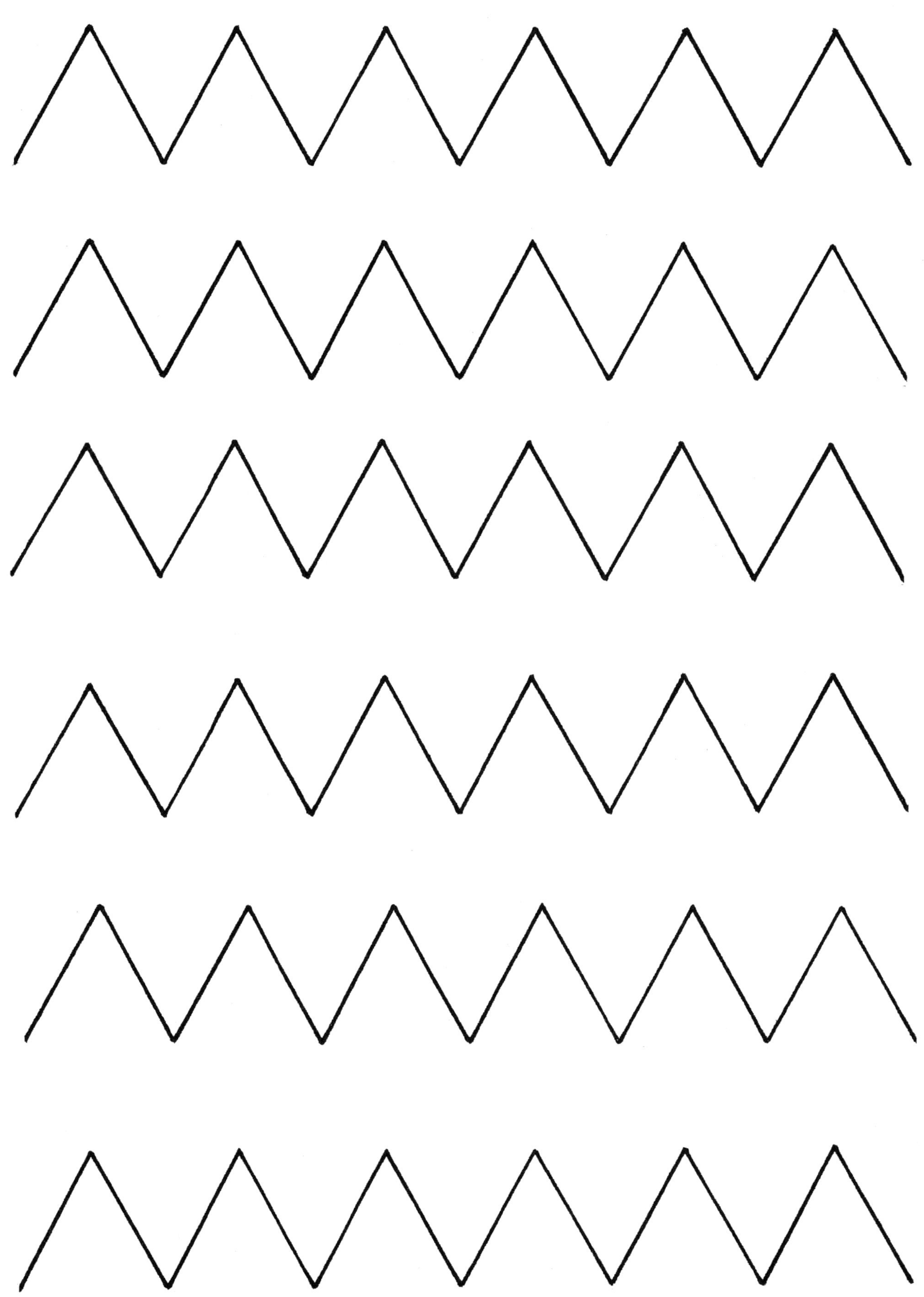

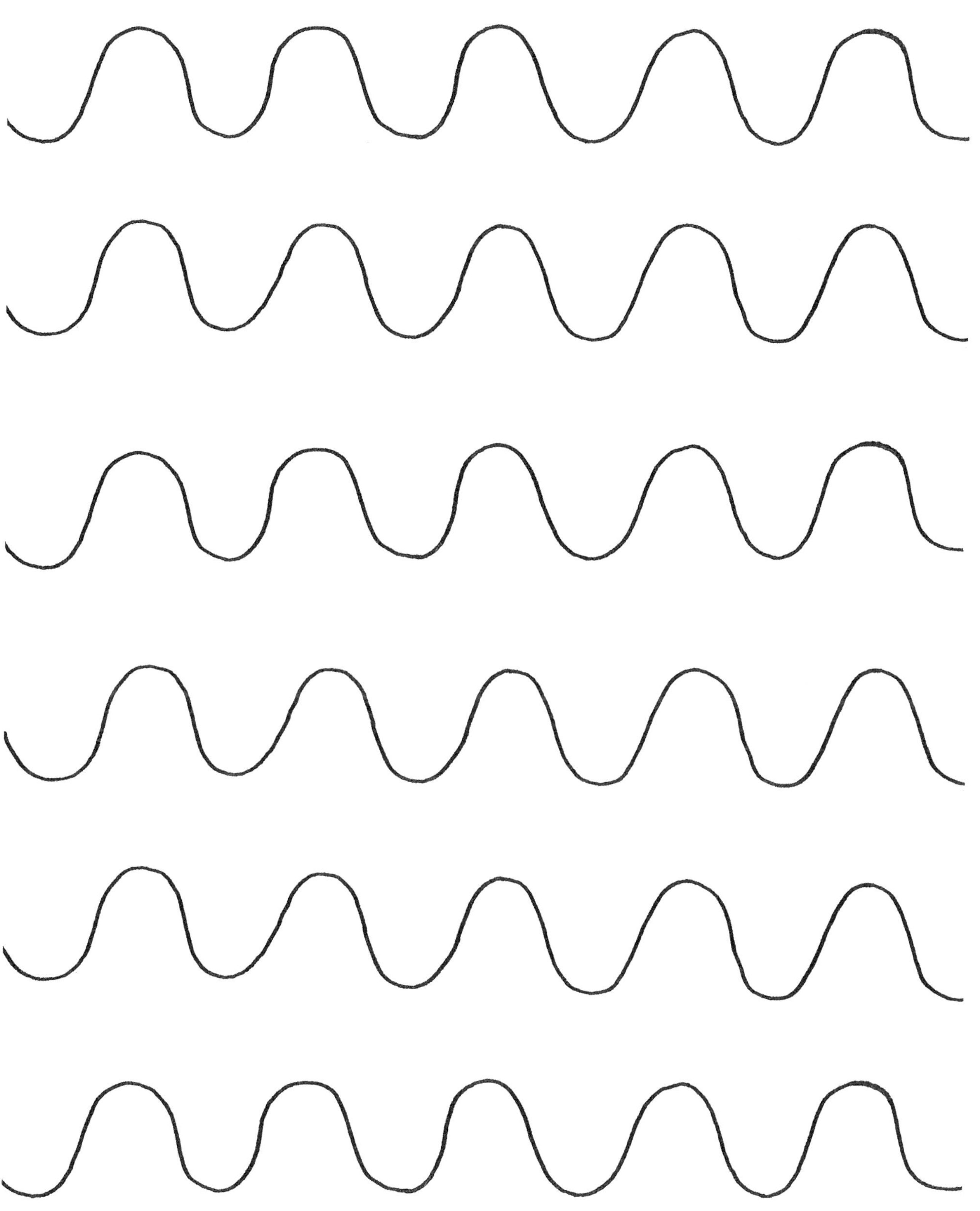

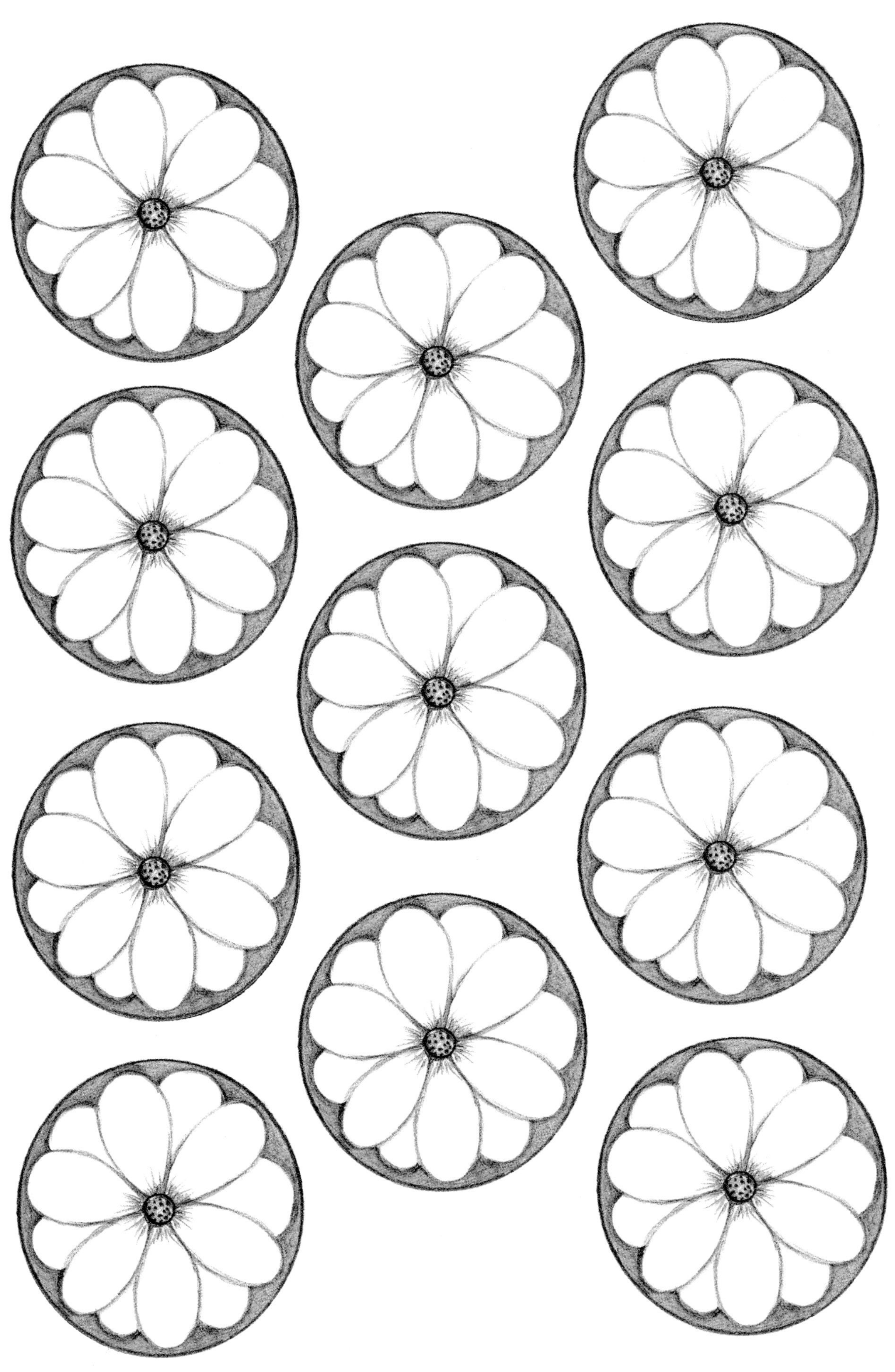

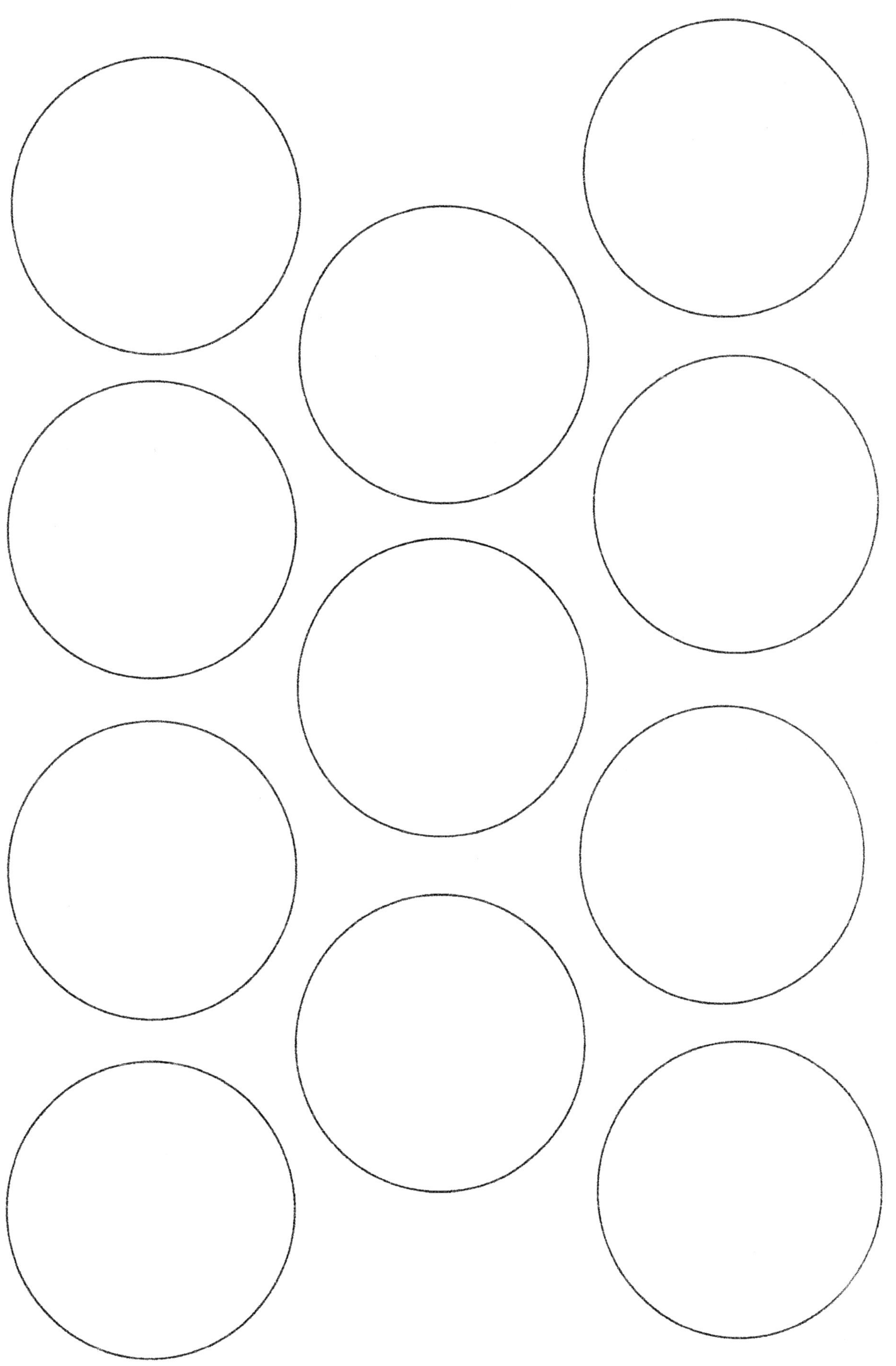

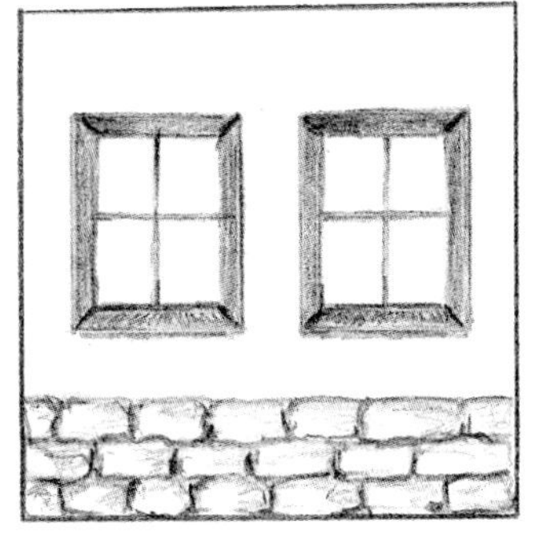
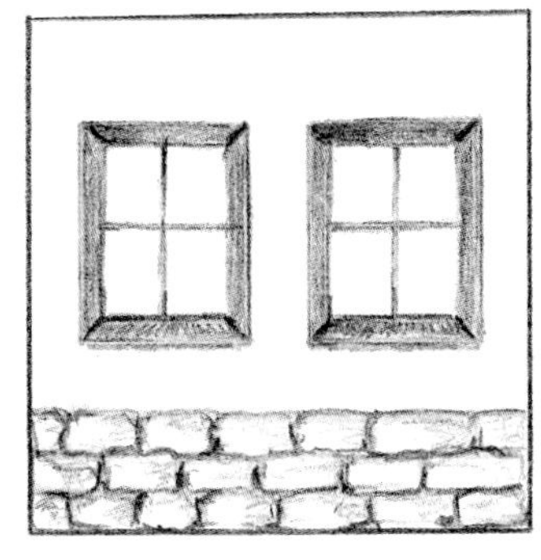
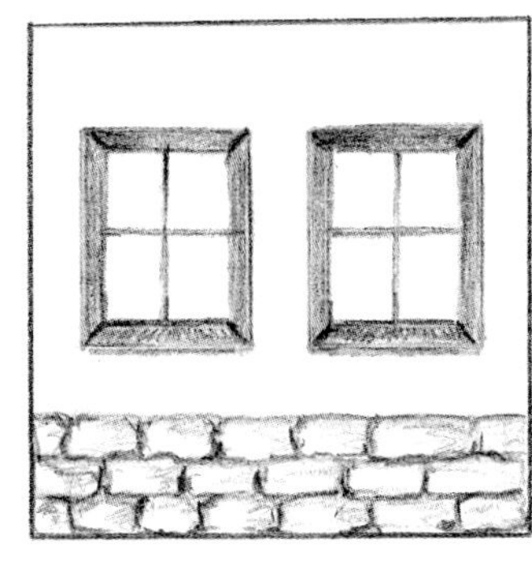
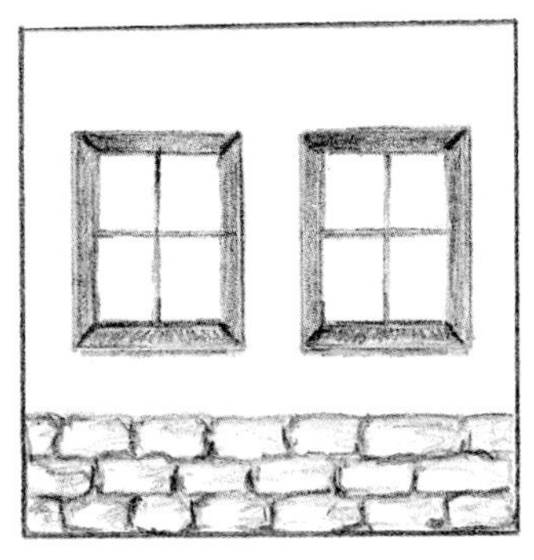
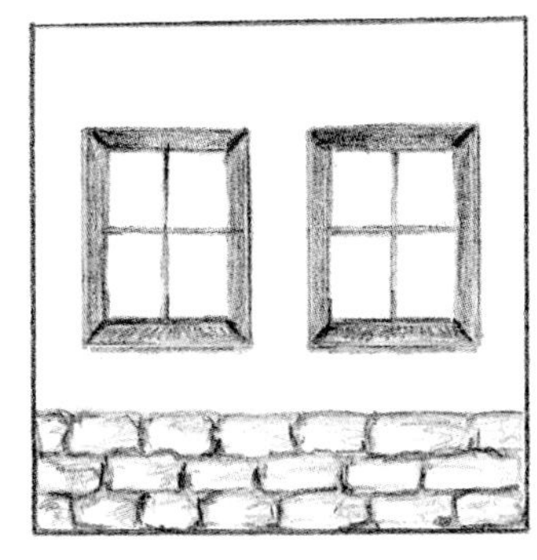
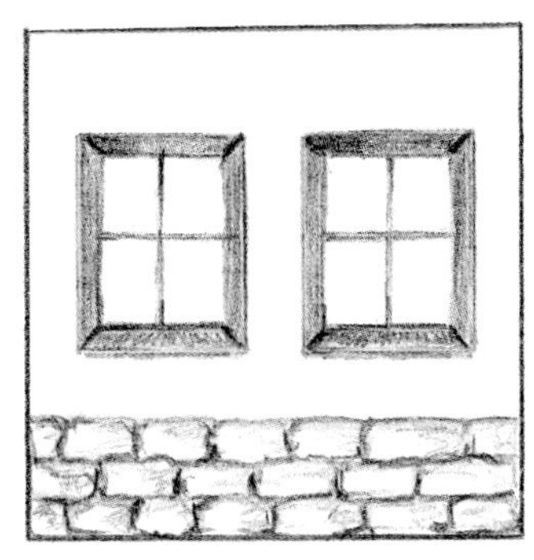
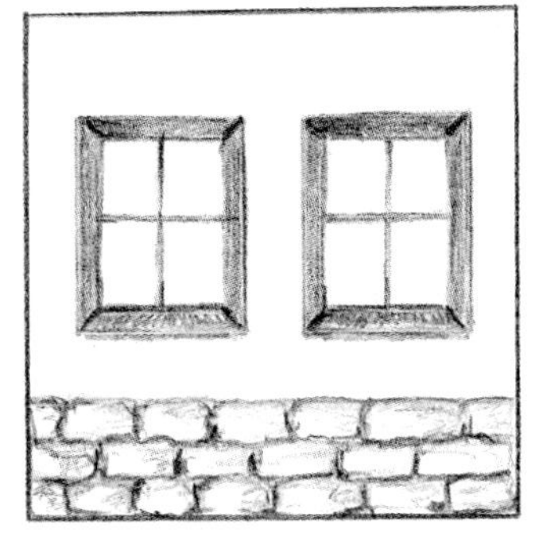
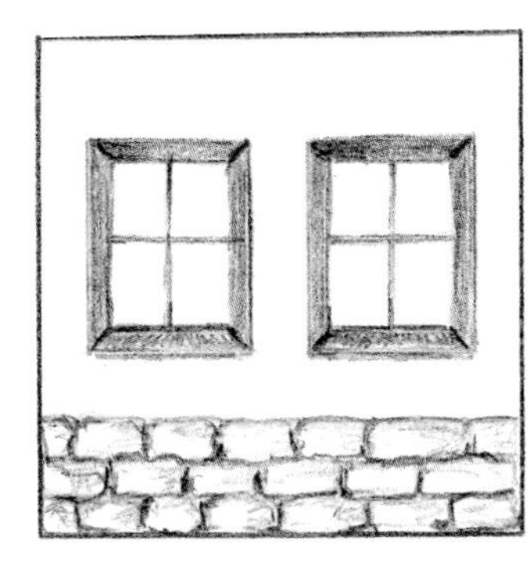
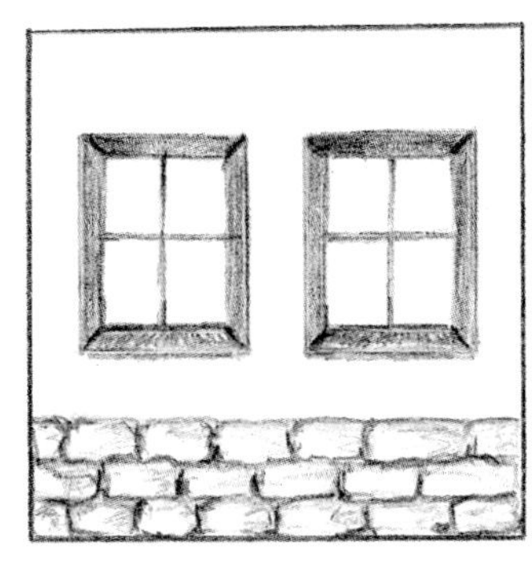
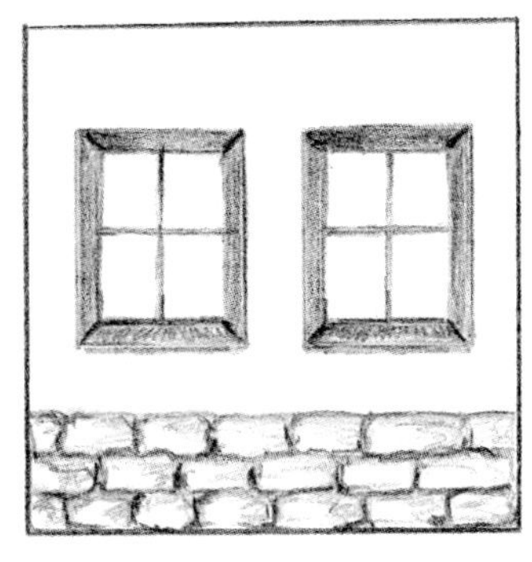
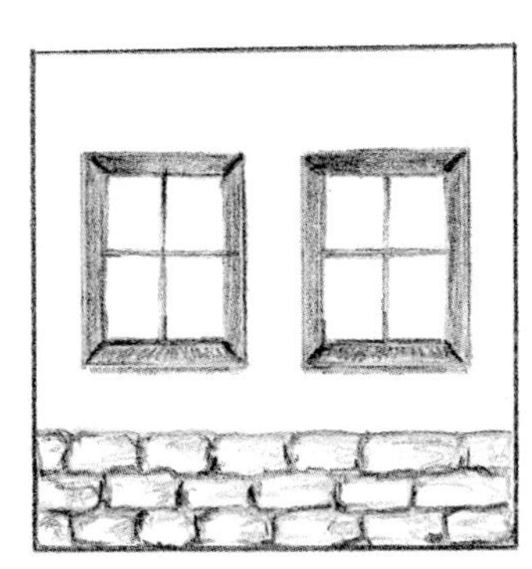
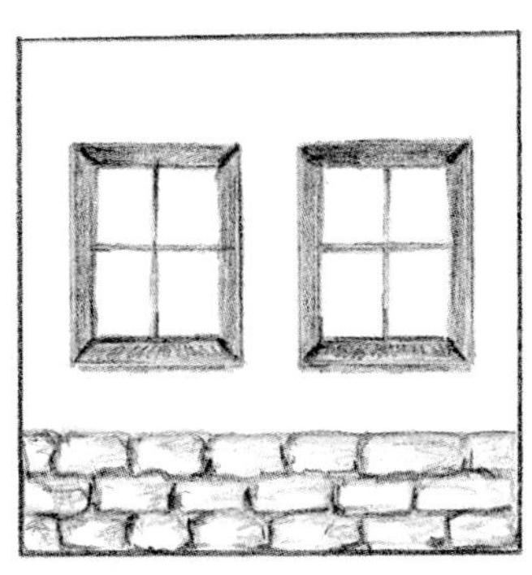

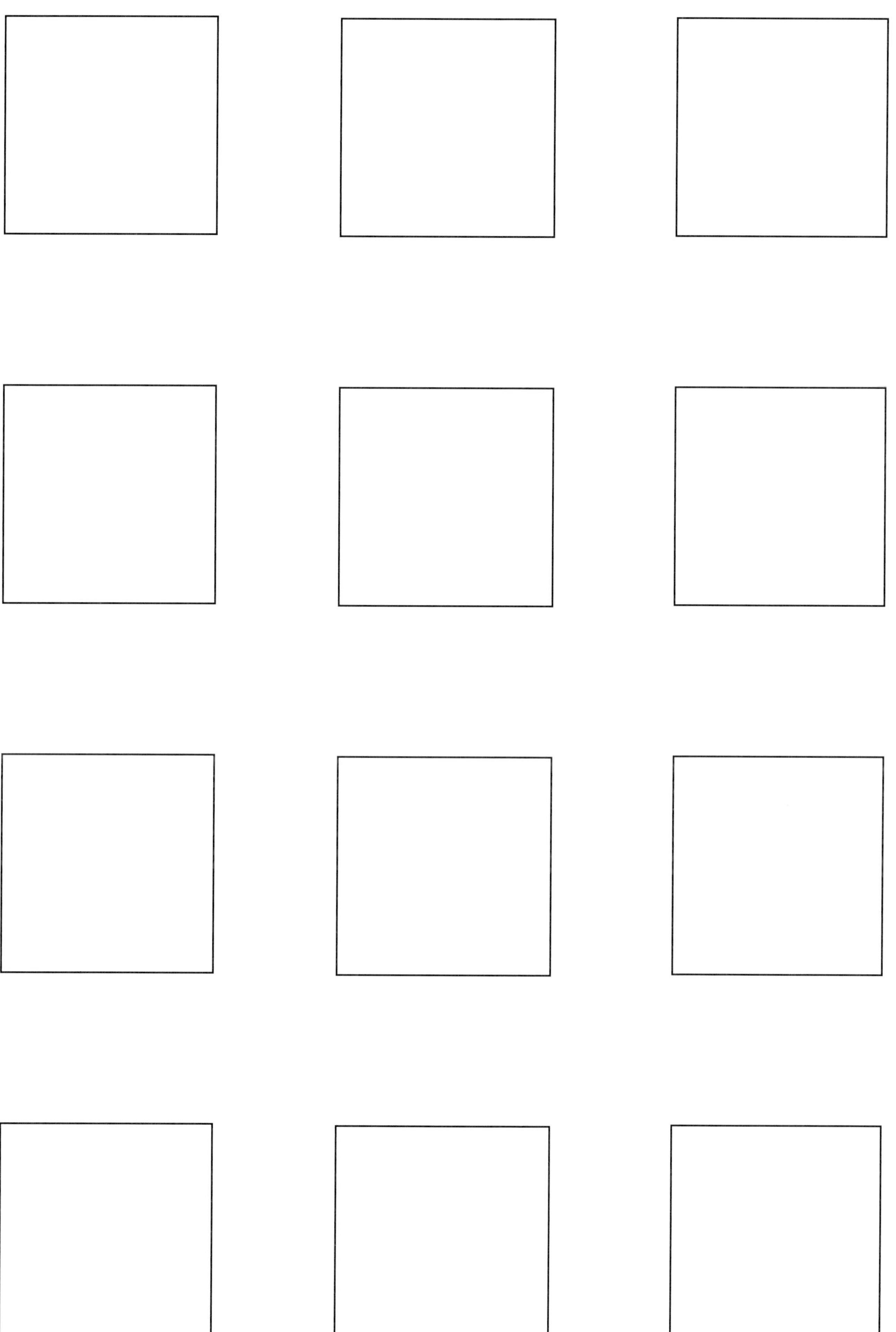

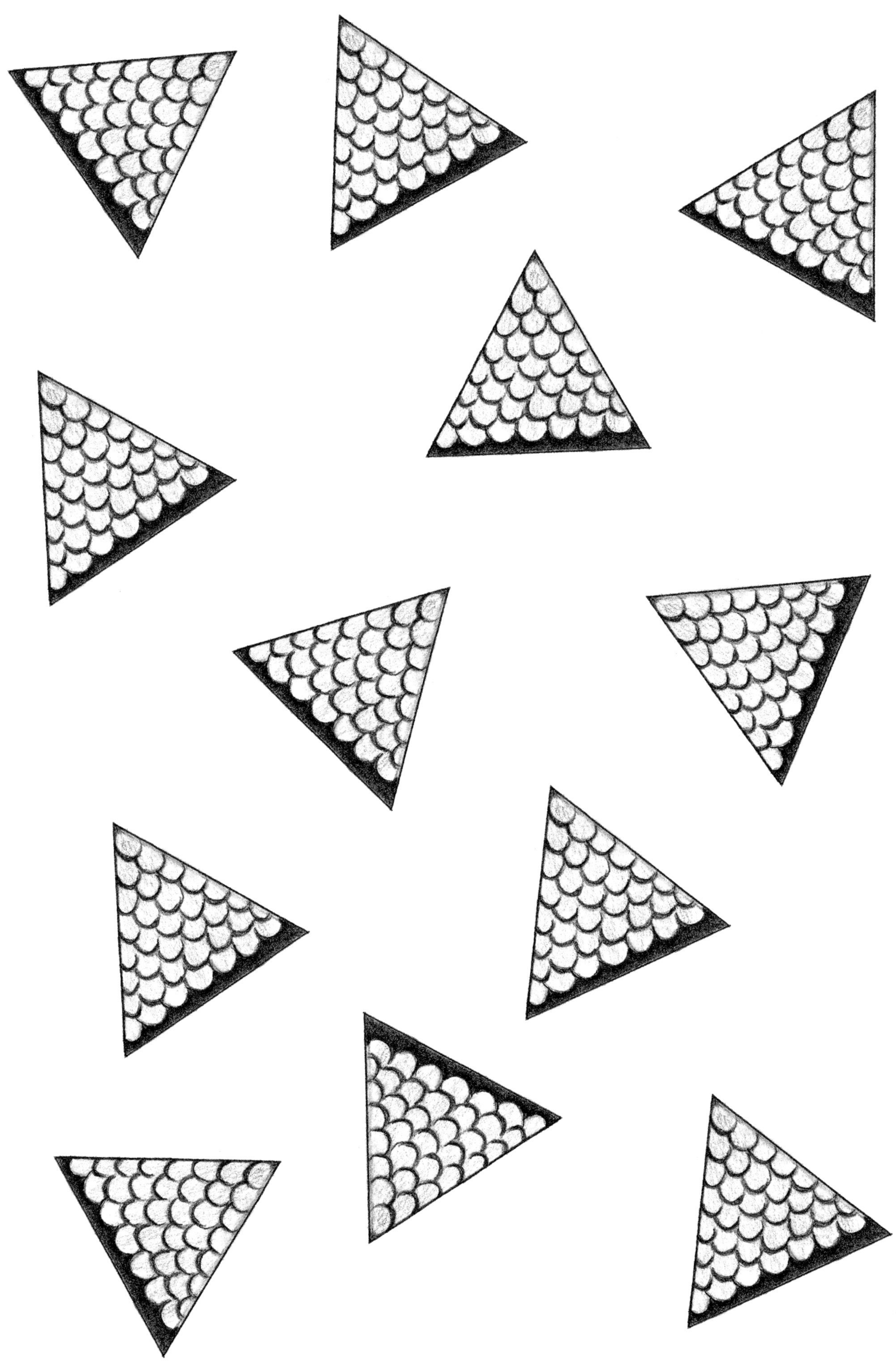

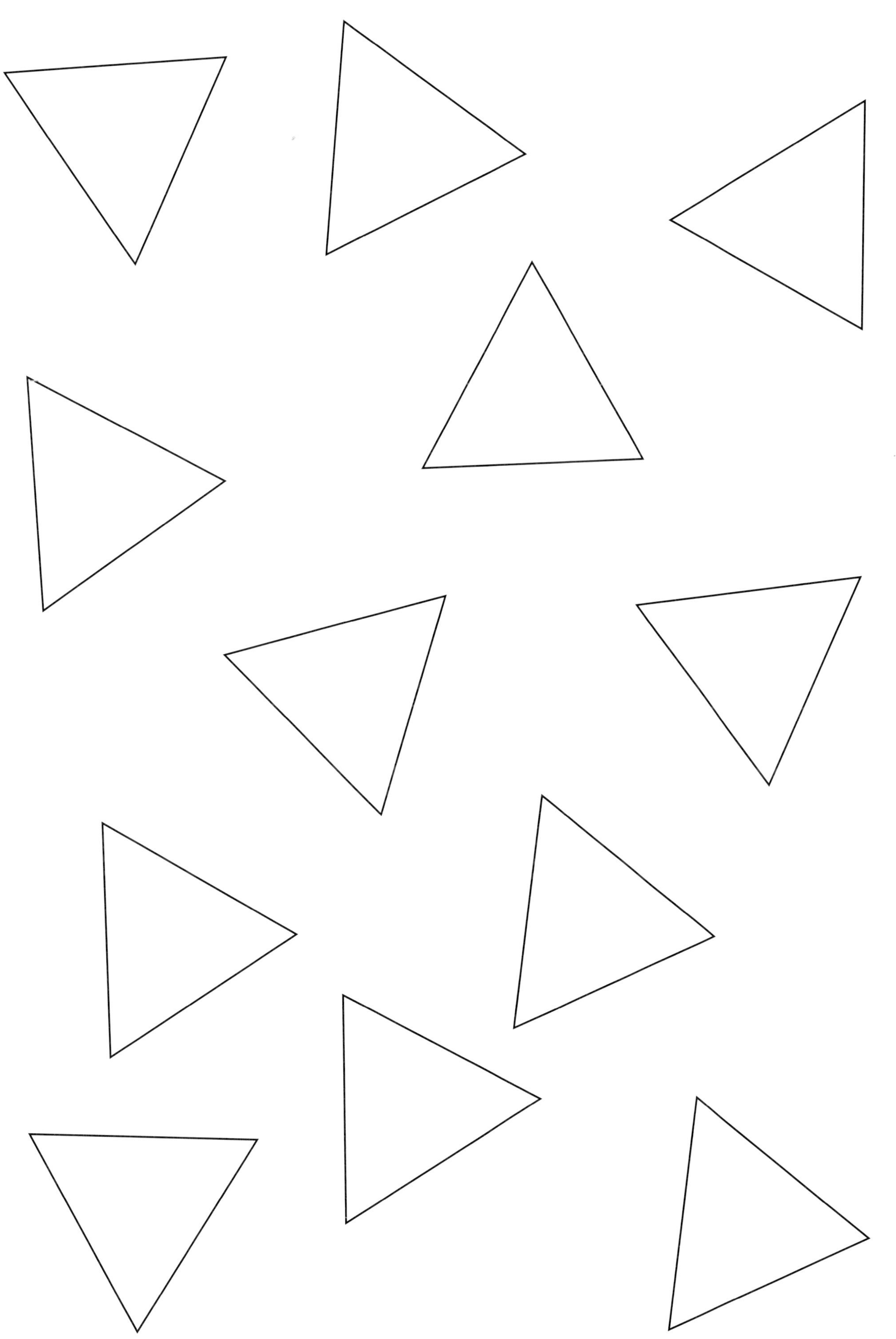

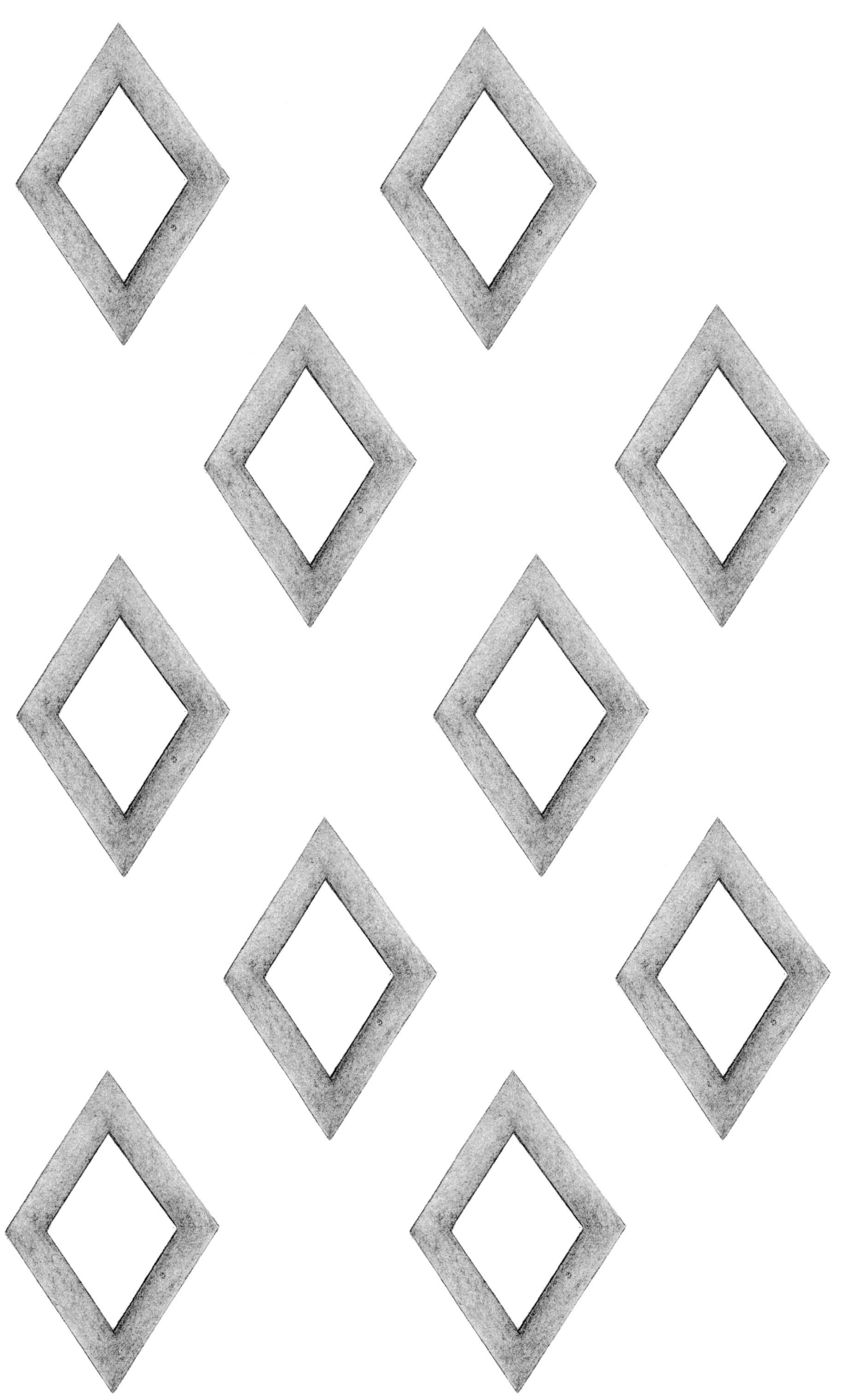

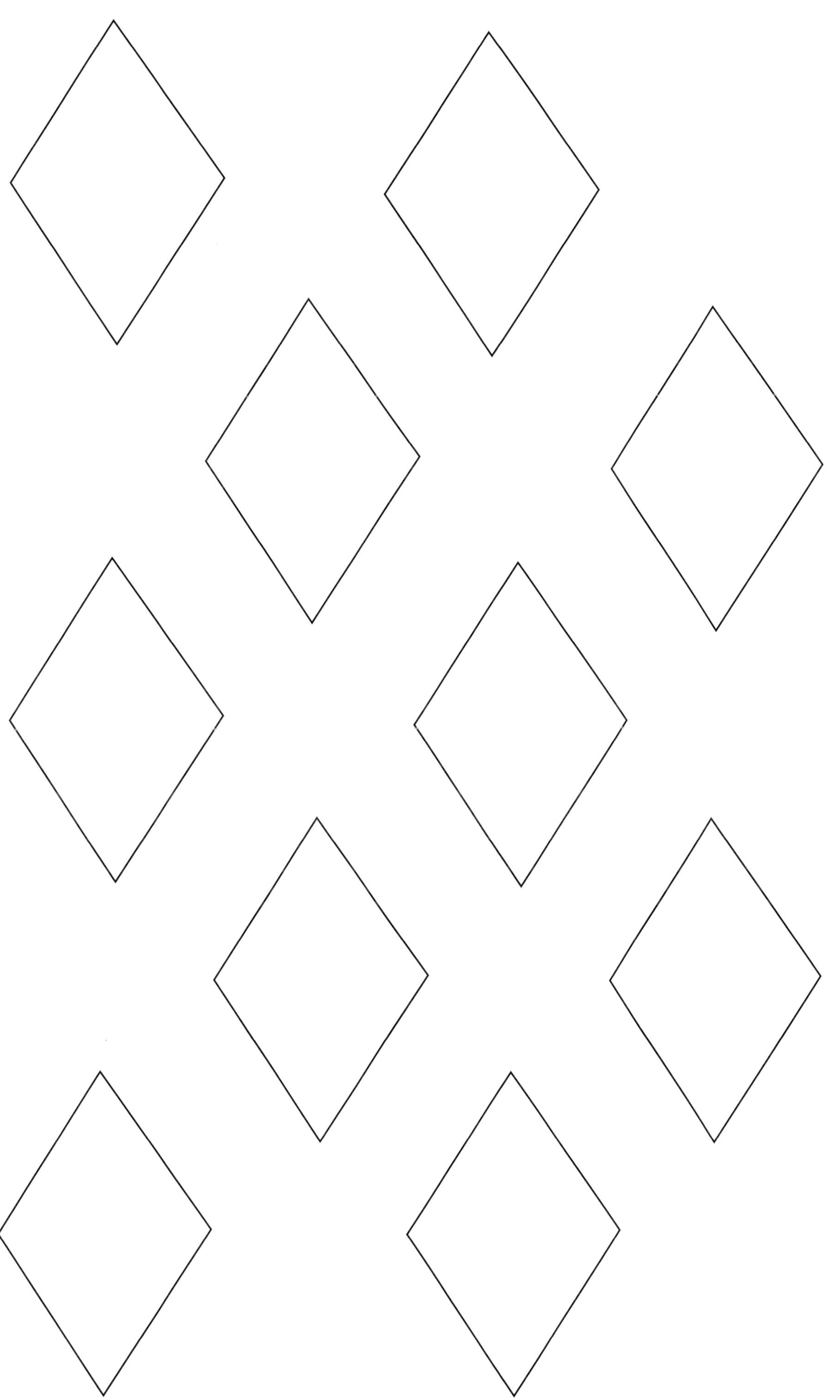

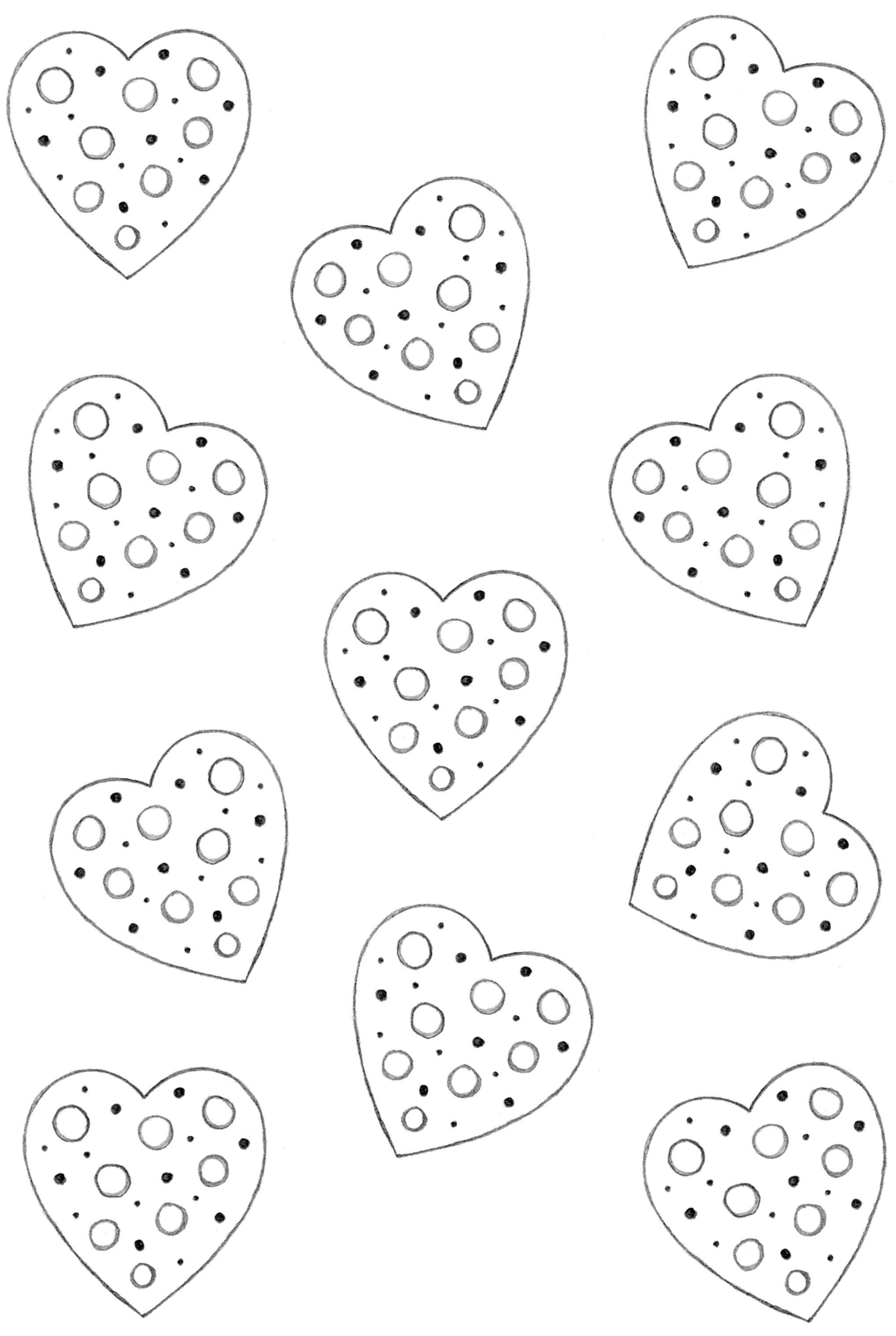

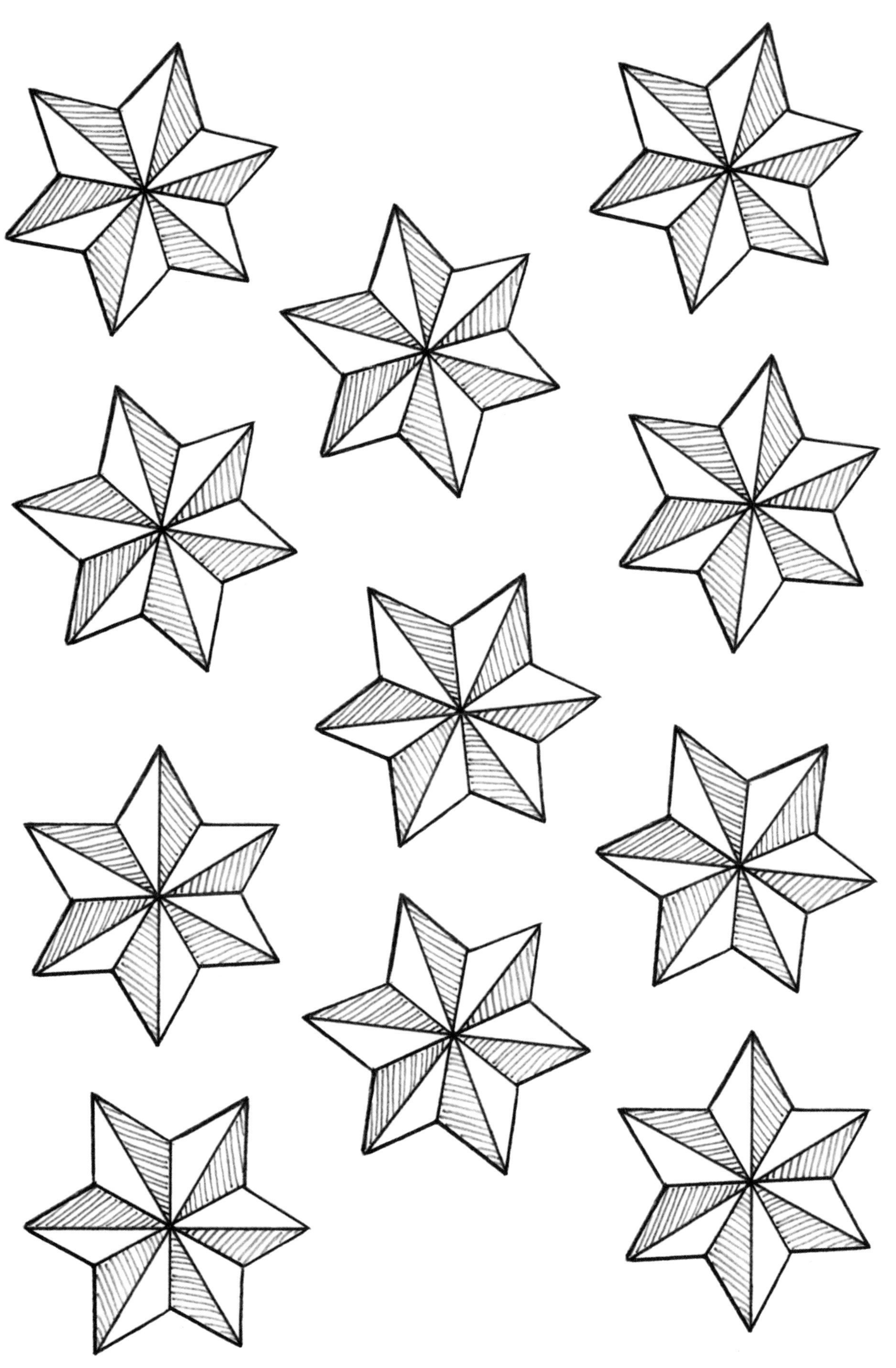

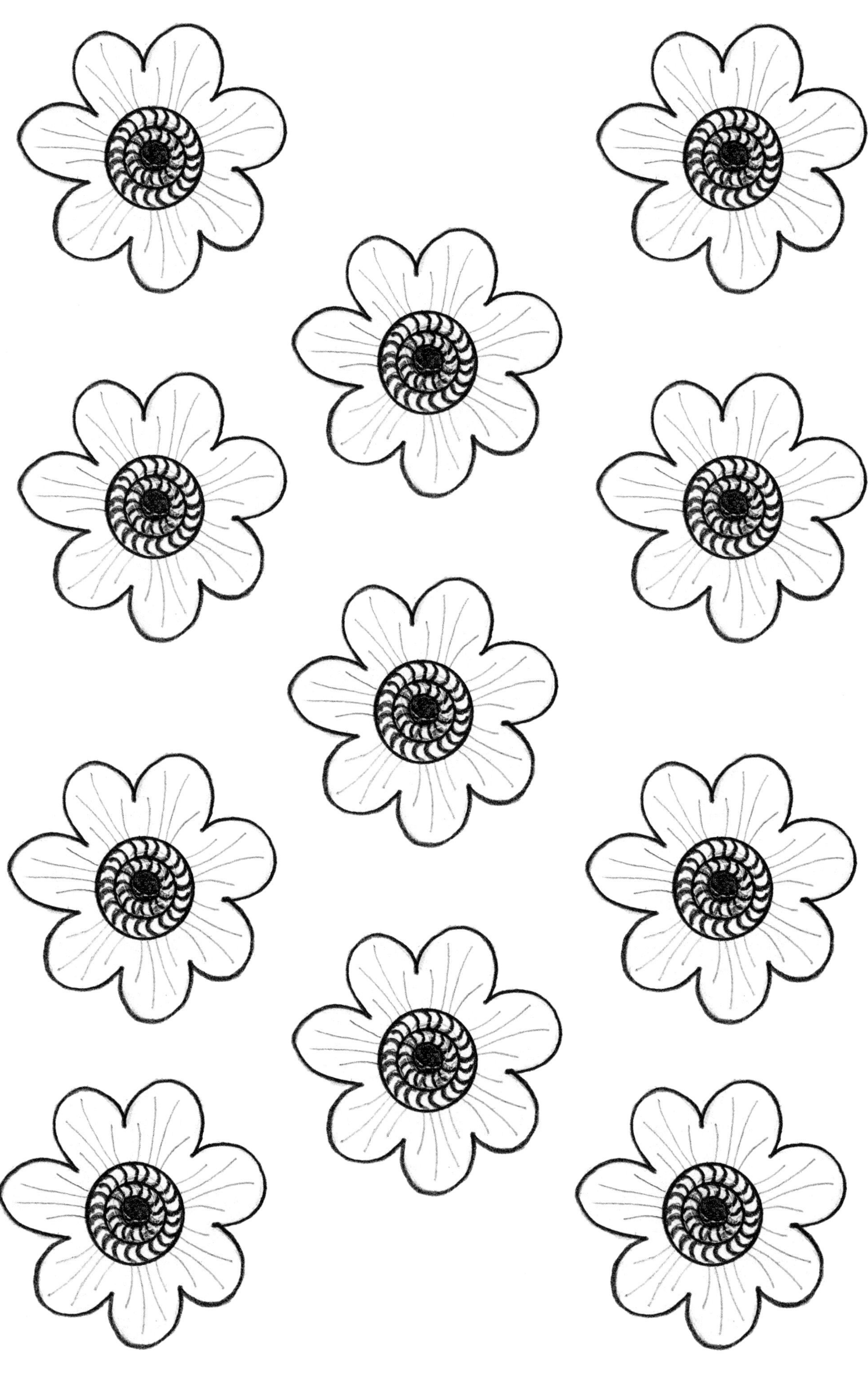

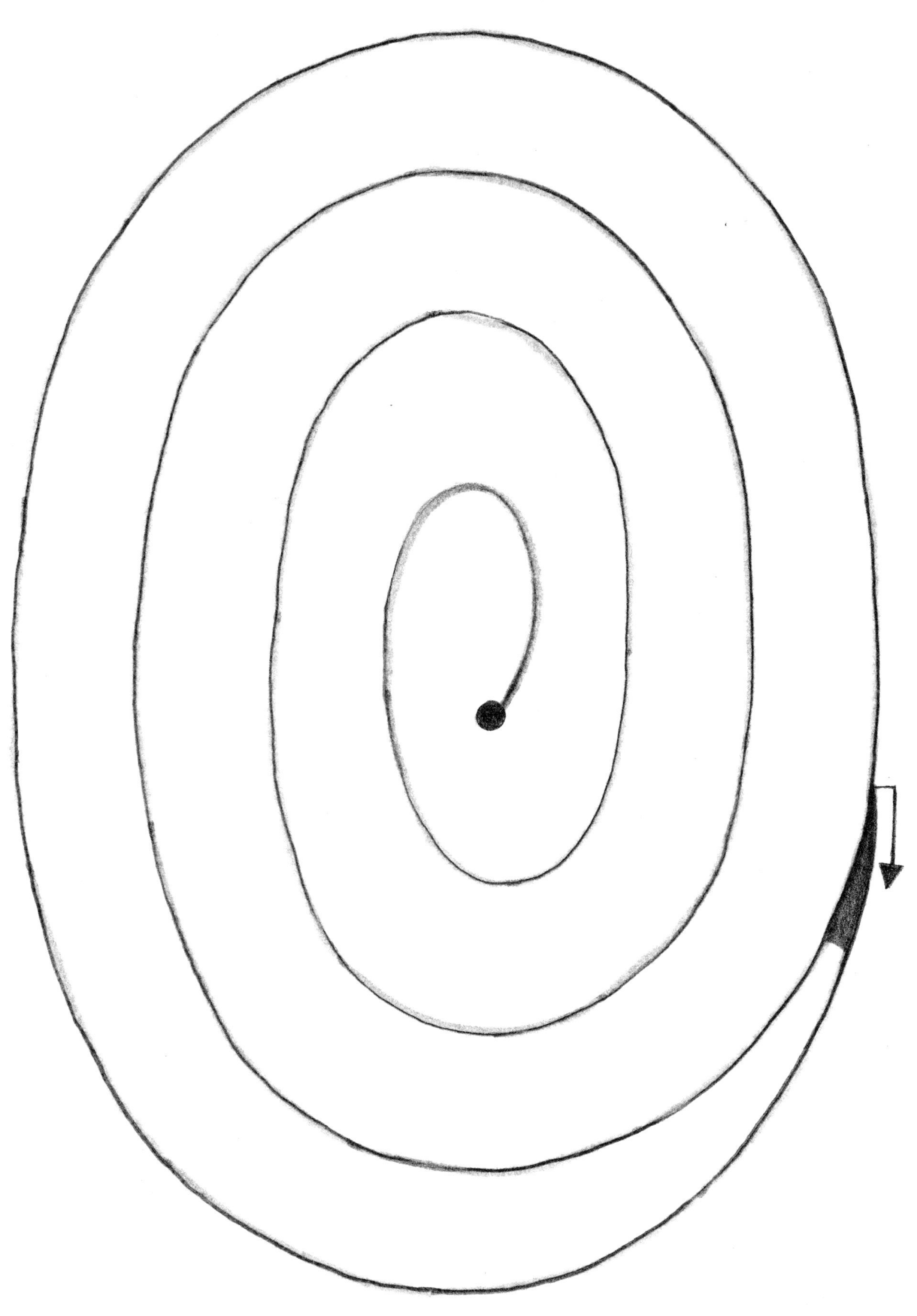

Für LinkshänderInnen

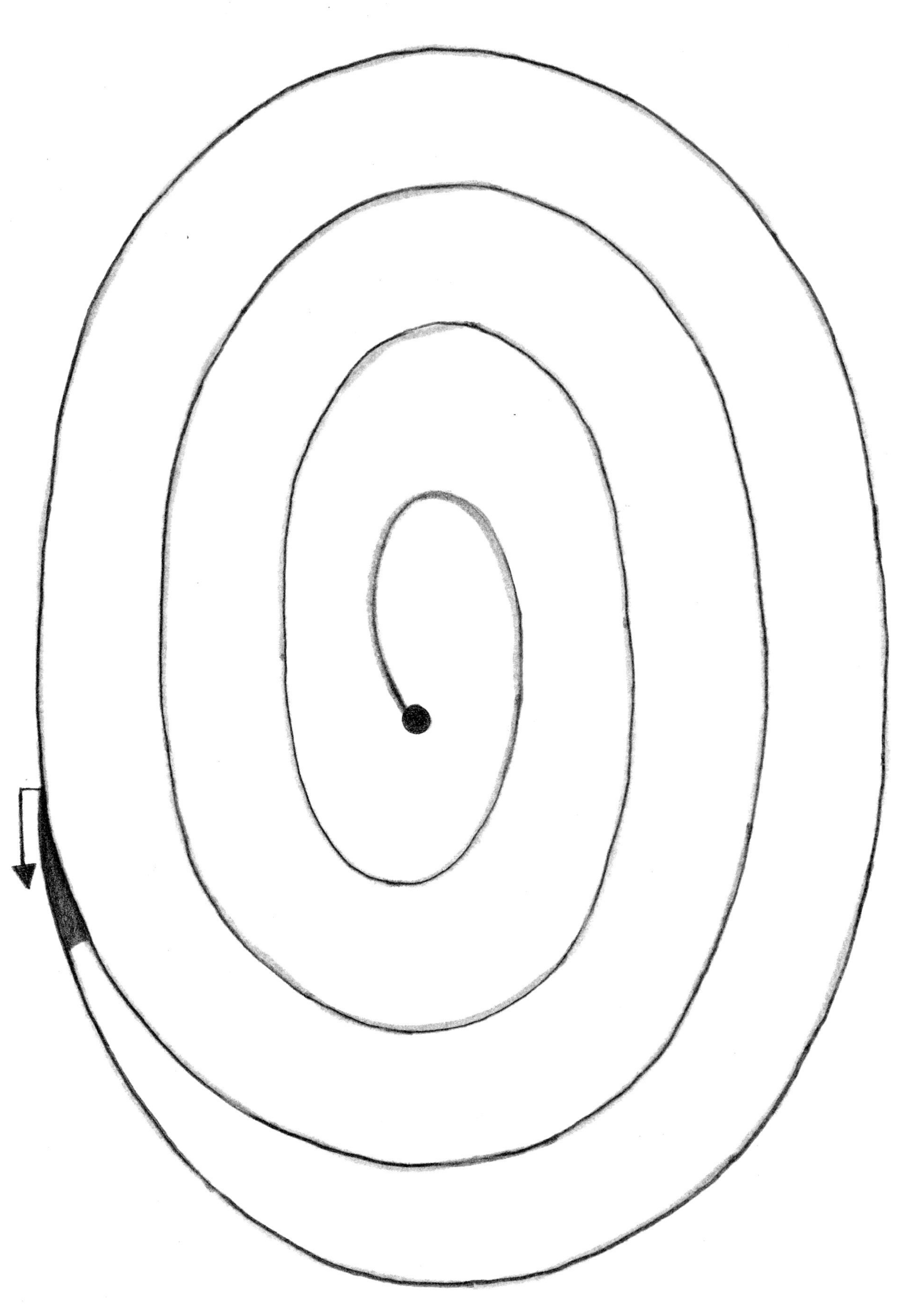

Für RechtshänderInnen

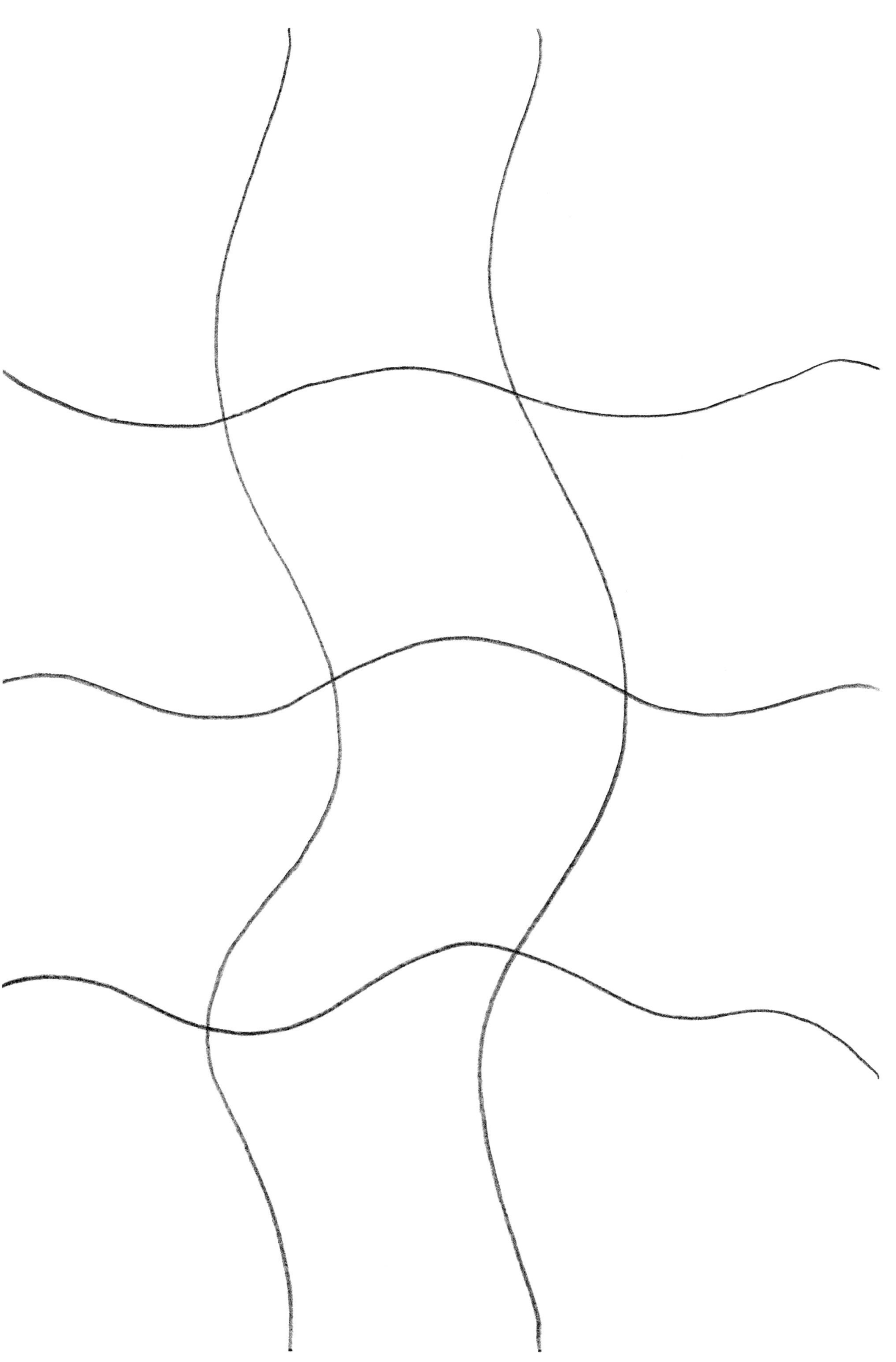

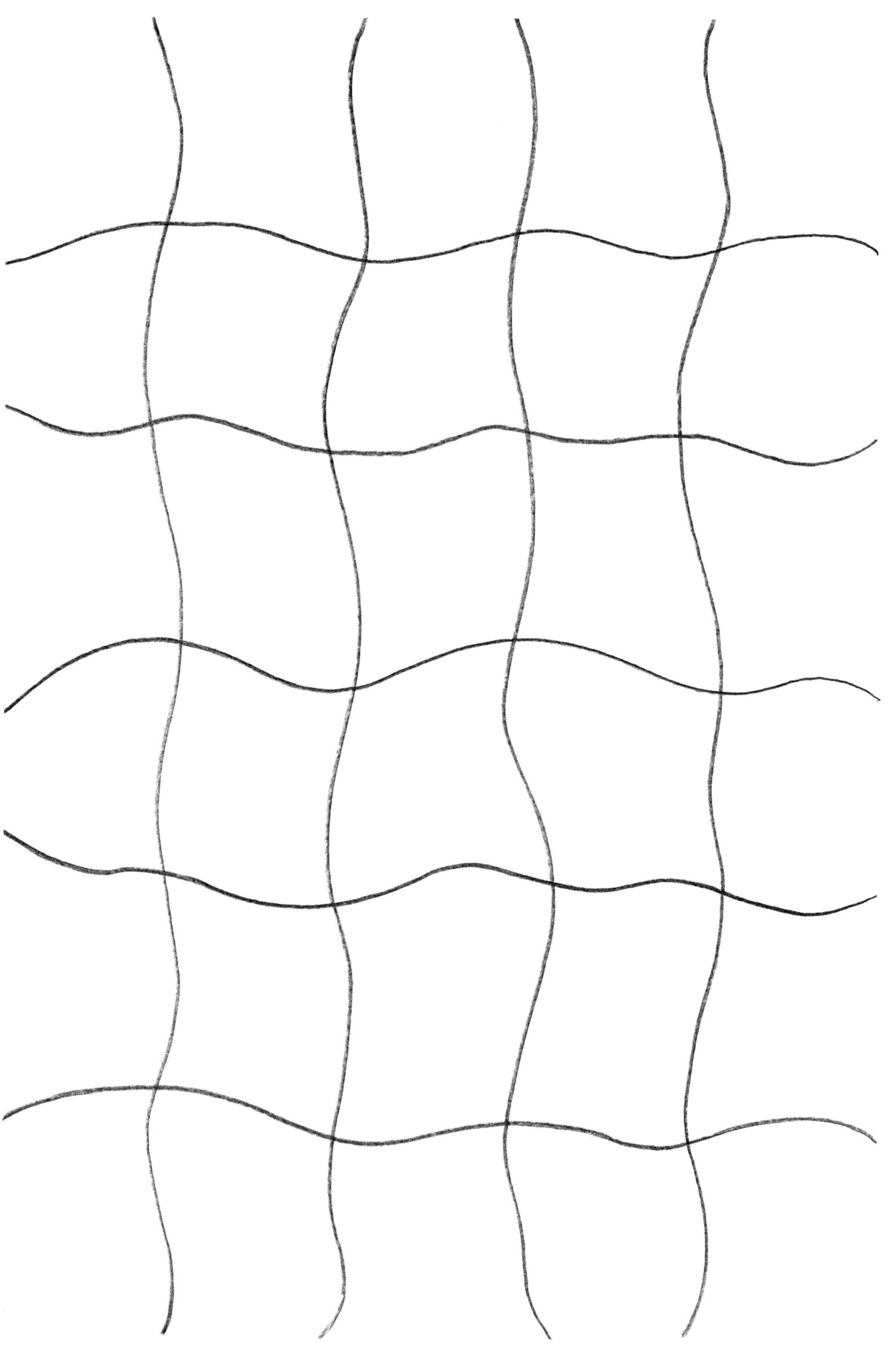

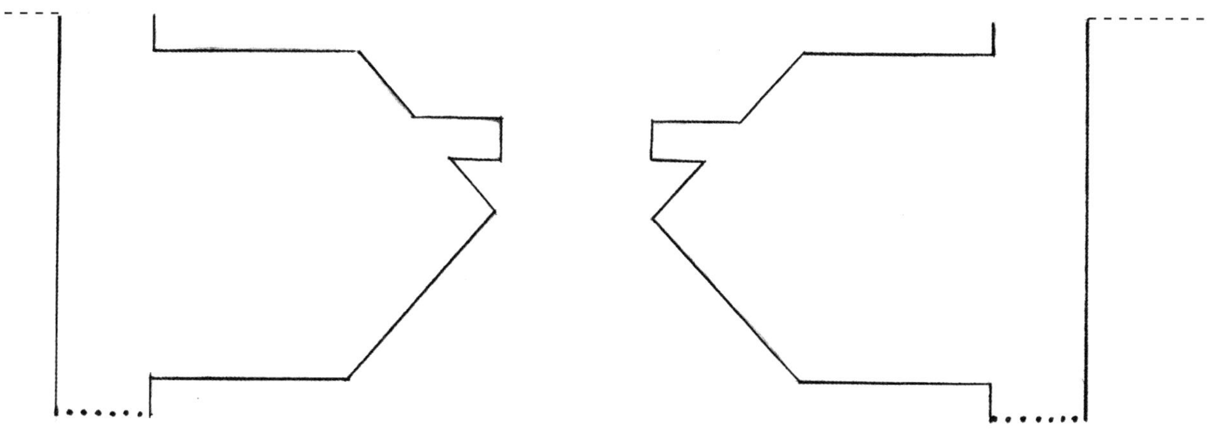

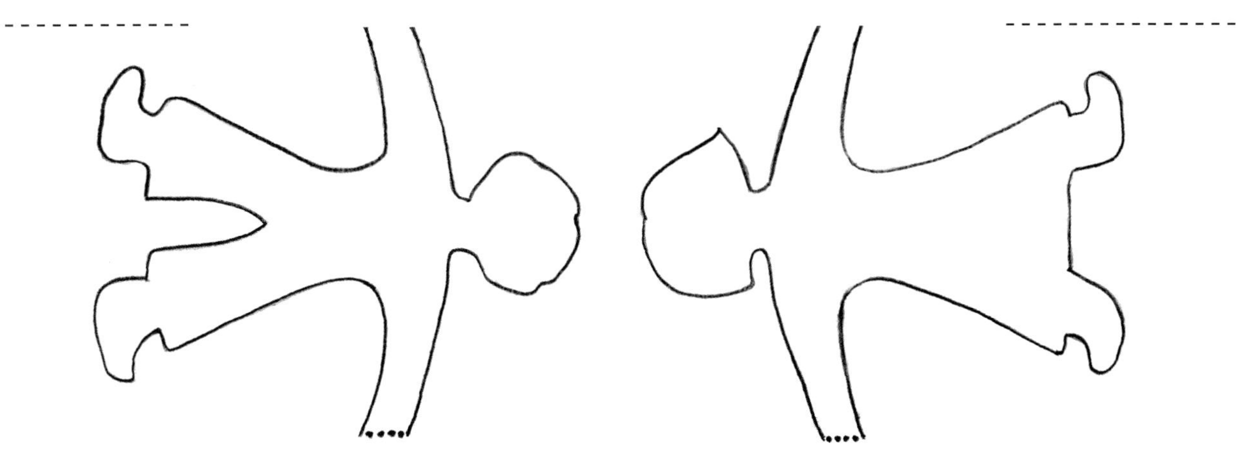

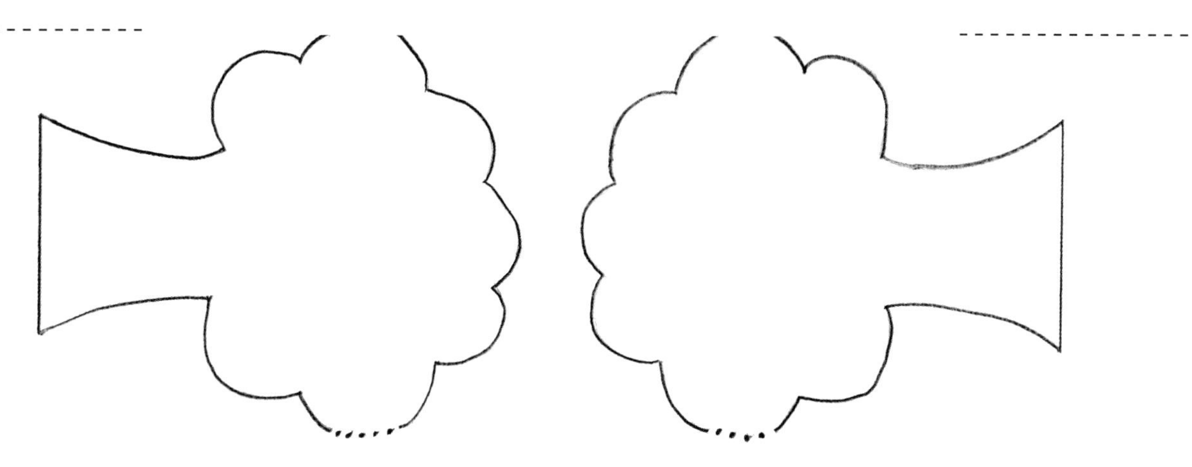

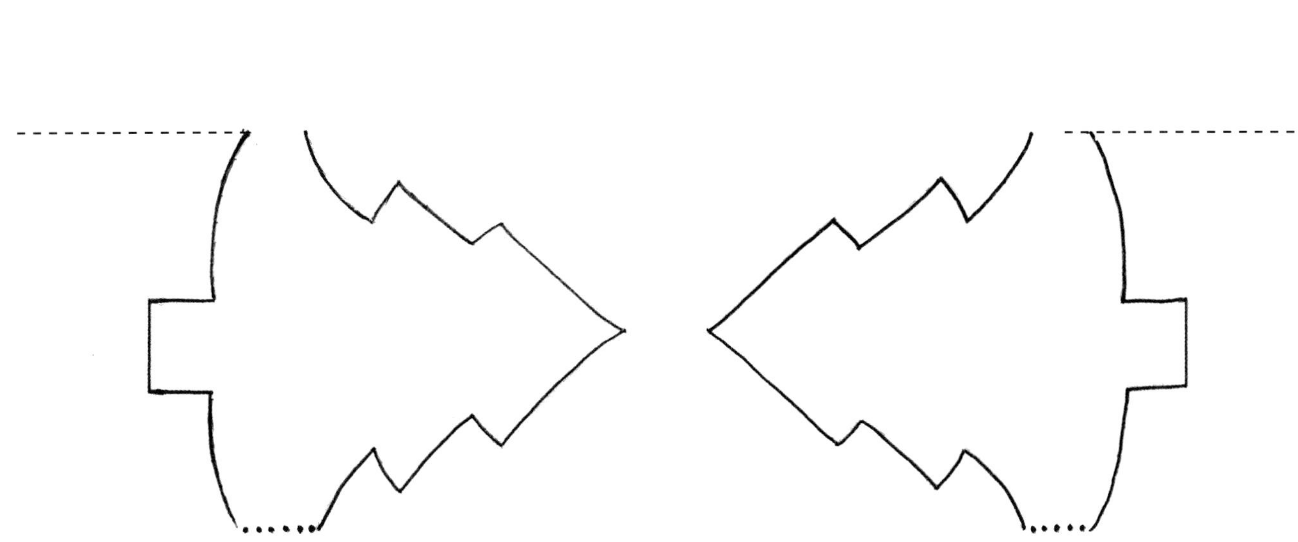

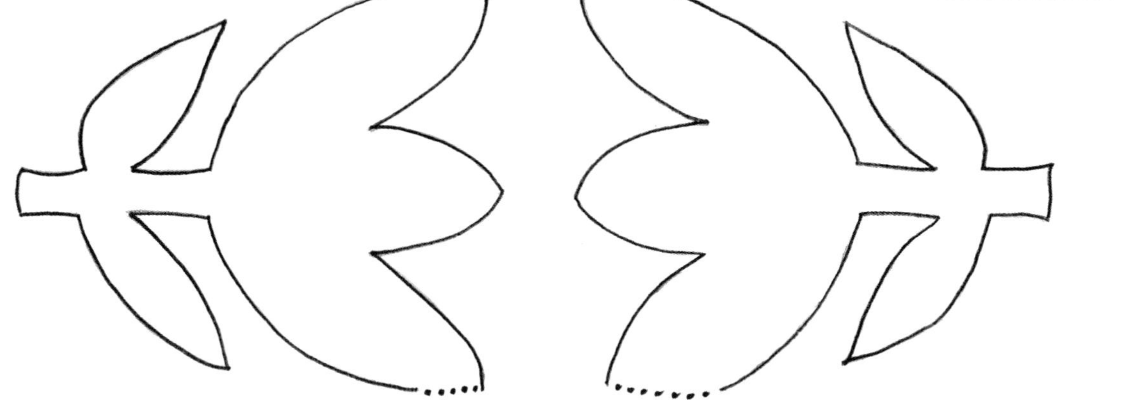

Raum für Notizen

Raum für Notizen

Raum für Notizen

Raum für Notizen

Wahrnehmung fördern – auf vielfältige Weise

Manuela Rösner / Barbara Küsgen

Fuß-Abenteuer

Psychomotorische Ideen für bewegte Kinderfüße

Für die Altersgruppe von 1-10 Jahre enthält das großformatige Buch eine Fülle von Ideen, die in der Natur und in Bewegungsräumen zur psychomotorischen Förderung der Fußwahrnehmung und der Fußfeinmotorik eingesetzt werden können. Ob großräumige Landschaften, Schmiermaterialien, Gleichgewichtsmomente, kreative oder rhythmische Bewegungen – für jeden Fuß ist das Passende dabei! In der Psychomotorik werden Kindern ganzheitliche Wahrnehmungs- und Bewegungserfahrungen ermöglicht. Auch wenn die Füße in den im Buch beschriebenen Angeboten im besonderen Fokus stehen, verlieren die Autorinnen nicht den Blick auf die gesamten Befindlichkeiten der Kinder. Weg von der funktionellen Fußgymnastik sollen vielseitige Spiele und Bewegungsimpulse die Kinder motivieren, ihre Füße zu bewegen, zu pflegen, herauszufordern oder sie zu entspannen. Zum Einsatz kommen dabei abwechslungsreiche Materialien, wie z.B. Alltagsmaterialien, psychomotorische Kleingeräte, Naturmaterialien, Rasierschaum u.v.a.m. Dieses Buch will dazu ermuntern, abwechslungsreiche Angebote gezielt anzubieten, um Fußfehlentwicklungen schon in der frühen Kindheit vorzubeugen.

160 S., farbige Abb., Format DIN A4, Klappenbroschur, Alter: 1–10

ISBN 978-3-8080-0794-5 | Bestell-Nr. 1274 | 21,95 Euro

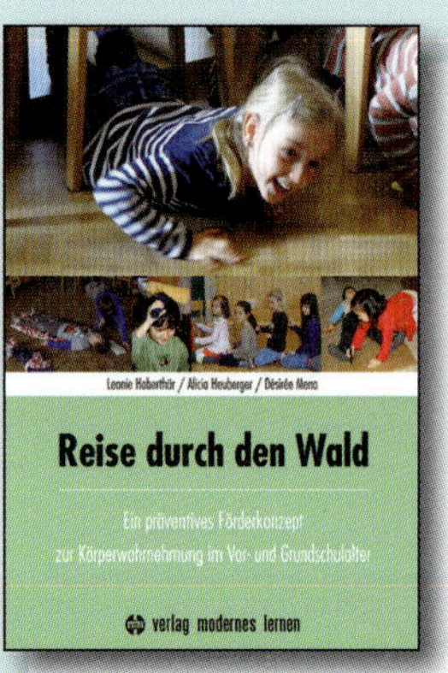

Leonie Haberthür / Alicia Heuberger / Désirée Mena

Reise durch den Wald

Ein präventives Förderkonzept zur Körperwahrnehmung im Vor- und Grundschulalter

Ein tierisches Körperabenteuer für kleine Entdecker !

Das Praxisbuch richtet sich an Pädagogen, Heilpädagogen, Psychomotorik-Therapeuten und Ergotherapeuten, die sich für den Bereich der Körperwahrnehmung interessieren. Die „Reise durch den Wald" wurde primär als Eins-zu-Eins durchführbares Förderkonzept konzipiert. Es kann aber auch als Fördergrundlage, Ideensammlung oder Unterrichtshilfsmittel eingesetzt werden. Das Förderkonzept wurde mit dem psychomotorischen Verständnis einer breit angelegten Förderung im Bereich der Körperwahrnehmung erstellt. Es beinhaltet Lektionen zu den Basissinnen, zum Körperschema und Körperbild. Das Buch enthält acht Förderlektionen, Aufträge für eine Werkstatt und Förderideen für den Turnunterricht. Zudem beinhaltet es auch ein Ich-Heft, das zusammen mit den Kindern erarbeitet wird und sie zur Eigenreflexion anregen soll. Mit umfangreichem Materialdownload!

152 Seiten, farbige Abb., Beigabe: 30 S. Kopiervorlagen inkl. „Ich-Heft" und 84 S. Fotos „Körperstellungen" zusätzlich als Download, Format DIN A4, Klappenbroschur, Alter: 4–7

ISBN 978-3-8080-0800-3 | Bestell-Nr. 5228 | 23,95 Euro

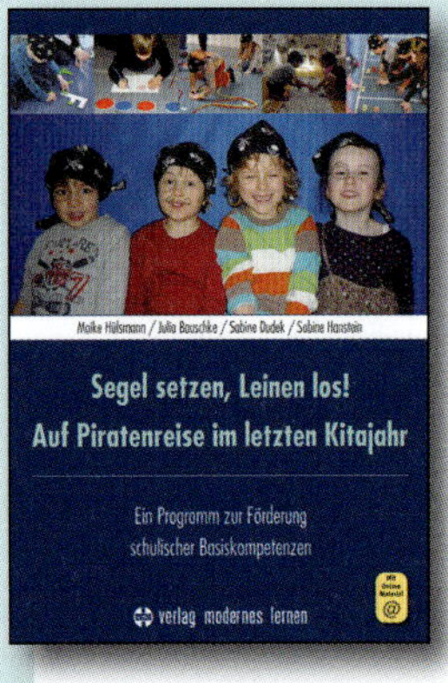

Maike Hülsmann / Julia Bauschke / Sabine Dudek / Sabine Hanstein

Segel setzen, Leinen los! Auf Piratenreise im letzten Kitajahr

Ein Programm zur Förderung schulischer Basiskompetenzen

„Die Autorinnen legen hier ein in allen Bestandteilen hochwertiges Programm bzw. Angebot vor, in dessen Konzeption langjährige positive Erfahrungen eingeflossen sind. Dies geschieht jedoch nicht mit einem einfachen ‚Aus der Praxis für die Praxis', sondern mit sorgfältigem und einem aktuellen wissenschaftlichen Erkenntnissen folgenden Theoriebezug. ...

Es ist insgesamt ein attraktives und ein in jeder Hinsicht komplettes Werk entstanden, dem ich eine weite Verbreitung in der pädagogischen Praxis wünsche.

Ich bin sicher, dass es auch bei den verantwortlichen Erwachsenen große Lust aufkommen lässt, die Vorbereitung auf die Schule in der vorgeschlagenen Weise zu gestalten und mit den Kindern zusammen auf Entdeckungsreise bzw. auf Piratenfahrt zu gehen." Prof. Dr. Wolfgang Beudels, FH Koblenz, FB Sozialwesen, in seinem Geleitwort

2., durchgesehene Auflage, 304 S., farbige Abb., Groß-Format DIN A4, NEU: Beigabe: 340 Vorlagen als Download, Klappenbroschur, Alter: 5–7

ISBN 978-3-8080-0883-6 | Bestell-Nr. 1279 | 39,95 Euro

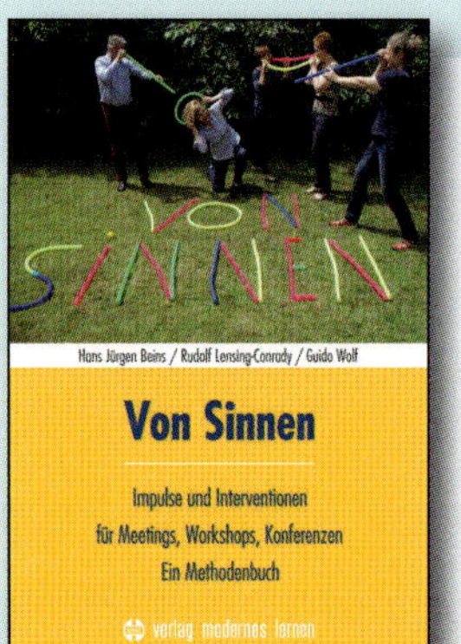

Hans Jürgen Beins / Rudolf Lensing-Conrady / Guido Wolf

Von Sinnen

Impulse und Interventionen für Meetings, Workshops, Konferenzen – Ein Methodenbuch

Die hier zusammengestellte Auswahl bewährter und durchaus ungewöhnlicher Impulse für die Arbeit mit kleinen und großen Gruppen greift auf einen Kanon mit vielfältigen Wurzeln zurück. Als wesentliche Quelle für diese Interventionen und Impulse dienen Spiel- und Übungsformen aus der psychomotorischen Arbeit mit Kindern und auch Erwachsenen.

„Seit etlichen Jahren hat sich ein Event- und Erlebnisangebot auf dem Markt etabliert, das mit Rafting, Besuchen im Kletterpark und anderen, zuweilen sehr aufwendigen Interventionen dieselben Effekte ansteuert. Wir wissen jedoch: Auch bei deutlich geringerem (Zeit-)Aufwand, unter Nutzung gegebener Räumlichkeiten und mit wenig, etwas mehr oder auch keinerlei Materialeinsatz lässt sich über sinnliche Wahrnehmungen (neuer) Sinn produzieren. Hier setzen wir an.

Durch die Sinne zu Sinn: Auf diese Formel lässt sich unser Anliegen komprimieren, um das es uns in diesem Buch geht." Aus dem Vorwort

144 S., farbige Abb., Format 16x23cm, Klappenbroschur, Alter: Jugendliche und Erwachsene

ISBN 978-3-8080-0790-7 | Bestell-Nr. 1272 | 18,80 Euro

123/4-23

vml verlag modernes lernen

Schleefstraße 14, D-44287 Dortmund
Telefon 02 31 12 80 08, Fax 02 31 12 56 40
E-Mail: info@verlag-modernes-lernen.de
Leseproben und Bestellen im Internet: www.verlag-modernes-lernen.de

Grafomotorik erleben

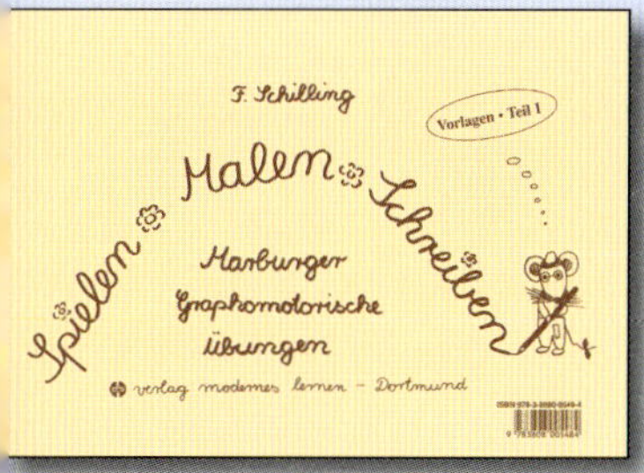

Friedhelm Schilling

Spielen – Malen – Schreiben • Vorlagen • Teil 1

Marburger graphomotorische Übungen

Kindliche Entwicklung ist stark an Erlebnisse und Bedeutungen gekoppelt. Das Kind lernt stets ganzheitlich, d.h. unter Beteiligung unterschiedlicher Sinneskanäle, Zielvorgaben, sozialer Rückmeldesysteme und unterschiedlicher Bewegungserfahrungen. Dies gilt auch für den Erwerb der Kulturtechniken. Der gekonnte Umgang mit Papier und Schreibstift stellt eine wesentliche Voraussetzung für einen reibungslosen Schreib und Leselernprozess dar.

Die Übungen zielen darauf ab, dem Kind die Möglichkeit zu bieten, grundlegende graphische Bewegungsformen in immer neuen Varianten zu erarbeiten bzw. nachzuvollziehen. Die Übungen beginnen mit einfachen Kritzelbewegungen, die dann nach und nach komplexer zu den formalen Grundelementen der Buchstaben hinführen. Kategorien: Kritzelbilder, Striche, Punkte, Bögen und Kreise, Zielpunktieren, Kombination und Muster.

Interessenten: Grundschul- und Sonderschullehrer, Ergotherapeuten, Motopäden, Motologen, Erziehungsberater, Psychologen, Kinderärzte

14. Auflage, 78 Blatt, davon 66 Blatt Bildvorlagen, Format DIN A4, Block, Alter: 5-8

ISBN 978-3-8080-0548-4 | Bestell-Nr. 5210 | 11,00 Euro

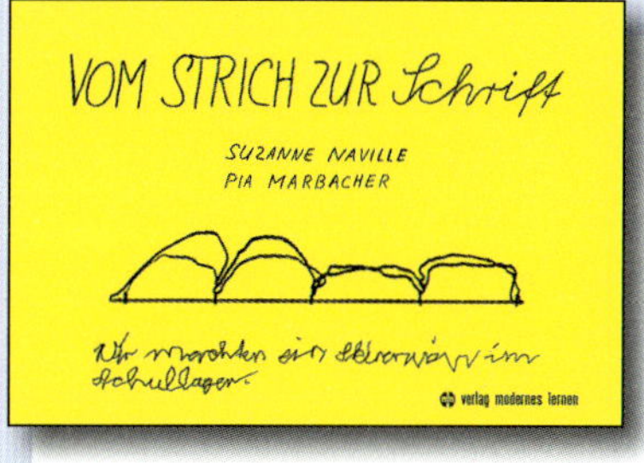

Suzanne Naville / Pia Marbacher

Vom Strich zur Schrift

Ideen und Anregungen zum graphomotorischen Training

Bei allen Arten von grafomotorischen Schwierigkeiten muss die Grundlage des Schreibvorganges, d.h. die Strichführung, gründlich geschult werden. Dieses Übungsbuch gibt deshalb hauptsächlich Anregungen zu verschiedensten Strichübungen, die erst in den letzten Übungsblättern ein Ausformen der Buchstaben anstreben.

Die Übungsauswahl der Strichführungen kann nach den folgenden Prinzipien erfolgen:

- Striche in allen Richtungen
- Striche in einheitlichen Formen (Kreise, Bogen, Schleifen)
- Striche in wiederholbaren Mustern
- Striche mit Formenergänzung und räumlicher Vorstellung.

Alle diese Stricharten können in verschiedener Art geübt werden:

- groß – mittel – klein (auf Heftlinie),
- langsam – im eigenen Tempo – schneller,
- kräftig – mittel – schwach.

8. Auflage, 99 Blatt, Format DIN A4, Block, Alter: 4-8

ISBN 978-3-8080-0137-0 | Bestell-Nr. 5212 | 12,80 Euro

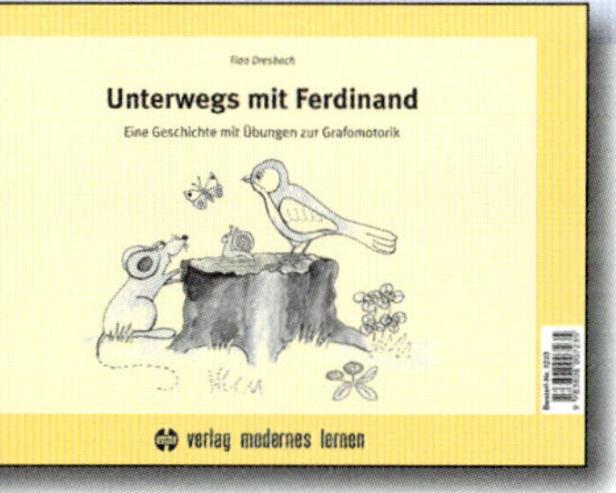

Tina Dresbach

Unterwegs mit Ferdinand

Eine Geschichte mit Übungen zur Grafomotorik

Jedes Kind ist individuell. Manche Kinder malen und basteln gerne, andere sind lieber auf dem Fußballfeld unterwegs. Genauso individuell muss das Übungs- und Therapiematerial auf die Kinder abgestimmt werden. Die meisten Kinder mögen illustrierte Geschichten. In „Unterwegs mit Ferdinand" zeigt eine kleine Maus den Kindern, welche Tiere in Wald und Feld leben und welche Gefahren für eine kleine Feldmaus in der Natur lauern. Jede Seite enthält Malaufgaben. Somit werden Malmuffel auf nette Art und Weise an kleine Übungen herangeführt. Da die Bilder in schwarzweiß gehalten sind, können neben den grafomotorischen Aufgaben alle Bilder auch farbig ausgemalt werden. Die Texte sind kurz gehalten, so dass gerade ungeduldige Kinder nicht so schnell die Lust verlieren. Außerdem können Grundschüler damit motiviert werden, ein paar Sätze selbständig zu lesen.

Das Buch richtet sich an Vorschul- und Grundschulkinder zwischen 5 und 8 Jahren und Kinder mit Entwicklungsverzögerung, deren feinmotorischen Fähigkeiten noch ein wenig Übung benötigen.

52 S., Format DIN A4 quer, geh, Alter: 5-8

ISBN 978-3-8080-0723-5 | Bestell-Nr. 5223 | 8,60 Euro

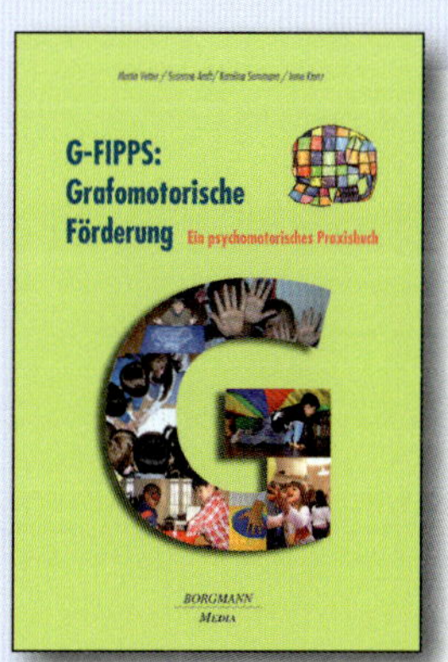

Martin Vetter / Susanne Amft / Karoline Sammann / Irene Kranz

G-FIPPS: Grafomotorische Förderung

Ein psychomotorisches Praxisbuch

Die von den Autoren im Rahmen eines integrativ und präventiv ausgerichteten Forschungsprojektes entwickelte G-FIPPS-Förderkonzeption zur grafomotorischen Unterstützung von Kindern lässt sich ideal im Kindergarten- und Grundschulbereich einsetzen, ist aber auch in Kindergruppen außerhalb des schulischen Settings durchführbar. Den roten Faden bietet eine spannende Rahmengeschichte mit dem bekannten Elefanten Elmar aus den Büchern von David McKee. Durch die Möglichkeit der individuellen Arbeitsweise in der Gruppe haben Kinder mit unterschiedlichen Voraussetzungen die Chance, von der Förderung zu profitieren. Somit wird Inklusion ermöglicht. Die Besonderheit der G-FIPPS-Förderkonzeption ist es, dass es sich nicht um ein auf den Erwerb von grob- und feinmotorischen Fertigkeiten reduziertes Lernprogramm handelt. G-FIPPS erhebt den Anspruch, zur Verbesserung von grafomotorischen Fähigkeiten auch den persönlichen Ausdruck und die sozial-kommunikativen Fähigkeiten des Kindes, im Sinne eines umfassenden psychomotorischen Grafomotorik-Verständnisses, zu fördern.

3. Auflage, 192 S., farbige Abb., DIN A4, Klappenbroschur, Alter: 4-8

ISBN 978-3-938187-52-4 | Bestell-Nr. 9402 | 22,80 Euro

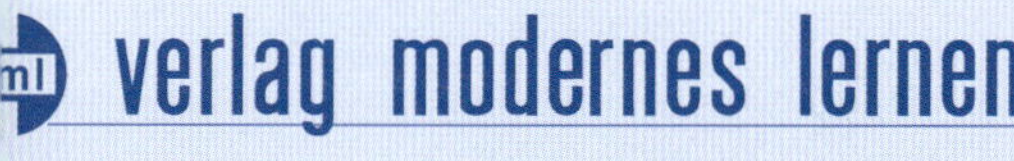

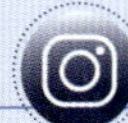

Schleefstraße 14, D-44287 Dortmund
Telefon 02 31 12 80 08, Fax 02 31 12 56 40
E-Mail: info@verlag-modernes-lernen.de
Leseproben und Bestellen im Internet: www.verlag-modernes-lernen.de

Bücher von Sabine Pauli und Andrea Kisch

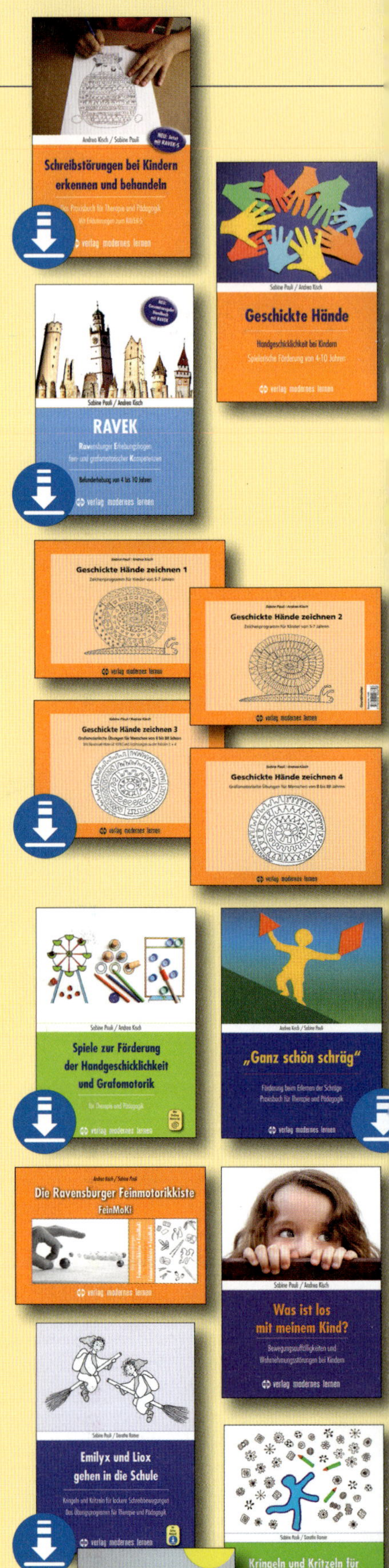

Schreibstörungen bei Kindern erkennen und behandeln
Das Praxisbuch für Therapie und Pädagogik
mit RAVEK-S als Download
176 S., Alter: 6–16 | Bestell-Nr. 1294 | Euro 26,95

RAVEK – Ravensburger Erhebungsbogen fein- und grafomotorischer Kompetenzen
mit RAVEK als Download
Befunderhebung von 4-10 Jahren
128 S., | Bestell-Nr. 1619 | Euro 26,95

Geschickte Hände
Handgeschicklichkeit bei Kindern – Spielerische Förderung von 4-10 Jahren
208 S., mit Lesezeichen, Alter: 4–10 | Bestell-Nr. 1609 | Euro 19,95

Geschickte Hände zeichnen 1
Zeichenprogramm für Kinder von 5-7 Jahren – Schwungübungen und Grundformen
75 Blatt, Format DIN A4, Block | Bestell-Nr. 1045 | Euro 9,80

Geschickte Hände zeichnen 2
Zeichenprogramm für Kinder von 5-7 Jahren – Grundmuster
89 Blatt, Format DIN A4, Block | Bestell-Nr. 1046 | Euro 9,80

Geschickte Hände zeichnen 3
mit KIPAS und Ergänzungen zu den Blöcken 3 und 4 als Download
Grafomotorische Übungen für Menschen von 8-88 Jahren
80 Blatt, Format DIN A4, Block | Bestell-Nr. 1080 | Euro 9,80

Geschickte Hände zeichnen 4
Grafomotorische Übungen für Menschen von 8-88 Jahren
72 Blatt, Format DIN A4, Block | Bestell-Nr. 1082 | Euro 9,80

Spiele zur Förderung der Handgeschicklichkeit und Grafomotorik
für Therapie und Pädagogik
156 S., Materialien zum Download, Alter 5–8 | Bestell-Nr. 1617 | Euro 21,95

Die Ravensburger Feinmotorikkiste • FeinMoKi
128 S., Alter: 5–10 | Bestell-Nr. 1093 | Euro 18,80

„Ganz schön schräg"
Förderung beim Erlernen der Schräge – Praxisbuch für Therapie und Pädagogik
144 S., Materialien zum Download, Alter: 5–8 | Bestell-Nr. 1282 | Euro 21,95

Was ist los mit meinem Kind?
Bewegungsauffälligkeiten und Wahrnehmungsstörungen bei Kindern
128 S., Alter: 0–7 | Bestell-Nr. 1088 | Euro 15,95

Emilyx und Liox gehen in die Schule
Kringeln und Kritzeln für lockere Schreibbewegungen – Das Übungsprogramm für Therapie und Pädagogik – Illustrationen: Dorothe Romer
104 S., Materialien zum Download, Alter: 7-10 | Bestell-Nr. 1620 | Euro 21,95

Kringeln und Kritzeln für dynamische Schreibmotorik
Förderung mit Spiel und Spaß – Illustrationen: Dorothe Romer
144 S., Materialien zum Download, Alter: ab 8 | Bestell-Nr. 1623 | Euro 22,95

Neue Spiele zur Förderung der Handgeschicklichkeit und Grafomotorik
für Therapie und Pädagogik – Illustrationen: Dorothe Romer
2023, 160 S., Materialien zum Download, Alter: 5–8 | Bestell-Nr. 1625 | Euro 23,95

vml verlag modernes lernen

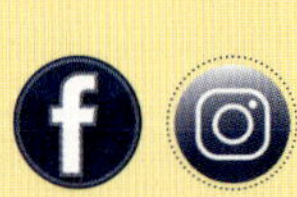

Schleefstraße 14, D-44287 Dortmund
Telefon 02 31 12 80 08, Fax 02 31 12 56 40
E-Mail: info@verlag-modernes-lernen.de
Leseproben und Bestellen im Internet: www.verlag-modernes-lernen.de